心血管常见病症
中西医结合诊疗经验集萃

李吉刚 著

U0304588

吉林科学技术出版社
Jilin Science&Technology Publishing House

图书在版编目（ＣＩＰ）数据

心血管常见病症中西医结合诊疗经验集萃 / 李吉刚
著. -- 长春：吉林科学技术出版社，2020.9
ISBN 978-7-5578-7117-8

Ⅰ. ①心… Ⅱ. ①李… Ⅲ. ①心脏血管疾病－常见病
－中西医结合－诊疗 Ⅳ. ①R54

中国版本图书馆 CIP 数据核字 (2020) 第 074042 号

心血管常见病症中西医结合诊疗经验集萃

XINXUEGUAN CHANGJIAN BINGZHENG ZHONGXIYI JIEHE ZHENLIAO JINGYAN JICUI

著	李吉刚
出 版 人	宛　霞
责任编辑	刘健民　王　皓
幅面尺寸	185mm×260mm
字　　数	305 千字
印　　张	13.25
版　　次	2020 年 9 月第 1 版
印　　次	2021 年 5 月第 2 次印刷

出　　版	吉林科学技术出版社
发　　行	吉林科学技术出版社
地　　址	长春市净月区福祉大街 5788 号出版大厦 A 座
邮　　编	130021
发行部电话/传真	0431-81629530
印　　刷	保定市铭泰达印刷有限公司

书　　号	ISBN 978-7-5578-7117-8
定　　价	75.00 元

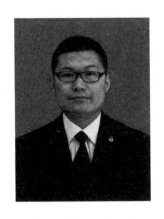

　　李吉刚，男，2006 年毕业于山东中医药大学，本科学历，学士学位，工作于解放军第 960 医院，心血管内科主治医师，2012 年曾进修于北京大学人民医院电生理及起博器培训班学习，2015 年进修于海军军医大学第二附属医院(长征医院)血管外科学习，多次在全国级、省级、市级专业学术会议上学习交流。现任淄博市心血管专业委员会委员、老年医学会委员、心血管重症学组组员、老年心衰学会委员。熟练掌握冠心病，心绞痛，心肌梗死，扩张型心肌病，肥厚型心肌病，心肌炎，高血压病，心力衰竭，快速和缓慢型心律失常，各种先天性心脏病，各种主动脉疾病，肺栓塞，静脉血栓，各种周围血管疾病等疾病的诊断，应用中西医学知识治疗，疗效显著，同时熟练掌握各种心血管疾病介入治疗，累计参与完成各类介入手术 1 000 余例，每年独立完成各类介入手术 200 余例，发表学术论文多篇。

前　言

心血管疾病是严重危害人类健康的常见病，随着人类平均寿命的延长及膳食结构的改变，其发病率和死忙率均有明显升高。据统计，世界上因心血管病导致的死忙人数已高居榜首。因此，为了提高临床疗效，发挥中医、西医两种医学的各自特色和优势，更好地服务于心血管病患者，编者特编写了本书。

本书内容涵盖了心血管疾病的临床常见症状及各疾病的中医、西医治疗。本书内容丰富，知识性强、条理清晰、便于掌握。希望本书的出版可使西医工作者了解中西医结合与传统医学在心血管病学研究中的进展，而且可以使中医工作者能够及时吸取、掌握西医的新知识、新方法，以便更好的服务于临床。

本书旨在体现中西医结合诊治水平，展现中西医结合诊治特色，发挥行之有效的中西医结合诊疗实用性，但由于编者经验、时间有限，书中若存在疏漏之处，还请广大读者批评指正，以期再版时修正完善。

目　　录

第一章　常见症状

第一节　心悸

心悸包括惊悸和怔忡,由气血亏虚、阴阳失调或痰饮瘀血阻滞,心失所养而致患者自觉心中动悸、惊惕不安,不能自主的一种病证。临床一般多呈阵发性,每因情志波动或劳累过度而发作。且常与失眠、健忘、眩晕、耳鸣等症同时并见。根据本病的临床表现,西医学中各种原因引起的心律失常、心功能不全、神经官能症等可按本病辨证论治。

【病因病机】

心悸的形成,常与心虚胆怯、心血不足、心阳衰弱、水饮内停、瘀血阻络等因素有关,体质虚弱者易发心悸。心悸的病位在心,但与脾、肾关系密切。病机重点在心失所主,心神不宁。病理性质有虚实之异。虚者乃气血阴阳亏虚,心失所养;实者多属痰火上扰瘀血阻络等,以致心神不宁。至于饮邪上犯,为本虚标实之证。若正虚日久,心悸严重,可进一步形成阳虚水泛,或心阳欲脱之重证、危证。

【诊断与鉴别诊断】

1.诊断依据

(1)自觉心慌不安,心跳剧烈,神情紧张,不能自主,心搏或快速,或缓慢,或心跳过重,或忽跳忽止,呈阵发性或持续不止。

(2)伴有胸闷不适,易激动,心烦,少寐多汗,颤抖,乏力,头晕等。中老年人发作频繁者,可伴有心胸疼痛,甚至喘促,肢冷汗出或见头晕。

(3)发作常由情志刺激、惊恐、紧张、劳倦过度、饮酒饱食等因素而诱发。

(4)可见有脉象数、疾、促、结、代、沉、迟等变化。

(5)心电图等检查有心律失常表现有助于明确诊断。

2.鉴别要点

(1)胸痹:胸中窒闷不舒,短气,以胸痛为主要症状。

(2)奔豚气:发作时胸中躁动不安,发自少腹,上下冲逆,而心悸系心跳异常,发自于心。

【辨证论治】

1.辨证要点　惊悸与怔忡辨别:惊悸与怔忡同属于心悸,但二者有区别。

(1)惊悸:常由外因而成,偶受外来刺激,或因惊恐,或因恼怒,均可发病,发则心悸,时作时止,病来虽速,而全身情况较好,病浅而短暂,惊悸日久可发展为怔忡。

(2)怔忡:每由内因引起,并无外惊,自觉心中惕惕,稍劳即发,病来虽渐,但全身情况较差,易受外惊所扰,使病情加重。

2.治疗原则　虚则补之,实则泻之。益气养血,滋阴温阳,行气化瘀,化痰涤饮,以及养心安神,重镇安神等均为心悸的治疗大法。

3.应急措施

(1)脉率快速型心悸(心率≥120/min)

1)生脉注射液 20～30mL 加入 50% 葡萄糖注射液 20～40mL 中静脉注射,连用 3～5 次,病情控制后 2/d,巩固疗效。

2)强心灵 0.125～0.25mg 或福寿草总苷 0.6～0.8mg,或铃兰毒苷 0.1mg 或万年青苷 2～4mL,加入 50% 葡萄糖注射液 20～40mL 中缓慢静脉注射,2～4/d。

3)苦参注射液 2mL 肌内注射,2～3/d;苦参浸膏片 3～5 片,2～3/d。

(2)脉率过缓型心悸

1)参附注射液 10～20mL 加入 50% 葡萄糖注射液 20～40mL 中缓慢静脉注射,2～3/d,或以大剂量静滴。

2)人参注射液 10～20mL 加入 50% 葡萄糖注射液 20～40mL 静脉注射,2～3/d。

3)附子Ⅰ号注射液 2.5～5g 加入 5%～10% 葡萄糖注射液 1000～1500mL 静脉滴注,10～25μg/min,1/d。

(3)脉率不整型心悸

①常咯啉 0.2g,3～4/d,病情控制好后,改为 1～2/d。

②寿草片 1 片,病情顽固者 2 片,2～3/d。病情控制后每次 1/3～1/2 片。

4.分证论治

(1)心虚胆怯

主证:心悸,善惊易怒,坐卧不安,少寐多梦;舌苔薄白或如常,脉象动数或虚弦。

治法:镇惊定志,养心安神。

方药:安神定志丸加减。药用茯神 15g,茯苓 15g,炙远志 10g,人参 10g,石菖蒲 6g,龙齿 30g,磁石 30g,琥珀 3g,朱砂 1.5g(冲服)。

(2)心血不足

主证:心悸气短:头晕目眩,面色不华,神疲乏力,纳呆食少或腹胀便溏,健忘,少寐多梦;舌淡红,脉细弱。

治法:补血养心,益气安神。

方药:归脾汤加减。药用炙黄芪 15g,人参 10g,白术 10g,生甘草 6g,当归 10g,龙眼肉 10g,酸枣仁 15g,茯神 15g,炙远志 10g,木香 6g。

(3)心阴亏虚

主证:心悸不宁,心烦少寐,头晕目眩,手足心热,耳鸣腰酸;舌质红,少苔或无苔,脉细数。

治法:滋阴清火,养心安神。

方药:天王补心丹加减。药用生地黄 10g,玄参 10,麦冬 15g,天冬 10g,丹参 15g,当归

10g,人参 10g,酸枣仁 15g,柏子仁 10g,五味子 9g,炙远志 10g,桔梗 6g。

（4）心阳不振

主证：心悸不安，胸闷气短，动则尤甚，面色苍白，形寒肢冷；舌淡苔白，脉虚弱或沉细无力。

治法：温补心阳，安神定悸。

方药：桂枝甘草龙骨牡蛎汤合参附汤加减。药用桂枝 10g,煅龙骨 30g,煅牡蛎 30g,炙甘草 15g,党参 10g,炮附子 10g,黄芪 15g,玉竹 10g,麦冬 10g。

（5）水饮凌心

主证：心悸眩晕，胸闷痞满，形寒肢冷，渴不欲饮，小便短少，或下肢水肿，恶心吐涎，舌苔白滑，脉象弦滑。

治法：温阳化饮，宁心安神。

方药：苓桂术甘汤合真武汤加减。药用炮附子 10g,桂枝 10g,茯苓 15g,白术 10g,猪苓 10g,泽泻 6g,五加皮 10g,葶苈子 10g,防己 10g,甘草 6g。

（6）心脉瘀阻

主证：心悸不安，胸闷不舒，心痛时作，或见唇甲青紫；舌质紫黯或有瘀斑，脉涩或结代。

治法：活血化瘀，理气通络。

方药：血府逐瘀汤加减。药用桃仁 10g,红花 10g,川芎 10g,赤芍 10g,川牛膝 10g,当归 10g,生地黄 10g,柴胡 9g,枳壳 10g,炙甘草 6g。

5.单验方

（1）苦参：20～30g/d,水煎服,10 日为 1 个疗程。对房性及室性期前收缩疗效较好，对窦性心动过速，房颤有一定疗效。

（2）延胡索粉：每次口服 3～10g,3/d,7～10 日为 1 个疗程，运用于房性结性期前收缩及阵发性房颤。

6.针灸疗法　主穴内关、神门、心俞、巨阙；气虚者加气海、膻中穴，血虚者加膈俞、足三里穴，痰火者加丰隆、尺泽穴，瘀血者加血海、膈俞穴；气虚、血虚者针用补法，痰火、瘀血者针泻法,1/d,10 次为 1 个疗程。

【预防】

坚持劳逸结合，情志调畅，起居有时，饮食有节。

第二节　胸痹心痛

胸痹心痛是由于正气亏虚，痰浊、瘀血、气滞、寒凝而致心脉痹阻不畅，临床上以膻中或左胸部发作憋闷、疼痛为主要表现的一种病证。轻者仅感胸闷如窒，呼吸欠畅，重者则有胸痛，严重者心痛彻背，背痛彻心。西医的冠状动脉粥样硬化性心脏病可按本病辨证论治。

【病因病机】

本病的发生多与寒邪内侵、饮食不当、情志失调、年老体虚等因素有关。胸痹发病的病理基础是胸阳不振。病理性质为本虚标实，实为寒凝、气滞、血瘀、痰阻，痹阻心阳，阻滞心脉；虚为心脾肝肾亏虚,心脉失养。

【诊断与鉴别诊断】

1.诊断依据

(1)左侧胸膺或膻中处突发憋闷而痛,疼痛性质为隐痛、胀痛、刺痛、绞痛、灼痛。疼痛常可窜及肩背、胃脘等部。可兼心悸。

(2)突然发病,时作时止,反复发作,持续时间短暂,一般几秒至数十秒,经休息或服药后可迅速缓解。

(3)多见于中老年人,常因情志波动,气候变化,多饮暴食,劳累过度等而诱发。

(4)心电图应列为必备的常规检查,必要时可做动态心电图,检测心电图和心功能测定、运动试验心电图及血清心肌坏死标志物检查有助于诊断。

2.鉴别要点

(1)胃脘痛:胸痹之不典型者,其疼痛可在胃脘部,而易与胃脘痛相混淆,但胃脘痛多伴有嗳气,呃逆,泛吐酸水或清涎等脾胃证候,局限有压痛,以胀痛为主,持续时间长,可予以鉴别。

(2)真心痛:乃胸痹心痛的进一步发展,证见心痛剧烈,甚则持续不解,伴有汗出肢冷、面白、唇紫,手足青至节,脉微细或结代等的一种危重证候。

【辨证论治】

1.辨证要点

(1)辨疼痛发生的部位:局限于胸膺部位,多为气滞或血瘀;放射至肩背、咽喉、脘腹、甚至手臂、手指者,为虚损已显,邪阻已著;胸痛彻背,背痛彻心,多为寒凝心脉或阳气暴脱。

(2)辨病性:年壮初痛者多实证,应辨别属痰浊、阴寒、瘀血;久病年老者多虚证,应辨别属气虚、阴虚、阳虚。

2.治疗原则　本病为本虚标实,虚实夹杂,急则治其标,缓则治其本,或标本兼顾。

3.应急措施　急性发作时可选择以下药物:心痛舒喷雾剂,对准舌下,每次喷雾 1~2 下;速效救心丸 10~15 粒,舌下含服;麝香保心丸 3~5 粒,舌下含服;川芎嗪注射液 120~160mg 加入 5% 葡萄糖注射液 250~500mL 静脉滴注;复方丹参注射液 12~20mL 加入 5% 葡萄糖注射液 250mL 静脉滴注;参麦注射液 40mL 加入 5% 葡萄糖注射液 250~500mL 静脉滴注。

4.分证论治

(1)心血瘀阻

主证:胸部刺痛,固定不移,入夜更甚,时或心悸不宁;舌质紫黯,脉象沉涩。

治法:活血化瘀,通络止痛。

方药:地奥心血康胶囊,每次 200mg,3/d,连服 2 周后改为每次 100mg,3/d;或复方丹参滴丸,每次 3 片,3/d。

方用血府逐瘀汤加减。当归 12g,生地黄 10g,赤芍 12g,川芎 12g,牛膝 12g,桃仁 10g,红花 10g,柴胡 10g,枳壳 10g,甘草 6g,桔梗 6g。

(2)阴寒凝结

主证:胸痛彻背,喘不得卧,遇寒加剧,得暖痛减,面色苍白,四末欠温;舌淡,苔薄白,脉弦紧。

治法:辛温通阳,开痹散寒。

方药:麝香保心丸,每次1～2粒,3/d。

方用枳实薤白桂枝汤加减。药用薤白10g,枳实10g,桂枝10g,炮附子10g,细辛3g,干姜6g。

(3)痰浊壅塞

主证:胸闷重而心痛轻微,肥胖体沉,痰多气短,遇阴寒天而易发作或加重,伴有倦怠乏力,纳呆便溏,口黏,恶心,咳吐痰涎;苔白腻或白滑,脉滑。

治法:通阳泻浊,豁痰开结。

方药:瓜蒌薤白半夏汤加味。药用瓜蒌15g,半夏10g,薤白10g,石菖蒲10g,枳实10g,厚朴10g。

(4)气阴两虚

主证:胸闷隐痛,时作时止,心悸气短,倦怠懒言,面色少华,头晕目眩,遇劳则甚;舌偏红或齿痕,脉细弱无力或结代。

治法:益气养阴,活血通络。

方药:补心气口服液,每次1支(10mL),3/d,4周为1个疗程;或滋心阴口服液,每次1支(10mL),3/d,4周为1个疗程。

方用生脉散合人参养荣汤加减。药用人参10g,麦冬10g,五味子10g,黄芪15g,白术10g,茯苓15g,甘草6g,当归10g,白芍15g,桂枝6g。

(5)心肾阴虚

主证:胸闷且痛,心悸盗汗,心烦不寐,腰酸膝软,耳鸣,头晕;舌红,无苔或有剥裂,脉细数或结代。

治法:滋阴益肾,养心安神。

方药:左归饮加减。药用熟地黄10g,山茱萸10g,枸杞子10g,淮山药15g,茯苓15g,甘草6g。

(6)阳气虚衰

主证:胸闷气短,甚则胸痛彻背,心悸,汗出,畏寒,肢冷,腰酸,面色苍白,唇甲淡白或青紫,舌淡白或紫黯,脉沉细或沉微欲绝。

治法:益气温阳,活血通络。

方药:参附汤合右归饮加减。药用人参10g,附子10g,肉桂6g,熟地黄12g,山茱萸12g,山药15g,枸杞子12g,当归10g,杜仲10g。

若出现心阳欲脱之危候,急用参附注射液回阳救逆,每次10～20mL,加入5%葡萄糖注射液250～500mL静脉滴注。

5.针灸疗法 主穴心俞、厥阴俞。每次取主穴一对或一侧,不留针,1/d,12～15日为1个疗程,疗程间休息3～5d。虚寒者配内关、通里穴,针后加灸,寒重时加灸肺俞、风门穴,肢冷重时加灸气海或关元穴;痰浊者配巨阙、膻中、郄门、太渊、丰隆穴,针用泻法;瘀血者配膻中、巨阙、膈俞、阴郄穴,针用泻法。

【预防】

注意避免寒冷刺激;注意养性怡情,避免精神刺激;饮食起居有节,不可劳累或暴饮暴食及过食肥甘厚味,禁烟酒等刺激性食物;久病年迈应加强体育锻炼。

第三节　眩晕

眩晕是由于风、火、痰、虚、瘀引起清窍失养,临床上以头晕、眼花为主证的一类病证。眩即眼花,晕即头晕,两者常同时并见,故统称为"眩晕"。西医学中的高血压、低血压、低血糖、贫血、梅尼埃综合征、神经衰弱等病,临床表现眩晕为主要症状者,可参照本病进行辨证论治。

【病因病机】

本病多因情志失调、饮食偏嗜、劳欲过度、久病体虚而致肝脾肾功能失调,风阳、痰火上扰清空,或痰湿中阻,清阳被蒙,或气血阴阳不足,脑失所养而发病。眩晕属于本虚标实,发病以虚证居多,如阴虚则易肝风内动,血少则脑失所养,精亏则髓海不足,均易导致眩晕,实为痰浊壅遏,或化火上蒙或瘀血内阻。因此病机概括为风、火、痰、虚瘀。风为风阳,火属肝火,痰为痰饮、痰湿、痰浊、痰热,虚分为阴虚、阳虚,瘀为脑脉瘀阻。

【诊断与鉴别诊断】

1.诊断依据

(1)头晕目眩,视物旋转,轻者闭目即止,重者如坐车船,甚则仆倒。

(2)可伴有恶心呕吐,眼球震颤,耳鸣耳聋,汗出,面色苍白等。

(3)慢性起病,逐渐加重,或反复发作。查血红蛋白、红细胞计数、测血压、做心电图、电测听、脑干诱发电位、脑电图、颈椎X线摄片、经颅多普勒等项检查,有助于明确诊断。有条件者可做CT、MRI检查。

(4)应注意排除颅内肿瘤、血液病等。

2.鉴别要点

(1)中风:以猝然昏仆,不省人事,口舌㖞斜,语言謇涩,半身不遂为主证。眩晕无昏迷及半身不遂等症。

(2)头痛:与眩晕可同时互见,但以头痛为主证。

(3)痉证:以突然昏仆,不省人事,或伴有四肢厥冷为主证,但眩晕欲仆或蒋有眩晕仆倒后始终神志清醒。

【辨证论治】

1.辨证要点

(1)辨病位:眩晕病位在脑,但以肝、脾、肾三脏失常最为常见。肝阴不足,或肝郁化火,肝阳上亢,有头胀痛,面潮红等兼证。脾失健运,痰湿中阻,可有眩晕头重,食欲缺乏,呕恶,耳鸣等症;气虚血少,则有面色无华,纳差,肢体乏力等症。肾精不足,多兼有腰酸腿软,耳鸣如蝉等症状。

(2)辨病性:眩晕以本虚标实为主,气血不足,肝肾阴虚为病之本,风、火、痰、瘀为病之标。

2.分证论治　治疗大法为补虚泻实,调整阴阳气血。本病的发生以阴虚阳亢者居多,应注意滋阴潜阳。

(1)风邪上扰

主证:眩晕,可伴有头痛,恶寒发热,鼻塞流涕,舌苔薄白,脉浮;或伴咽喉红肿疼痛,口干口渴,苔薄黄,脉浮数;或兼见咽干口燥,干咳少痰,脉浮细;或肢体困倦,头重如裹,胸脘闷满,苔薄腻,脉濡。

治法:风寒表证治宜疏风散寒,辛温解表;风热表证治宜疏风清热,辛凉解表;风燥表证治宜轻宣解表,凉润清热;风湿表证治宜疏风散湿。

方药:风寒表证用川芎茶调散加减。药用荆芥10g,防风10g,薄荷10g,羌活10g,北细辛3g,白芷10g,川芎10g,生甘草6g。

风热表证者用银翘散加减。药用金银花15g,连翘15g,豆豉10g,牛蒡子10g,荆芥10g,薄荷10g,竹叶10g,钩藤10g,白蒺藜10g,生甘草6g。

风燥表证用桑杏汤加减。药用桑叶10g,豆豉10g,杏仁10g,贝母10g,栀子10g,麦冬12g,沙参15g,玄参10g。

风湿表证用羌活胜湿汤加减。药用羌活10g,独活10g,川芎10g,藁本10g,防风10g,蔓荆子10g,车前子10g,甘草6g。

(2)肝阳上亢

主证:眩晕耳鸣,头痛且胀,每因烦劳或恼怒而头晕加剧,面时潮红,急躁易怒,少寐多梦;口干口苦;舌质红,苔黄,脉弦。

治法:平肝潜阳,滋养肝肾。

方药:天麻钩藤饮加减。药用天麻10g,钩藤12g,生决明20g,桑寄生10g,牛膝12g,益母草10g,杜仲10g,栀子10g,黄芩10g,茯神15g,夜交藤10g。

(3)痰浊中阻

主证:眩晕,头重如蒙,胸闷恶心,呕吐痰涎,食少多寐;苔白腻,脉弦滑。

治法:燥湿祛痰,健脾和胃。

方药:半夏白术天麻汤加减。药用半夏10g,白术10g,天麻10g,茯苓15g,陈皮6g,甘草6g,生姜6g,大枣10g。

(4)瘀血阻窍

主证:眩晕时作,反复不愈,头痛,唇甲紫黯,舌边及舌背有瘀点、瘀斑或瘀丝,伴有善忘,夜寐不安,心悸,精神不振,肌肤甲错,脉弦涩或细涩。

治法:祛瘀生新,活血通络。

方药:血府逐瘀汤加减。药用当归10g,川芎10g,桃仁10g,红花6g,赤芍10g,川牛膝10g,柴胡10g,桔梗6g,枳壳10g,生地黄15g,甘草6g。

(5)气血亏虚

主证:眩晕,动则加剧,劳累即发,面色苍白,唇甲不华,发色不泽,心悸少寐,神疲乏力,饮食减少;舌质淡,脉细弱。

治法:补益气血,健运脾胃。

方药:归脾汤加减。药用人参,黄芪 15g,白术 10g,当归 10g,茯神 15g,远志 6g,炒酸枣仁 10g,木香 6g,龙眼肉 10g,生姜 6g,大枣 10g。

(6)肾精不足

主证:头晕而空,精神萎靡,少寐多梦,健忘耳鸣,腰酸遗精,齿摇发脱。偏于阴虚者,颧红咽干,烦躁形瘦;舌嫩红,苔少或光剥,脉细数。偏于阳虚者,四肢不温,形寒发冷;舌淡,脉沉细无力。

治法:补肾养精,充养脑髓。

方药:偏于阴虚者,左归丸加减。药用熟地黄 10g,山药 15g,山茱萸 10g,菟丝子 10g,枸杞子 10g,川牛膝 10g,鹿角胶 10g,龟甲胶 10g,知母 6g,黄柏 6g。

偏于阳虚者,右归丸加减。药用熟地黄 10g,山药 15g,山茱萸 10g,菟丝子 10g,枸杞子 10g,鹿角胶 6g,附子 10g,肉桂 6g,杜仲 10g,巴戟天 10g,肉苁蓉 10g。

3.针灸疗法　眩晕肝阳上亢证取百会、风池、肝俞、肾俞、三阴交、太溪、行间等穴,痰浊中阻证,取脾俞、中脘、章门、内关、丰隆、解溪等穴,用毫针,行泻法;气血亏虚证取膈俞、脾俞、中脘、气海、内关、足三里、三阴交等穴,肾精不足证取命门、肾俞、志室、气海、关元、足三里等穴,用毫针,行补法,并配合灸法。

【预防】

坚持适度的体育锻炼;注意劳逸结合,避免体力和脑力劳动过度;节制房事,养精护肾;饮食定时定量,避免饥饿劳作,忌暴饮暴食及过食肥甘辛辣之品,病后或产后宜加强调理,防止气血亏虚。

第二章　冠心病

第一节　冠心病中西医结合研究

冠心病是一种严重危害人类健康的首要杀手,随着人们生活水平的提高和人口的老龄化,本病的发病率有逐年上升趋势。近年来,现代医学发展日新月异,经皮腔内冠状动脉成形术、支架植入及药物涂层支架代表了介入心脏病学三个里程碑式的进展,使当代冠心病治疗已成三足鼎立(传统药物、介入治疗、冠状动脉搭桥)之势,急性心肌梗死患者的死亡率和并发症的发生率明显降低,冠心病二级预防也初见成效。在这种情况下,中医及中西医结合冠心病研究也方兴未艾,冠心病中医病因病机认识渐趋于统一,中医证候分布特点及生物学基础研究逐渐深入,基于循证医学原则的临床研究不断涌现,创制出多种防治冠心病的中药新药。尽管如此,在现代医学飞速发展的今天,传统中医在冠心病防治中的地位受到了前所未有的挑战,如何在冠心病防治方面发挥传统中医的优势特色? 中西医怎样优势互补、取长补短? 中西医结合研究存在哪些难点、问题? 未来中西医结合冠心病研究路在何方? 这些都值得进一步深入探讨。

一、加强源头创新,积极开展冠心病中医病因病机研究

目前,冠心病中医及中西医结合研究低水平重复较多,临床显示度不足。如果说血瘀证研究是冠心病中医及中西医结合研究的里程碑,在此基础上的活血化瘀法及衍化治法较单纯以瓜蒌薤白剂为主的宣痹通阳法明显提高了冠心病中医治疗的临床疗效,那么血瘀证研究之后,冠心病中医及中西医结合研究亟待加强源头创新,针对临床问题或现象,创新冠心病中医病因病机,进而带来治法上的革新,以期进一步显著提高临床疗效。这方面,以陈可冀院士为首的研究团队在"瘀毒"方面的病因病机创新研究可资借鉴。课题组针对"残存心血管风险——冠心病患者有的长期病情稳定,有的却发生急性心血管事件"这一临床问题或现象,根据现代医学关于易损斑块破裂与动脉粥样硬化炎症反应、急性冠状动脉综合征关系的新进展,结合前期的基础研究、长期临床实践及中医对"毒"的认识,创新性地提出冠心病"瘀毒致变"病因病机假说。在此基础上,开展了文献研究、基础研究及临床研究相结合的系列研究,为中医病因学创新研究提供了范例。尤其是参照临床流行病学病因学研究的经典设计方法开展了 1503 例冠

心病稳定期患者的前瞻性队列研究,结合心血管事件随访.分析了随访心血管事件的相关因素,验证了"瘀毒致变"病因病机假说,构建了冠心病稳定期因毒致病辨证标准。这对于充分发挥中医药学"治未病"特色和优势、早期识别冠心病稳定期高危患者并给予及早干预、进一步降低急性心血管事件的发生无疑具有重要意义。此外,有学者根据急性冠状动脉综合征起病急、变化快的特点,提出"络风内动"假说,也是有益的探索。总之,针对冠心病不同患者群,从中西医学理论的相似点和不同点出发,深入研究其病理生理改变,并结合中医病因病机和证候特点加以分析,有可能在源头上创新,发展中医治法,从而进一步提高临床疗效。

二、病证结合是冠心病中西医结合研究的重要切入点

病证结合为中医临床的重要诊疗模式,现代病证结合理论作为中西医两种医学体系有机结合的具体体现,体现了继承创新的原则,以其科学性、可操作性强等优点得到广大中医及中西医结合工作者的普遍认可,因此是冠心病中西医结合研究的重要切入点。既往冠心病中医证候研究多以冠心病及不同亚组人群证候分布特点的横断面研究为主,取得了一定的进展。多数结果显示,冠心病为本虚标实之证,其中血瘀证为冠心病最主要的证候要素,其次为气虚证、痰浊证。冠心病不同亚型之间也各有特点,如劳力性心绞痛以气虚为主,而阳虚寒凝在自发性、变异性心绞痛中占有重要地位;急性心梗证候分布与冠心病总体证候分布基本一致,但本虚标实更为严重;冠心病心功能不全中气虚、阳虚占有重要地位,水湿明显则有别于总体证候分布特点。近年来,冠心病证候分布中"热蕴"增加、冠心病血运重建后"气虚更甚"等特点都值得关注。冠心病合并不同疾病患者其证候分布也有其不同特点,如痰瘀互阻可能是冠心病合并高脂血症最主要的证型特点;冠心病合并高血压患者,血瘀更趋明显,而肝火、阳亢也是常见的证候要素;冠心病合并糖尿病患者标实以血瘀、痰浊更为明显,本虚中则以气阴两虚最为多见。病证结合诊断标准研究也在不断深入,如冠心病血瘀证诊断标准的建立,是在血瘀证诊断标准基础上的进一步深化,对于规范证候研究、提高中医辨治水平具有重要的意义。值得一提的是,在冠心病的发生、发展、转归过程中,证候始终处于动态变化,对冠心病的中医证候演变规律进行研究,有助于掌握冠心病的病机转归,更深入地认识疾病和提高临床辨治水平,但这方面的研究还较少,亟待加强。梅丽娟等采用病例对照研究设计探讨影响福州地区汉族人群冠心病血瘀证易感性的主要因素及其影响强度,结果显示,相对于非冠心患者群,脑力劳动、高血压、食用油及食盐消耗过多、情绪低落、工作压力大、既往相关病史是福州地区汉族人群冠心病血瘀证的易感因素,为冠心病血瘀证的成因提供了线索。我们曾采用主成分 Logistic 回归方法,结合随访 1 年发生心血管事件情况分析 1072 例 CHD 住院患者的中医证候要素分布特点,结果显示血瘀、气虚、痰浊、阴虚是冠心病住院患者的主要证候要素,气虚、阴虚可能是冠心病住院患者随访发生急性心血管事件相关的证候要素。此外,我们还应用多因子降维、复杂网络方法分析了 1333 例冠心病稳定期患者的中医证候演变规律,结果显示,随着随访时间延长,冠心病稳定期患者中医证候在不断发生演变,因毒致瘀、毒瘀互结;毒邪耗气、气虚血瘀可能是发生心血管事件患者的关键病机和证候演变规律。

三、注重在整体观指导下开展冠心病证候生物学基础研究

辨证论治是中医防病治病的特色和优势之一，但准确辨证无疑是提高临床疗效的关键。现代医学的飞速发展为拓展和延伸传统中医"四诊"手段、将传统宏观辨证与现代微观辨证有机结合提供了技术支撑和良好契机。近年来，国内学者从冠状动脉病变、心功能、心电改变、血脂、胰岛素抵抗、同型半胱氨酸、炎症因子、遗传基因等多个方面开展了冠心病中医辨证相关因素及证候生物学基础研究，取得显著进展，为冠心病中医辨证客观化提供了依据，尤其对一些隐性冠心病，采用微观辨证方法，使治疗更具有针对性。但这些研究多指标单一，只能反映中医证候实质的某一方面，应在整体观和系统生物学思想指导下，允分利用基因组学、蛋白质组学、代谢组学等现代组学技术，进行证候生物学基础研究。这方面的研究已经起步，并显示出良好的苗头。例如，有学者应用寡核苷酸基因芯片技术，比较冠心病血瘀证组、非冠心病血瘀证组与健康对照组的基因表达谱，筛选血瘀证相关差异基因，并进一步进行基因本体和通路分析，使用实时荧光定量逆转录聚合酶链反应法对目标基因进行验证，结果提示炎症和免疫反应在一定程度上介导了血瘀证的发生发展。也有应用基因芯片技术，发现冠心病血瘀证遗传相关的差异基因与炎症、斑块形成及血管内皮损伤密切相关。相关学者采用双向电泳、图像分析、质谱鉴定等蛋白质组学技术测定冠心病血瘀证与正常人血浆中的蛋白变化，发现纤维蛋白原、粒酶有望作为诊断冠心病血瘀证的标志物。通过蛋白质组学技术，在冠心病血瘀证组与健康对照组人群血小板中筛选出 13 个差异蛋白点，质谱成功鉴定 7 个，血小板 CD41 和 Actinγ 是冠心病血瘀证的标志蛋白，在冠心病血瘀证的发生发展和事件发生中可能起重要作用。亦采用蛋白质组学技术，发现冠心病不稳定性心绞痛气虚血瘀证可能属于一种炎症反应，患者可能同时存在心肌损伤、凝血因子异常、脂代谢紊乱与氧运输障碍，这些方面相互影响，互为因果。有学者提出基于代谢组学和方证相应开展冠心病痰瘀证生物学基础研究的思路。应用代谢组学方法，发现花生四烯酸、硬脂酸、乳酸、尿素、柠檬酸、β 羟基丁酸、油酸、葡萄糖、丙氨酸为冠心病心血瘀阻证患者的血浆代谢产物谱，提示冠心病心血瘀阻证与脂质代谢、糖代谢相关，同时也与缺氧、剧痛引起的应激相关。各种组学技术可以在整体层面开展研究，为证候生物学基础研究提供了有力的技术支持。

四、加强冠心病中西医结合临床试验的顶层设计和规范实施

近年来，随着循证医学理念的深入人心，中医、中西医结合防治冠心病领域先后开展了多项多中心、大样本随机对照试验（RCT）。例如，血脂康调整血脂对冠心病二级预防的随机、双盲、安慰剂对照研究，结果显示，治疗组使冠心病患者再次发生非致死性心肌梗死的危险较对照组降低 60.8%，冠心病死亡危险降低 31.0%，冠心病事件危险降低 45.1%，总死亡危险降低 33.0%。这项研究填补了国际上在东方人群中调整血脂对冠心病二级预防的研究空白。而针对冠心病介入治疗后再狭窄这一心脏病领域的世界性难题，采用活血化瘀中药芎芍胶囊结合西药常规治疗加以干预，按照循证医学原则应用多中心、随机、双盲、安慰剂对照方法证实了其

有效性和安全性。我们最近完成的一项国家"十一五"攻关课题,也采用多中心、随机对照方法,证实益气活血中药干预急性冠状动脉综合征介入后患者,1年主要终点事件发生率绝对值降低 3.50%,次要终点事件发生率降低 3.3%,证实中西医结合治疗较常规西医治疗进一步改善了临床预后(待发表),这些无疑为中西医结合防治冠心病提供了客观的证据。诚然,RCT证据级别较高,说服力强,但在实践中也要避免临床试验"唯 RCT 论"。在开展冠心病中西医结合临床试验时应注意三个问题:①加强临床试验的顶层设计,从临床需求和研究目标出发,选择适宜的临床设计方法,干预性研究多选择 RCT,但也有解释性 RCT 和实用性 RCT 之分,晚近真实世界研究引起关注,较适用于中西医结合复杂干预方案的疗效评价及上市后再评价,值得加以重视,但需加强混杂因素的控制,可引入工具变量、倾向性评分等现代统计分析方法。②疗效评价指标要适宜,避免仅采用主观性较强的心绞痛计分、中医证候计分等,应采用较客观的指标(如稳定性心绞痛研究中的运动平板心电图检查),有条件时尽可能进行长期随访和终点事件观察,提高证据说服力,同时注重生活质量、患者报告的结局量表(PRO)及卫生经济学评价,以突出中医特色及中西医结合的优势。③按照临床试验指导原则(GCP),加强临床试验实施的过程管理和质量控制,如临床试验国际注册、伦理审批、第三方终点评价及数据管理等,并严格按照 CONSORT 2010 进行报告,以提高作为系统评价及荟萃分析源文献的质量。结合目前临床试验报告中存在的问题,应重点注意样本量的估计、随机方法及随机隐藏的描述、患者的依从性和随访的完成情况、药物的不良反应及其处理、失访数据的处理、是否进行意向治疗分析等。

五、中西药相互作用是冠心病中西医结合研究不容忽视的问题

如果说病证结合是诊断层面的中西医结合,那么中西药相互作用则是中西医结合治疗疾病时所面对的实际问题。由于以患者为中心、将植物药与化学药物联合应用的结合医学模式逐渐发展成为当今医学界防病、治病的一种新趋势,中西药的联合应用也日渐增多,因此,中西药相互作用正越来越受到广泛关注。中西药相互作用有两层含义,一方面是"增效减毒"的有利作用。鉴于冠心病等慢性非传染性疾病病因复杂,与多种危险因素有关,因此更适于复杂干预、多靶点治疗。复方治疗一直是中医的特色优势,国际上也有学者提出"polypill"(复方制剂)的概念,引起广泛关注,而实际上临床上复方降压制剂在高血压治疗中已被广泛接受。血脂康作为一种现代中成药,具有良好的调脂和冠心病二级预防作用,也可以看作一种天然的"polypill",其所含多种成分的协同作用可能是其多效性的机制。我们临床实践体会,益气活血方药与扩血管、利尿药等合用治疗急性心肌梗死后心功能不全疗效确实较单纯西药提高,提示中西药起到了潜在的增效作用。另一方面是"增加不良反应风险"的不利作用。国外研究发现,包括中草药在内的一些植物药制品,如贯叶连翘、益母草、人参、银杏、丹参、大蒜、乌头等,都可能通过与其他药物相互作用增加心血管疾病患者不良事件的风险,尤其是那些合并病较多而服用多种药物的老年患者。临床也发现洋地黄类中药与葶苈子、北五加皮等中药合用易引起地高辛中毒的现象。再比如,冠心病介入治疗后患者目前均采用双抗治疗(阿司匹林+氯吡格雷),在此基础上加用活血化瘀中药是否会增加出血风险,这些都需要加以研究。由此可

见,中西药相互作用是冠心病中西医结合研究不容忽视的问题。临床医生应注意强调循证医学证据的参考应用,在临床实践中对已发现的药物相互不良作用予以极大的关注,避免非适应证用药、长期超剂量用药和不合理的药物联合使用等,以尽可能减少患者出现不良事件的风险。对于重点人群,更应注意加强监测,及时发现其潜在药物相互作用的不良效应问题。同时,注意一手资料的积累,通过真实世界数据分析是发现中西药相互作用有意义线索的重要手段。在此基础上,科学设计实验,积极开展相关的药代、药动、药效、毒理、毒效关联等的研究,以及以药物吸收、分布、转化、代谢、排泄等主要环节为切入点,深入研究中西药相互作用及其机理。

六、针对现代医学难点和热点问题开展中西医结合研究

现代医学新进展为冠心病的防治带来了新的希望,但也不可避免地暴露出一些新问题,如阿司匹林抵抗、冠心病介入治疗后再狭窄、涂层支架术后远期血栓形成、血运重建后的无复流、易损斑块、治疗性血管新生的矛盾、干细胞移植时移植细胞的存活率、分化能力、残存心血管风险等,仍是现代医学面临的难题。应针对这些影响疗效的关键问题,充分发挥中医特色,中西医结合优势互补,采用科学的方法加以研究。如针对阿司匹林抵抗这一临床难题,筛选具有抗血小板作用的中药,进而寻找其物质基础和有效成分,阐明其作用靶点,发现先导化合物并进行结构优化、配伍组合,开发高效低毒的抗血小板有效中药,对于心血管病防治无疑具有重要意义。国内有学者将阿魏酸和川芎嗪两药结构重组,发挥中医复方的优势,观察其对 ADP 诱导的血小板体内凝集的抑制作用,结果显示明显优于单用川芎嗪组,为进一步深入研究抗血小板中药制剂提供了参考。干细胞移植也是近年来的医学热点,为心肌梗死的治疗带来了希望,初步的临床试验结果也令人鼓舞。有研究表明,骨髓干细胞可以在心脏的环境条件下,横向转化为心肌细胞和血管内皮细胞,修复损伤心肌,而有研究显示,人参皂苷 Rgl 通过刺激心肌局部组织分泌粒细胞集落刺激因子(G-CSF)而诱导骨髓细胞游走至心肌组织进而向血管内皮细胞分化;以人参、丹参为主的中药复方与自体骨髓单个核细胞经心导管对小型猪心肌梗死模型联合应用时,可促进移植细胞在心肌生存、分化、扩增,产生大量新生的心肌细胞及心肌小血管,促进病变修复,发挥协同增效、优势互补作用,显示出可喜的苗头。此外,中药对干细胞移植后的炎症反应、局部微循环血供、细胞移植后的免疫排斥反应有无作用,能否提高移植细胞存活率,能否诱导移植细胞分化,都值得深入研究。

第二节 冠状动脉粥样硬化性心脏病

冠状动脉粥样硬化性心脏病是指因冠状动脉粥样硬化使血管腔狭窄、阻塞,或(和)冠状动脉痉挛导致心肌缺血缺氧或坏死而引起的心脏病,统称冠状动脉性心脏病(CAD),简称冠心病,亦称缺血性心脏病。

冠心病是动脉粥样硬化导致器官病变的最常见类型,也是严重危害人民健康的常见病。

本病多发生在 40 岁以后,男性多于女性,脑力劳动者较多。在欧美发达国家本病极常见,在美国死于本病者占人口死亡数的 1/3～1/2,占心脏病死亡数的 50%～75%。在我国,本病不如欧美多见,其流行趋势有三个特点:①存在显著的地区差异,总的来说北方高南方低。②近年来呈上升趋势。在住院心脏病患者中所占比例逐年增加。③冠心病危险因素仍在增长。发病年龄有年轻化趋势。一些经济发达地区人群的平均血压、血清胆固醇水平都有所升高,肥胖人口增多,吸烟人群仍有增无减,预示冠心病发病率仍不断增长。

1979 年 WHO 将冠心病分为无症状性心肌缺血、心绞痛、心肌梗死、缺血性心肌病和猝死五型,作为基本临床分型目前仍被沿用。然而这个分型不能满足临床应用需要。近年将本病分为急性冠脉综合征(ACS)和慢性冠心病(CAD,或称慢性缺血综合征,CIS)两大类。慢性冠心病包括稳定型心绞痛、冠脉正常的心绞痛(如 X 综合征)、无症状性心肌缺血和缺血性心肌病。急性冠脉综合征包括不稳定型心绞痛(UA)、非 ST 段抬高型心肌梗死(NSTEMI)、ST 段抬高型心肌梗死(STEMI)和猝死。UA、NSTEMI、STEMI 这三种分型的共同病理基础均为不稳定粥样斑块,只是伴发了不同程度的继发性病理改变,如斑块内出血、斑块纤维帽破裂、血栓形成及血管痉挛等。在患者胸痛发作之初并不能确定其最终的结果是仅仅停留于 UA 或将进展至心肌梗死,故统称为 ACS。ACS 死亡率高,临床要求进行严格观察及危险分层,及时做出正确的临床判断及选择相应的治疗措施,以使部分不稳定心绞痛患者病情稳定逆转,更重要的是能及时发现心肌梗死,争取及早实施血运重建治疗,大大降低病死率。

本节将重点讨论"心绞痛"和"心肌梗死"。

一、心绞痛

心绞痛由冠状动脉供血不足,心肌急剧的、暂时的缺血与缺氧所致。其特点为发作性的心前区压榨性疼痛,主要位于胸骨后,可放射至心前区和左上肢内侧,常发生于劳力负荷增加时,持续数分钟,休息或含服硝酸甘油片后症状消失。包括稳定型心绞痛和不稳定型心绞痛。

本病男性多于女性,多数患者在 40 岁以上,劳累、情绪激动、饱食、受寒、急性循环衰竭等为常见的诱因。

本病与中医学"胸痹"相类似,可归属于"猝心痛""厥心痛"等范畴。

【病因病理】

(一)西医病因病理

1.病因和发病机制　任何原因引起冠状动脉供血与心肌需血之间发生矛盾,冠状动脉血流量不能满足心肌代谢的需要,引起心肌急剧的、暂时的缺血缺氧时,即可发生心绞痛。心肌氧耗的多少由心肌张力、心肌收缩强度和心率决定,常以"心率×收缩压"(二重乘积)来估计。心肌能量的产生需要强大的氧供,心肌平时对血液中氧的摄取已接近最大值,再需增加氧供时只能依靠增加冠状动脉血流量来提供。在动脉粥样硬化引起冠状动脉狭窄或部分分支闭塞时,其扩张性减弱,对心肌的供血量相对比较固定。如供血尚能应付心脏的平时需要,则休息时可无症状。当心脏负荷突然增加,如劳累、激动、左心衰竭、收缩压增高、心率加快时,心肌需血量增加;或当冠状动脉发生痉挛时,血流进一步减少;或在循环血流量突然减少的情况下,心肌血氧供需矛盾加深,遂引起心绞痛。

产生疼痛感觉的直接因素,可能是在缺血缺氧的情况下,心肌内集聚过多的代谢产物(如乳酸、丙酮酸、磷酸和类似激肽的多肽类物质),刺激心脏自主神经的传入神经末梢,经胸$_{1~5}$交感神经节和相应的脊髓段传入大脑,产生疼痛感觉。这种痛觉反映在与传入水平相同脊髓段的脊神经所分布的皮肤区域,即胸骨后和两臂的前内侧与小指,尤其是在左侧。

2.病理 心绞痛患者的病理解剖表明,至少有一支冠状动脉的主支管腔显著狭窄达横切面的75%以上,有侧支循环形成的患者,冠状动脉的主支有更严重的狭窄或阻塞时才会发生心绞痛。另外,冠状动脉造影发现约15%的心绞痛患者,其冠状动脉的主支并无明显病变,提示可能是冠状动脉痉挛、冠状循环的小动脉病变、交感神经过度活动或心肌代谢异常等所致。

不稳定型心绞痛与稳定型心绞痛的差别主要在于冠脉内不稳定的粥样斑块继发病理改变,如斑块内出血、斑块纤维帽破裂、血小板聚集形成血栓及(或)刺激冠状动脉痉挛,使局部心肌血流量明显下降,导致缺血性心绞痛,虽然也可因劳力负荷诱发但劳力负荷终止后胸痛并不能缓解。

患者在心绞痛发作之前,常有血压增高、心率加快、肺动脉压和肺毛细血管压增高的变化,反映心、肺的顺应性减低。发作时可有左心室收缩力和收缩速度降低、射血速度减慢、左心室收缩压下降、心搏量和心排血量降低、左心室舒张末期压和血容量增加等左心室收缩和舒张功能障碍的病理变化。左心室壁可呈收缩不协调或部分心室壁收缩减弱现象。

(二)中医病因病机

本病的发生与寒邪内侵、饮食不节、情志失调、年老体衰等因素有关,多种因素交互为患,引起心脉痹阻而发为本病。主要病机有:

1.心血瘀阻 心血瘀阻是本病病机的根本,各种病因最终导致血行瘀滞,心脉不畅,发为本病。病程日久,瘀血不去,新血不生,心气痹阻,心阳不振,可向心肾阳虚转化。

2.痰浊内阻 饮食不节、情志失调均可导致痰浊内生,胸阳失展,气机痹阻,脉络阻滞,发为本病。病延日久,每可耗气伤阳,向气虚血瘀、气阴两虚或心肾阳虚证转化。

3.阴寒凝滞 素体阳虚,胸阳不展,阴寒之邪乘虚侵袭,阴寒凝滞,气血痹阻,心阳不振,发为本病。多因气候骤冷或感寒而发病或加重,日久寒邪伤人阳气,亦可向心肾阳虚转化。

4.气虚血瘀 气虚血瘀是本病的基本病机。五脏之气虚,在气虚的基础上,气血运行不畅,心脉阻滞,发为本病。

5.气阴两虚 年老体衰或久病者,心气不足,阴血耗伤,导致血行瘀滞,发为本病。

6.心肾阳虚 多见于中老年人及病程迁延者,肾气渐衰,肾阳虚不能鼓舞五脏之阳,心阳、脾阳随之而虚,胸阳不振,气机痹阻,血行瘀滞,发为本病。

本病基本病机为心脉痹阻。病位在心,涉及肝、脾、胃、肾等脏。病性总属本虚标实,虚为气虚、阴虚、阳虚而心脉失养,以心气虚为常见;实为寒凝、气滞、痰浊、血瘀痹阻心脉,而以血瘀为多见。若病情进一步发展,瘀血痹阻心脉,则心胸猝然大痛,痛不可自止,而发为真心痛。如心阳阻遏,心气不足,鼓动无力,可发为心悸、脉参伍不调;若心肾阳虚,水邪泛滥,可出现心衰;若心阴阳之气不相顺接,可发生厥脱,乃至猝死。

【临床表现】

(一)主要症状

典型的心绞痛具有以下五个特点。

1.部位　主要在胸骨上段或中段之后,可波及心前区,有拳头或手掌大小,甚至横贯左前胸,界限不很清楚。常放射至左肩、左臂内侧及无名指和小指,或至颈、咽和下颌部。

2.性质　阵发性的胸痛,常为压榨性、闷胀性或窒息性,也可有烧灼感,但不尖锐,非针刺或刀割样疼痛,偶伴濒死的恐惧感觉。常伴疲乏,出冷汗,恶心,甚或呕吐等症状。发作时,患者往往被迫立即停止原来的活动,直至症状缓解。

3.诱因　发作常由体力劳动或情绪激动所诱发,饱食、寒冷、吸烟、心动过速、休克等亦可诱发。疼痛发生于劳力或激动的当时,而不是在一天劳累之后。典型的心绞痛常在相似的条件下发生,但有时同样的劳力只在早晨引起心绞痛,可能与晨间交感神经兴奋性增高和痛阈较低有关。

4.持续时间　疼痛出现后常逐渐加重,然后在 3～5 分钟内逐渐消失,很少超过 15 分钟。可数天或数周发作一次,亦可一日内多次发作。

5.缓解方式　一般在停止诱发症状的活动后即可缓解,舌下含服硝酸甘油能在几分钟内缓解。

不稳定型心绞痛胸痛的部位、性质与稳定型心绞痛相似,但具有以下特点之一。

(1)原为稳定型心绞痛,在 1 个月内疼痛发作的频率增加,程度加重,时限延长,诱发因素变化,硝酸酯类药物缓解作用减弱。

(2)1 个月之内新发生的心绞痛,并因较轻的劳力负荷而诱发。

(3)休息状态下发作心绞痛或较轻微活动即可诱发,发作时表现为 ST 段抬高的变异型心绞痛也属此列。

此外,由于贫血、感染、甲亢、心律失常等原因诱发的心绞痛称之为继发性不稳定型心绞痛。

(二)体征

平时一般无异常体征。心绞痛发作时常见心率加快、血压升高、表情焦虑、皮肤冷或出汗,有时出现第四或第三心音奔马律。可有暂时性心尖部收缩期杂音、第二心音逆分裂或交替脉。

【实验室及其他检查】

1.心电图　是发现心肌缺血、诊断心绞痛最常用的检查方法。

(1)心绞痛发作时心电图:对明确心绞痛诊断有较大帮助。大多数患者可出现典型的缺血性改变,即以 R 波为主的导联中,出现 ST 段压低≥0.1mV,有时出现 T 波倒置,发作缓解后恢复。平时有 T 波持续倒置的患者,发作时可变为直立,即所谓"假性正常化"。变异型心绞痛发作时可见相关导联 ST 段抬高,缓解后恢复。

(2)静息心电图:约半数心绞痛患者在正常范围,部分患者可有 ST 段下移及 T 波倒置,可有陈旧性心肌梗死的改变,也可出现各种心律失常。

(3)心电图运动负荷试验:无发作时心电图异常和静息心电图无改变的患者可考虑做心电图运动负荷试验以激发心肌缺血性改变。通常使用活动平板运动或蹬车运动试验。心电图改变主要以 ST 段水平型或下斜型压低≥0.1mV(J 点后 60～80ms)持续 2 分钟作为阳性标准。心肌梗死急性期、有不稳定型心绞痛、明显心力衰竭、严重心律失常或急性疾病者禁做运动试验。

(4)心电图连续监测:连续记录 24 小时心电图(动态心电图),可从中发现心电图 ST-T 改变和各种心律失常,出现时间可与患者的症状和活动状态相对应。心电图中显示缺血性 ST-T 改变而当时并无心绞痛者称为无痛性心肌缺血。

2.冠状动脉造影　对冠心病具有确诊价值。可使左、右冠状动脉及其主要分支清楚地显影,可发现狭窄性病变的部位并估计其程度。一般认为,管腔直径狭窄 70%～75% 以上会严重影响血供,50%～70% 者也具有诊断意义。冠状动脉造影的主要指征为:①可疑心绞痛而无创检查不能确诊者;②积极药物治疗时心绞痛仍较重,为明确动脉病变情况以考虑介入性治疗或旁路移植手术者;③中危、高危组的不稳定型心绞痛患者。④临床疑似急性心肌梗死患者。冠状动脉造影未见异常而疑有冠状动脉痉挛的患者,可谨慎地进行麦角新碱试验。

3.冠脉 CT　无创性冠状动脉 CT 为新兴的冠心病诊断方法,与冠状动脉造影一致性较高,且易被患者接受,成像效果受受检者心率、对比剂的用量、C 比剂注射的速率、扫描延迟时间、冠状动脉是否钙化及斑块性质等多方面影响。冠状动脉 CT 对于管径大、走行平直的血管评价效果较好,但对于直径过小、迂曲、钙化程度过高的血管评价效果较差。

4.超声波检查　超声心动图可探测到缺血区心室壁的运动异常,冠状动脉内超声显像可显示血管壁的粥样硬化病变。

5.放射性核素检查

(1)放射性核素心肌显像:心肌摄取显像剂的量在一定条件下与冠状动脉血流成正比,静脉注射核素后,进行心肌显像,可见到可逆性的灌注缺损,提示相关心肌缺血,而心肌梗死则表现为缺损持续存在。运动负荷或者药物负荷试验(常用双嘧达莫、腺苷或多巴酚丁胺)有助于检出静息时无缺血表现的患者。

(2)放射性核素心腔造影:应用 ^{99m} 锝(^{99m} Tc)进行体内红细胞标记,使心腔内血池显影,可测定左心室射血分数及显示室壁局部运动障碍。

(3)正电子发射断层心肌显像(PET):利用发射正电子的核素示踪剂如 ^{18} F、 ^{11} C、 ^{13} N 等进行心肌显像,具有更高的分辨率和探测效率,可准确定量评估心肌存活及功能。

【诊断与鉴别诊断】

(一)诊断

1.诊断要点　根据典型的发作特点和体征,结合存在的冠心病危险因素,除外其他原因所致的心绞痛,一般即可确立诊断。发作时典型的心电图改变有助于诊断。发作不典型者,诊断要依靠观察硝酸甘油的疗效和发作时心电图的改变。如仍不能确诊,可多次复查心电图,或做心电图负荷试验以及动态心电图连续监测,如心电图出现阳性变化或负荷试验诱发心绞痛时亦可确诊。诊断有困难者可行选择性冠状动脉造影。

2.分型

(1)稳定型心绞痛:即稳定型劳力性心绞痛。心绞痛由体力活动、情绪激动或其他足以增加心肌耗氧量的情况所诱发,休息或舌下含服硝酸甘油可迅速缓解。心绞痛发作的性质在 1

个月以上无改变,即疼痛发作频率大致相同,疼痛的部位、性质、诱因的程度、持续时间、缓解方式无明显改变。

（2）不稳定型心绞痛:主要包含以下亚型。

1）初发劳力性心绞痛:病程在1个月内新发生的心绞痛（从无心绞痛或有心绞痛病史但在近半年内未发作过）。

2）恶化劳力性心绞痛:病情突然加重,表现为胸痛发作次数增加,持续时间延长,诱发心绞痛的活动阈值明显减低,按加拿大心血管病学会（CCS）劳力性心绞痛分级加重一级以上并至少达到Ⅲ级,硝酸甘油缓解症状的作用减弱。

3）静息心绞痛:心绞痛发生在休息或安静状态,发作持续时间相对较长,含服硝酸甘油效果欠佳。

4）梗死后心绞痛:指急性心肌梗死发病24小时后至1个月内发生的心绞痛。

5）变异型心绞痛:休息或一般活动时发生的心绞痛,发作时心电图显示ST段暂时性抬高。

目前倾向于把稳定型劳力性心绞痛以外的缺血性胸痛统称为不稳定型心绞痛,包括冠状动脉成形术后心绞痛、冠状动脉旁路术后心绞痛等新近提出的心绞痛类型。

3.心绞痛严重程度的分级　根据加拿大心血管病学会分类劳力性心绞痛分为四级。

Ⅰ级:一般体力活动（如步行和登楼）不受限,仅在强、快或长时间劳力时发生心绞痛。

Ⅱ级:一般体力活动轻度受限,快步、饭后、寒冷或刮风中、精神应激或醒后数小时内步行或登楼（步行200m以上、登楼一层以上）和爬山,均引起心绞痛。

Ⅲ级:一般体力活动明显受限,步行200m,登楼一层引起心绞痛。

Ⅳ级:一切体力活动都引起不适,静息时可发生心绞痛。

不稳定型心绞痛可分为低危组、中危组和高危组。

低危组:指新发的或原有劳力性心绞痛恶化加重,发作时ST段下移≤0.1mV,持续时间<20分钟,心肌钙蛋白正常。

中危组:就诊前1个月内发作一次或数次（但48小时内未发）,静息心绞痛及梗死后心绞痛,发作时ST段下移>0.1mV,持续时间<20分钟,心肌钙蛋白正常或轻度升高。

高危组:就诊前48小时内反复发作,静息心绞痛ST段下移>0.05mV,持续时间>20分钟,心肌钙蛋白升高。

（二）鉴别诊断

1.急性心肌梗死　本病疼痛部位与心绞痛相仿,但性质更剧烈,持续时间可达数小时,常伴有休克、心律失常及心力衰竭,含服硝酸甘油多不能使之缓解。心电图中面向梗死部位的导联ST段抬高,并有病理性Q波。实验室检查示血清心肌酶、肌红蛋白、肌钙蛋白Ⅰ或T等增高。

2.其他疾病引起的心绞痛　严重的主动脉瓣狭窄或关闭不全、风湿性冠状动脉炎、梅毒性主动脉炎引起冠状动脉口狭窄或闭塞、肥厚型心肌病、X综合征等病均可引起心绞痛,可根据其他临床表现进行鉴别。其中X综合征多见于女性,心电图负荷试验常阳性,但冠状动脉造影呈阴性且无冠状动脉痉挛,预后良好,被认为是冠状动脉系统毛细血管功能不良所致。

3.心脏神经症　本病患者常主诉胸痛,但多为短暂(几秒钟)的刺痛或持久(几小时)的隐痛,常喜欢不时地深吸气或做叹息性呼吸。胸痛部位多在左胸乳房下心尖部附近,或经常变动。症状多在疲劳之后出现,而不在疲劳的当时,做轻度体力活动反觉舒适,有时可耐受较重的体力活动而不出现症状。含服硝酸甘油无效或在十多分钟后才缓解,常伴有心悸、疲乏及其他神经衰弱的症状。

4.肋间神经痛　本病疼痛常累及1～2个肋间,但并不一定局限在前胸,为刺痛或灼痛,多为持续性而非发作性,咳嗽、用力呼吸和身体转动可使疼痛加剧,局部有压痛,手臂上举活动时局部有牵拉疼痛,故不难与心绞痛鉴别。

5.不典型疼痛　本病还需与食管病变、膈疝、消化性溃疡、肠道疾病、颈椎病等相鉴别。

【治疗】

(一)治疗思路

心绞痛急性发作时,治疗目的是迅速改善冠状动脉血供和减轻心肌耗氧以缓解症状,并预防并发症的发生,以西医治疗为主。对于不稳定型心绞痛要实施监护,并予积极的抗栓治疗,符合适应证的患者应考虑采取介入或手术治疗。如属轻、中症患者可选用具有芳香温通、活血化瘀作用的速效中成药,在缓解症状、改善冠状动脉供血等方面疗效肯定。心绞痛缓解期,目标是延缓冠状动脉粥样硬化进展,预防并发症。西医在降血脂、稳定斑块以及防止血栓方面具有一定优势,中医辨证选用益气、活血、化痰等功效的药物,对延缓动脉粥样硬化进展、改善症状有所裨益,中西医结合具有更满意的效果。此外,中药在防治再灌注损伤、预防介入后再狭窄等方面也显示了较好的前景。

(二)西医治疗

治疗目标:①预防心肌梗死和死亡,延长寿命;②缓解心绞痛症状和发作频率,改善生活质量。预防死亡是心绞痛治疗的最高目标。

1.一般治疗　急性发作时应立即休息,缓解后一般不需卧床休息,可进行适度活动,以不出现心绞痛症状为度。对不稳定型心绞痛以及疑为心肌梗死前兆的患者,应予以住院休息一段时间,并严密监测观察。

2.预防并发症的治疗　主要是治疗动脉粥样硬化,以预防心肌梗死、心律失常、猝死等并发症。

(1)降血脂:已经确定动脉粥样硬化的患者,应予积极的降血脂治疗,应达到的首要目标是LDL-C<2.1mmol/L(80mg/dL)。可依据血脂情况,选用他汀类、贝特类等降血脂药。

(2)抗血小板:小剂量的阿司匹林可以明显减少血管事件的发生率,无禁忌时应常规使用,每次75～100mg,每日1次。

3.药物治疗

(1)发作时的治疗:若休息不能缓解者,可选用速效的硝酸酯制剂。这类药物除扩张冠状动脉、增加冠状循环的血流量外,还可以通过扩张周围血管,减低心脏前后负荷和心肌的需氧,从而缓解心绞痛。必要时可考虑合并用镇静药。

常用硝酸甘油片0.5mg,舌下含化,1～2分钟即开始起作用,约半小时后作用消失。多数在1～3分钟内见效。见效延迟或完全无效时提示患者并非冠心病或为严重的冠心病。长期持续应用可产生耐药性而效力减低,但停用 10 小时以上即可恢复有效。亦可使用硝酸异山梨酯 5～10mg,舌下含化,2～5 分钟见效,作用维持 2～3 小时。此外,还有硝酸甘油喷雾剂。

(2)缓解期的治疗:使用作用较持久的抗心绞痛药物以防止心绞痛发作,可单独选用、交替应用或联合使用以下三类药物。

1)硝酸酯制剂:硝酸异山梨酯,每次 5～20mg,每日 3 次,口服,半小时起作用,持续 3～5 小时;缓释制剂药效可维持 12 小时,每次 20mg,每日 2 次。单硝酸异山梨酯为新型长效硝酸酯类药,每次 40mg,每日 1 次。另外还有长效硝酸甘油制剂和硝酸甘油贴剂。

2)β受体阻滞剂:常用美托洛尔 25～50mg,每日 2 次;琥珀酸美托洛尔 47.5mg,每日 1 次;卡维地洛尔 5～10mg,每日 2 次;比索洛尔 2.5～5mg,每日 1 次。或选用兼有 α 受体阻滞作用的卡维地洛 25mg,每日 2 次。

本药与硝酸酯制剂有协同作用,合用时应从小剂量开始,以免引起体位性低血压等副作用。停用本药时应逐步减量,如突然停用有诱发心肌梗死的可能。严重心功能不全、支气管哮喘以及心动过缓者不宜使用。

3)钙通道阻滞剂:常用维拉帕米 40～80mg,每日 3 次;硝苯地平 10～20mg,每日 3 次,或其缓释制剂 20～40mg,每日 1～2 次,硝苯地平的同类制剂有尼群地平、非洛地平、氨氯地平等;地尔硫䓬 30～60mg,每日 3 次,或其缓释制剂 90mg,每日 1 次。此类药物仅推荐应用于稳定型心绞痛。

治疗变异型心绞痛首选钙通道阻滞剂。本类药可与硝酸酯同服,其中硝苯地平尚可与β受体阻滞剂同服,但维拉帕米、地尔硫䓬与β受体阻滞剂合用时有过度抑制心脏的危险。停用本类药时也应逐渐减量,以免发生冠状动脉痉挛。

4)血管紧张素转换酶抑制剂(ACEI)或血管紧张素 Ⅱ 受体拮抗剂(ARB):常用 ACEI 有:卡托普利 12.5mg,每日 2 次;培哚普利 4mg,每日 1 次;贝那普利 10mg,每日 1 次;因为咳嗽不能耐受 ACEI,可改用 ARB:缬沙坦 80mg,每日 1 次;坎地沙坦 4mg,每日 1 次。

4.介入治疗(PCI)   主要包括经皮穿刺冠状动脉腔内成形术(PTCA)和支架置入术。治疗适应证:①稳定型心绞痛经药物治疗后仍有症状,狭窄血管供应中到大面积处于危险中的存活心肌的患者;②有轻度心绞痛症状或无症状但心肌缺血的客观证据明确,狭窄病变显著,病变血管供应中到大面积存活心肌的患者;③介入治疗后心绞痛复发,管腔再狭窄的患者;④主动脉—冠状动脉旁路移植术后复发心绞痛的患者;⑤不稳定型心绞痛经积极药物治疗,病情未能稳定:心绞痛发作时心电图 ST 段压低大于 0.1mV,持续时间大于 20 分钟,或血肌钙蛋白升高的患者。PTCA 术后半年内再狭窄率约为 30%,应用支架置入术和药物涂层支架后,术后半年内再狭窄率下降至 15010 以下,术后患者的生活质量普遍提高,目前已经有证据表明可以改善预后。施行本手术如不成功需作紧急主动脉-冠状动脉旁路移植手术。

5.外科手术治疗   主要是主动脉-冠状动脉旁路移植手术(CABG)。取患者自身的血管作为旁路移植材料,引主动脉的血流到有病变的冠状动脉段远端,改善病变部位心肌的血流供应。适应证:①左冠状动脉主干病变狭窄>50%;②冠状动脉三支病变伴左心室射血分数<50%;③有严重室性心律失常伴左主干或三支病变;④不适合做介入或介入治疗失败仍有心绞

痛或血流动力异常。患者冠状动脉狭窄的程度应在管腔阻塞 70％以上、狭窄段的远端管腔要畅通和心室功能要好，此三点在考虑手术时应予注意。术后多数患者心绞痛症状改善、生活质量提高，已有证据表明手术能改善高危患者的预后。但手术本身可并发心肌梗死，有 1％～4％的手术死亡率。

在左主干和/或三支血管病变的患者中，新近 SYNTAX 研究结果显示 CABG 优于 PCI。PCI 的优点是更低的中风发生率、更短时间的住院和在单纯左主干或左主干合并单支血管病变的患者中有优势；CABG 的优点是较少需要再次干预、较完全的血运重建和在左主干合并 2～3 支血管病变的患者里有优势。

6.不稳定型心绞痛的处理　不稳定型心绞痛病情发展难以预料，患者就诊时应进行危险度分层。低危组患者可酌情短期留观或住院治疗，而中危或高危组的患者应住院治疗。

(1)一般处理：急性期应卧床休息 1～3 天，吸氧，持续心电监测。烦躁不安、剧烈疼痛者可给予吗啡 5～10mg，皮下注射。如有必要应重复检测心肌坏死标志物。

(2)抗血小板和抗凝药：积极抗栓治疗是本病重要的治疗措施，目的在于防止血栓形成，阻止病情向心肌梗死方向发展。抗血小板药物首选阿司匹林，急性期使用剂量应在每日 150～300mg 之间，3 天后改为小剂量（100mg/d）维持治疗。对阿司匹林过敏者，可选用氯吡格雷替代。抗凝药一般用于中危和高危组患者，可先静脉注射肝素 5000U，然后以每小时 1000U 静脉点滴维持，调整剂量使部分活化的凝血活酶时间（APTT）延长至对照的 1.5～2 倍，连续使用 2～5 天，随后改为肝素 7500U 皮下注射，每 12 小时 1 次，使用 1～2 天。现在也可以直接采用低分子肝素皮下注射而不需凝血监测。

(3)缓解症状：①硝酸酯类：本型心绞痛单次含化或喷雾吸入硝酸甘油往往不能缓解症状，一般建议每隔 3～5 分钟追加 1 次，共用 3 次。如仍不能控制疼痛，可用强镇痛剂，并立即用硝酸甘油或硝酸异山梨酯持续静脉滴注或微量泵输注，以 5μg/min 开始，每 3～5 分钟增加 10μg/min，直至症状缓解或出现血压下降。②β受体阻滞剂：除有禁忌证如肺水肿、未稳定的左心衰竭、支气管哮喘、低血压、严重窦性心动过缓或Ⅱ、Ⅲ度房室传导阻滞者，应及早开始应用β受体阻滞剂，口服剂量应个体化。③钙通道阻滞剂：对于硝酸酯类静脉滴注疗效不佳或不能应用β受体阻滞剂者，可用地尔硫草静脉滴注，1～5μg/(kg·min)，常可控制发作。硝苯地平对缓解冠状动脉痉挛有独到的效果，为变异型心绞痛首选用药。对于严重的不稳定型心绞痛患者，常需三联用药以控制心绞痛发作。对一般不稳定型心绞痛，不用二氢吡啶类钙通道阻滞剂。

(4)介入和外科手术治疗：对于高危组患者，存在以下之一者应考虑紧急行 PCI 治疗或CABG：①虽经内科加强治疗，心绞痛仍反复发作；②心绞痛发作时间明显延长超过 1 小时，药物治疗不能有效缓解上述缺血发作；③心绞痛发作时伴有血流动力学不稳定，如出现低血压、急性左心功能不全或伴有严重心律失常等。除此之外的多数患者，介入治疗应在病情稳定至少 48 小时后进行。

不稳定型心绞痛经治疗病情稳定，出院后应继续强调抗血小板治疗，降脂治疗以促使斑块稳定。缓解期的进一步检查及长期治疗方案与稳定型心绞痛相同。

（三）中医治疗

1.辨证论治

（1）心血瘀阻证

症状:胸痛较剧,如刺如绞,痛有定处,入夜加重,伴有胸闷,日久不愈,或因暴怒而致心胸剧痛,舌质紫暗,或有瘀斑,舌下络脉青紫迂曲,脉弦涩或结代。

治法:活血化瘀,通脉止痛。

方药:血府逐瘀汤加减。若瘀血痹阻较重,胸痛剧烈者,可加乳香、没药、丹参、郁金等活血理气;若气滞血瘀并重,胸闷憋气,情志不畅诱发或加重者,加香附、延胡索、檀香等理气止痛;若出现舌苔白腻,为痰瘀互结,加涤痰汤以涤痰化瘀;若阳虚寒凝血瘀,见形寒肢冷者,加附子、桂枝、高良姜、薤白温阳散寒;若兼气虚,见气短乏力,自汗者,加人参、黄芪等益气活血。

（2）痰浊内阻证

症状:胸闷痛如窒,气短痰多,肢体沉重,形体肥胖,纳呆恶心,舌苔浊腻,脉滑。

治法:通阳泄浊,豁痰宣痹。

方药:瓜蒌薤白半夏汤合涤痰汤加减。若痰郁化热,舌质红,苔黄腻,脉滑数者,可去薤白,加黄连、天竺黄以清热除痰;若痰瘀互结,舌紫暗,苔白腻者,加桃仁、红花、丹参、三七等活血化瘀。

（3）阴寒凝滞证

症状:猝然胸痛如绞,天冷易发,感寒痛甚,形寒,甚则四肢不温,冷汗自出,心悸短气,舌质淡红,苔白,脉沉细或沉紧。

治法:辛温通阳,散寒止痛。

方药:枳实薤白桂枝汤合当归四逆汤加减。若心痛彻背,背痛彻心,时发绞痛,身寒肢冷,喘息不得卧,为阴寒极盛,心痛重症,宜用乌头赤石脂丸改汤剂送服苏合香丸,芳香宣痹,温通止痛。

（4）气虚血瘀证

症状:胸痛隐隐,时轻时重,遇劳则发,神疲乏力,气短懒言,心悸自汗,舌质淡暗,舌体胖有齿痕,苔薄白,脉缓弱无力或结代。

治法:益气活血,通脉止痛。

方药:补阳还五汤加减。兼痰浊者,加瓜蒌、半夏、石菖蒲等化痰泄浊。

（5）气阴两虚证

症状:胸闷隐痛,时作时止,心悸气短,倦怠懒言,头晕目眩,心烦多梦,或手足心热,舌红少津,脉细弱无力或结代。

治法:益气养阴,活血通络。

方药:生脉散合炙甘草汤加减。若兼血瘀,胸痛甚者,合丹参饮以活血止痛;若痰热互结者,合温胆汤以清化痰热;若心血虚,见面色无华、唇舌淡者,加当归、白芍、阿胶、龙眼肉等补益心血;若心脾两虚,见纳呆、失眠者,以生脉散合归脾汤补益心脾。

（6）心肾阴虚证

症状:胸闷痛或灼痛,心悸盗汗,虚烦不寐,腰膝酸软,头晕耳鸣,舌红少苔,脉沉细数。

治法:滋阴益肾,养心安神。

方药:左归丸加减。若阴虚阳亢,见头晕目眩、舌麻肢麻、面部潮热者,可加制首乌、钩藤、生石决明、生牡蛎、鳖甲等滋阴潜阳。

(7)心肾阳虚证

症状:心悸而痛,胸闷气短,甚则胸痛彻背,心悸汗出,畏寒肢冷,下肢浮肿,腰酸无力,面色苍白,唇甲淡白或青紫,舌淡白或紫暗,脉沉细或沉微欲绝。

治法:益气壮阳,温经止痛。

方药:参附汤合右归丸加减。若兼有瘀血者,加丹参、三七、郁金等行气活血止痛;若伴有寒凝者,加薤白、桂枝、细辛通阳散寒,或加用苏合香丸;若阳虚水泛,见水肿、少尿者,加茯苓、猪苓以利水消肿;若心肾阳虚重症,水饮凌心射肺者,可用真武汤加桂枝、防己、葶苈子、车前子以温阳利水。

2.常用中药制剂

(1)速效救心丸功效:行气活血,祛瘀止痛。适用于冠心病心绞痛气滞血瘀型。用法:含服,每次 4~6 粒,每日 3 次;急性发作时,每次 10~15 粒。

(2)冠心苏合丸功效:理气宽胸止痛。适用于寒凝气滞引起的心绞痛,胸闷憋气。用法:嚼碎服,每次 1 丸,每日 1~3 次。

(3)通心络胶囊功效:益气活血,通络止痛。适用于气虚心血瘀阻者。用法:口服,每次 2~4 粒,每日 3 次。

(4)复方丹参滴丸功效:活血化瘀,理气止痛。适用于胸中憋闷、心绞痛气滞血瘀型。用法:口服或舌下含服,每次 10 丸,每日 3 次。

(5)麝香保心丸功效:芳香温通,益气强心。适用于心肌缺血引起的心绞痛、胸闷气滞血瘀型。用法:口服,每次 2 丸,每日 3 次。

(6)血塞通注射液功效:活血祛瘀,通脉活络。适用于冠心病心绞痛血瘀脉络者。用法:每次 200~400mg,稀释后缓慢滴注,每日 1 次。

(7)精制冠心颗粒(即冠心 2 号)功效:理气活血定痛。适用于冠心病气滞血瘀者。用法:每次 1 包,每日 3 次。

【预后】

心绞痛患者大多数能长期生存,但有发生急性心肌梗死或猝死的危险,在不稳定型心绞痛中更容易发生。有室性心律失常或传导阻滞者预后较差,但决定预后的主要因素为冠状动脉病变范围和心功能。左冠状动脉主干病变预后最为严重,据国外统计,年死亡率可高达 30% 左右,此后依次为三支、二支与一支病变。左前降支病变预后一般较其他两支严重。左心室造影、超声心动图检查或放射性核素心室腔显影所示射血分数降低和室壁运动障碍对预后也有一定影响。

【预防与调护】

调护应注意保持心情舒畅,循序渐进地进行适度运动,戒烟限酒,调节饮食,避免膏粱厚味。心绞痛发作时应保持情绪稳定,卧床休息。

二、心肌梗死

心肌梗死(MI)是心肌持续而严重的急性缺血导致的心肌坏死。临床表现为突发持久的胸骨后剧烈疼痛,急性循环功能障碍,心律失常,血清心肌坏死标志物增高以及心电图进行性改变,是冠心病的严重类型。

本病在我国地区差异较大,发病率具有北高南低的特点,其中以华北地区最高。近年有明显增多的趋势,且死亡率总体亦呈现上升态势。农村地区急性心肌梗死死亡率从 2005 年的 21.50/10 万上升至 2013 年的 66.62/10 万;城市地区急性心肌梗死死亡率从 2005 年的 11.30/10 万上升至 2013 年的 51.45/10 万。

本病可归属于"真心痛"范畴,常合并"心悸""心衰""脱证"等。

【病因和发病机制】

(一)西医病因病理

1.病因和发病机制　绝大多数心肌梗死的病因是冠状动脉粥样硬化,其他少见原因有冠状动脉栓塞、冠状动脉口阻塞、冠状动脉炎症、冠状动脉夹层和冠状动脉先天畸形等。

冠状动脉粥样硬化可造成一支或多支血管管腔狭窄和心肌供血不足,若侧支循环未充分建立,一旦血供急剧减少或中断,使心肌严重而持久地急性缺血达 20~30 分钟以上,即可发生心肌梗死。绝大多数心肌梗死是在不稳定斑块基础上,继发了斑块破裂、出血和血栓形成,导致管腔急性闭塞而形成的。少数情况下粥样斑块内(或其下)发生出血或血管持续痉挛,也可使冠状动脉完全闭塞而引起心肌梗死。

2.病理

(1)病理解剖:绝大多数患者冠状动脉内均可见在粥样斑块的基础上有血栓形成使管腔闭塞,个别患者可无明显粥样硬化病变,推测与冠状动脉痉挛引起管腔闭塞有关。

冠状动脉闭塞 20~30 分钟后心肌开始出现不可逆性损伤,1 小时后绝大部分心肌呈凝固性坏死,心肌间质充血、水肿,伴炎症细胞浸润。坏死的心肌纤维逐渐溶解,形成肌溶灶,之后渐有肉芽组织形成。

心肌梗死发生后,坏死心室壁在心腔内压力的作用下向外膨出,可引起心脏逐渐形成心室壁瘤。严重者可引起室间隔穿孔或室壁破裂。急性心肌梗死的坏死组织经过炎症反应,1~2 周后开始吸收,并逐渐被结缔组织替代,6~8 周形成瘢痕愈合,称为陈旧性或愈合性心肌梗死。

(2)病理生理:主要影响左心室的功能,其严重程度与受累的部位、程度和范围有关。梗死的心肌节段丧失了收缩能力,若异常收缩节段超过左心室的 15% 则左心室射血分数降低,超过 25% 则出现左心衰竭,达 40% 将出现心源性休克。在梗死早期左心室顺应性增加,但以后则降低;急性期后由于梗死纤维瘢痕形成则左心室舒张功能将继续降低。

急性心肌梗死(AMI)引起的心力衰竭称泵衰竭,按 Killip 分级法可分为四级。

Ⅰ级:尚无明显心力衰竭。

Ⅱ级:有左心衰竭,肺部啰音<50%肺野。

Ⅲ级:有急性肺水肿,全肺大、小、干湿啰音,肺部啰音>50%。

Ⅳ级:有心源性休克等不同程度或阶段的血流动力学变化。

心肌梗死后将出现左心室重构。梗死扩展引起心肌变薄是心室重构早期的主要特征,非梗死区心肌肥厚则贯穿其全程,是晚期重构的主要特征,二者共同导致了左心室扩大、心室几何形状改变和心力衰竭。

(二)中医病因病机

病因与年老体衰、情志内伤、饮食不节、寒邪内侵等因素有关。主要病机有:

1.气滞血瘀 抑郁忧思,或恼怒伤肝,肝失条达,气机不利,津液失布,痰湿阻滞,血脉不畅,血停为瘀,痰瘀阻于心脉;或劳倦过度,损伤心脾,心血耗伤则心脉失养,脾气受损则健运失常,气血生化不足,久之则脉行涩滞,痰瘀阻于心脉,心脉突然闭塞,气血运行中断,发为本病。

2.寒凝心脉 素体阳虚,胸阳不展,阴寒之邪乘虚侵袭,阴寒凝滞,心阳不振,气血痹阻,遇气候骤冷或感寒使心脉突然闭塞,气血运行中断,发为本病。

3.痰瘀互结 恣食膏粱厚味,或饮食失节,损伤脾胃,或贪逸恶劳,终日伏案,多坐少动,气机不畅,痰湿积聚,瘀血内生,痰瘀互阻,心脉不畅,心脉突然闭塞,气血运行中断,发为本病。

4.气虚血瘀 气虚血瘀是本病的基本病机,气虚可仅为心气虚,亦可为五脏之气虚,在本虚的基础上,气血运行不畅,血停为瘀;或气血生化不足,脉行涩滞,心脉突然闭塞,气血运行中断,发为本病。

5.气阴两虚 年老体衰或久病者,心气不足,阴血耗伤,气阴亏虚,气血生化不足,亦可导致脉行涩滞,导致血行瘀滞,在诱因作用下,心脉突然闭塞,气血运行中断,发为本病。

6.阳虚水泛 年老久病或劳倦过度者,心肾阳虚,胸阳不展;气化不利,气血生化无源,脉络涩滞,心脉突然闭塞,气血运行中断,发为本病。阳不化气利水,常导致水饮凌射心肺。

7.心阳欲脱 寒凝心脉或气虚、气阴两虚,阴损及阳,心气心阳耗损至极,可出现心阳暴脱、阴阳离决之危证。

本病基本病机为心脉痹阻不通,心失所养。病位在心,与肝、脾、肾相关。病性本虚标实,本虚是气虚、阳虚、阴虚,以心气虚为主,标实为寒凝、气滞、血瘀、痰阻,以血瘀为主。疼痛剧烈者,多以实证为主,疼痛不典型或疼痛缓解后则多以虚证为主。本病心脉痹阻不通较一般胸痹为重,本虚、标实均较之更加突出,病情凶险,易生并症、变症。若气虚血少,心失所养,可出现心悸、脉律紊乱;若心肾阳虚,水饮内停,凌心射肺,可出现心衰;若心气心阳耗损至极,可出现心阳暴脱、阴阳离决之危证。

【临床表现】

(一)诱因和前驱症状

在寒冷天气,早晨6点至中午12点本病多发。饱餐、重体力活动、情绪过分激动、血压剧升或用力大便以及休克、脱水、出血、外科手术或严重心律失常等均可成为本病的诱因。近2/3患者在发病前数日有胸骨后或心前区疼痛、胸部不适,活动时心悸、憋气、上腹部疼痛、头晕、烦躁等症状,其中以初发型心绞痛或恶化型心绞痛最为常见。在心肌梗死之后这些症状被认为是前驱症状,而在未明确发生急性心肌梗死之前则属于不稳定型心绞痛,如及时正确处理,可使部分患者避免发生心肌梗死。

（二）症状

1.疼痛 是最常见的起始症状。典型的疼痛部位和性质与心绞痛相似，但疼痛更剧烈，诱因多不明显，持续时间较长，多在30分钟以上，也可达数小时或更长，休息和含服硝酸甘油不能缓解。患者常烦躁不安、出汗、恐惧，或有濒死感。老年人、糖尿病患者以及脱水、休克患者常无疼痛。少数患者以休克、急性心力衰竭、突然晕厥、心律失常为始发症状。部分患者疼痛位于上腹部，或者疼痛放射至下颌、颈部、背部上方。

2.全身症状 有发热和心动过速等。发热由坏死物质吸收所引起，一般在疼痛后24～48小时出现，体温一般在37℃～38℃，持续约1周。

3.胃肠道症状 常伴有恶心、呕吐、肠胀气和消化不良，特别是下后壁梗死者。重症者可发生呃逆。

4.心律失常 见于75%～95%的患者，以发病24小时内最多见，可伴心悸、乏力、头晕、晕厥等症状。其中以室性心律失常居多，可出现室性早搏、室性心动过速、心室颤动或加速性心室自主心律。如出现频发的、成对的、多源的和R on T的室性期前收缩，或室性心动过速，常为心室颤动的先兆。室颤是急性心肌梗死早期主要的死因。室上性心律失常则较少，多发生在心力衰竭者中。缓慢性心律失常中以房室传导阻滞最为常见，束支传导阻滞和窦性心动过缓也较多见。

5.低血压和休克 疼痛期的血压下降未必是休克。如疼痛缓解后收缩压仍低于80mmHg，伴有烦躁不安、面色苍白、皮肤湿冷、大汗淋漓、脉细而数、少尿、精神迟钝甚或昏迷者，则为休克表现。休克多在起病后数小时至1周内发生，主要是心源性，为心肌收缩力减弱、心排血量急剧下降所致，尚有血容量不足、严重心律失常、周围血管舒缩功能障碍和酸中毒等因素参与。

（6）心力衰竭：主要是急性左心衰竭，可在起病最初几天内发生，发生率为32%～48%。出现呼吸困难、咳嗽、发绀、烦躁等症状，严重者可出现肺水肿，随后可出现颈静脉怒张、肝大、下肢水肿等右心衰竭表现。右心室心肌梗死者早期即可出现右心衰竭表现，伴血压下降。

（三）体征

梗死范围不大、无并发症者可无异常体征。部分患者可出现心脏浊音界轻中度增大，心尖区第一心音减弱，奔马律，第四心音，心包摩擦音，心尖区粗糙的收缩期杂音或伴收缩中晚期喀喇音以及各种心律失常。

除极早期可有血压增高外，几乎所有患者都有血压降低。可出现心律失常、休克或心力衰竭相关的其他体征。

（四）并发症

1.乳头肌功能不全或腱索断裂 总发生率可高达50%。二尖瓣乳头肌收缩功能障碍可产生二尖瓣脱垂并关闭不全，引起心力衰竭。乳头肌腱索整体断裂少见，多发生在二尖瓣后乳头肌，心力衰竭明显，可迅速发生肺水肿而迅速死亡。

2.心脏破裂 少见，常在起病1周内出现，多为心室游离壁破裂，造成心包积血引起急性心脏压塞而迅速死亡。偶为心室间隔破裂造成穿孔，可引起心力衰竭和休克而在数日内死亡。

3.栓塞 发生率1%～6%，见于起病后1～2周，左心室附壁血栓脱落者引起体循环动脉栓塞,下肢静脉血栓脱落所致者可产生肺动脉栓塞。

4.心室壁瘤 主要见于左心室,发生率5%～20%。可出现左侧心界扩大,心尖部收缩期杂音。心电图ST段持续抬高。X线检查、超声心动图、放射性核素心脏血池显像以及左心室造影可见局部心缘突出,搏动减弱或有反常搏动。

5.心肌梗死后综合征 发生率约10%。于心肌梗死后数周至数月内出现,可反复发生,表现为心包炎、胸膜炎或肺炎,有发热、胸痛等症状,可能为机体对坏死物质的过敏反应。

【实验室及其他检查】

1.心电图 心肌梗死典型的心电图有特征性改变,呈动态演变过程,并有定位意义,有助于估计病情演变和预后。

(1)特征性改变:ST段抬高性心肌梗死的心电图表现特点为:①ST段呈弓背向上型抬高,在面向坏死区周围心肌损伤区的导联上出现;②T波倒置,在面向损伤区周围心肌缺血区的导联上出现;③宽而深的Q波(病理性Q波),一般指Q波时间大于0.04秒,深度大于同导联R波的1/4,在面向心肌坏死区的导联上出现。

在背向心肌梗死区的导联则出现相反的改变,即R波增高、ST段压低和T波直立并增高。

非ST段抬高性心肌梗死的心电图表现为:无病理性Q波,普遍性ST段压低≥0.1mV,但aVR导联(有时还有V_1导联)ST段抬高,或有对称性T波倒置。有的也无ST段变化,仅有T波倒置。

(2)动态性改变

ST段抬高性心肌梗死:①超急性期:起病数小时内,可无异常,或出现异常高大两肢不对称的T波。②急性期:数小时后,ST段弓背向上型抬高,与直立的T波连接,形成单相曲线。数小时至2日内出现病理性Q波,同时R波减低,Q波在3～4天内稳定不变。③亚急性期:ST段抬高持续数日至2周左右,逐渐回到基线水平。T波则变为平坦或逐渐倒置。Q波留存。④慢性期:数周至数月后,T波倒置呈两肢对称型,可永久存在,也可在数月至数年内逐渐恢复。多数患者Q波永久存在。若ST段持续抬高半年以上者,应考虑心室壁瘤。

非ST段抬高性心肌梗死:先出现ST段改变,继而T波倒置加深呈对称型,但始终不出现Q波,ST段和T波的改变持续数日或数周后恢复。

2.血清心肌坏死标志物与酶学检测 常检测的标志物有肌红蛋白、肌钙蛋白I(cTnI)或T(cTnT)、肌酸激酶同工酶(CK-MB)、肌酸激酶(CK)、天门冬酸氨基转移酶(AST)、乳酸脱氢酶(LDH)等。这些标志物的测定各有优缺点,应综合评价。肌红蛋白出现最早,也十分敏感,持续时间短,若其水平再次升高可用于梗死延展或再梗死的判定,缺点是特异性不强。cTnT和cTnI特异性很高,但出现稍迟,若症状出现后6小时内测定为阴性者,6小时后应再次复查,其另一缺点是持续时间长,对判断是否有新的再梗死不利。CK-MB虽不如cTnT、cTnI敏感,但对早期(<4小时)心肌梗死的诊断有较重要的价值,其升高程度能较准确地反映梗死的范围,其高峰时间是否提前有助于判断溶栓是否再通。沿用多年的心肌酶测定包括CK、AST和LDH,对于及早确诊AMI,其特异性及敏感性均远不如前述标志物,但仍具有一定的参考价值,序列性分析可以作为回顾性诊断依据。

3.超声心动图　有助于了解心室壁的节段性运动减弱和左心室功能降低,协助诊断室壁瘤和乳头肌功能失调等。

4.冠状动脉造影　是诊断的金标准。当心肌标记物与临床表现、心电图符合急性心肌梗死的临床诊断条件,或者高度疑似患者,应紧急进行此项检查。

5.放射性核素检查　静脉注射锝(^{99m}Tc)焦磷酸盐,因其可与坏死心肌细胞中的钙离子结合,可进行"热点"成像,有助于急性期的定位诊断。用^{201}Tl或^{99m}Tc-MIBI可进行"冷点"扫描,适用于慢性期陈旧性心肌梗死的诊断。用放射性核素心腔造影可观察心室壁的运动和左心室的射血分数,有助于判断心室功能、诊断室壁运动失调和心室壁瘤。用正电子发射计算机断层显像(PET)可观察心肌的代谢变化,多用于判断存活心肌。

【诊断与鉴别诊断】

(一)诊断

临床一般根据:①缺血性胸痛的临床病史;②心电图的动态演变;③血清心肌坏死标志物浓度的动态改变作出判断。

欧洲心脏病学会(ESC)、美国心脏病学会(ACC)、美国心脏学会(AHA)和世界心脏联盟(WHF)联合颁布了最新的全球心肌梗死统一定义,该定义将敏感性和特异性更高的生化标志物-肌钙蛋白(cTn)作为诊断的核心项目。新版定义的心肌梗死标准为:血清心肌标志物(主要是肌钙蛋白)升高(至少超过99％参考值上限),并至少伴有以下一项临床指标:①缺血症状;②新发生的缺血性ECG改变:新的ST-T改变或左束支传导阻滞(LBBB);③ECG病理性Q波形成;④影像学证据显示有新的心肌活性丧失或新发的局部室壁运动异常;⑤冠脉造影或尸检证实冠状动脉内有血栓。对老年患者,突然发生严重心律失常、休克、心力衰竭而原因未明,或突然发生较重而持久的胸闷或胸痛者,都应考虑本病的可能。宜先按急性心肌梗死来处理,并短期内进行心电图、血清心肌酶测定和肌钙蛋白测定并动态观察以确定诊断。对非ST段抬高性心肌梗死,血清肌钙蛋白测定的诊断价值更大。

(二)鉴别诊断

1.心绞痛　心绞痛时胸痛的部位和性质与心肌梗死相似,但程度较轻,持续时间短,一般不超过15分钟,发作前常有诱因,休息和含服硝酸甘油能迅速缓解。发作时血压无明显下降,很少发生休克,也无明显的心力衰竭。静息心电图可无异常,发作时或运动试验出现暂时性ST段压低或抬高(变异型心绞痛)和T波改变,无病理性Q波。无心肌坏死标志物的明显升高。选择性冠状动脉造影显示冠状动脉有狭窄病变,但未完全阻塞。

2.主动脉夹层　呈撕裂样剧痛,胸痛一开始即达到高峰,常放射到背、胁、腹、腰和下肢,两上肢的血压和脉搏不对称,可有下肢暂时性瘫痪、偏瘫等表现,但无心肌坏死标志物升高。超声心动图检查、X线胸片可初步筛查,CT增强扫描有助于鉴别。

3.急性肺动脉栓塞　可出现胸痛、咯血、呼吸困难和休克。有右心负荷急剧增加表现如发绀、肺动脉瓣区第二心音亢进、颈静脉充盈、肝大、单侧下肢水肿等,多见于长期卧床或下肢制动的患者。心电图呈$S_I Q_{III} T_{III}$型,胸导联过渡区左移,右胸导联T波倒置等改变。肺CT增强扫描、肺动脉造影可资鉴别。

4.急腹症　急性胰腺炎、消化性溃疡穿孔、急性胆囊炎、胆石症等,均有上腹部疼痛,可伴有休克。仔细地询问病史、结合体格检查所得阳性体征,进行心电图检查、心肌坏死标志物测定、血(尿)淀粉酶、腹部 X 线透视、胆囊超声检查等可协助鉴别。

5.急性心包炎 可有较剧烈而持久的心前区疼痛,但疼痛与发热同时出现,呼吸和咳嗽时加重。早期即有心包摩擦音,摩擦音和疼痛在心包腔出现渗液时均消失。心电图广泛导联均有 ST 段弓背向下型抬高,T 波倒置,无病理性 Q 波出现。

【治疗】

(一)治疗思路

本病是临床急危重症,治疗上争分夺秒,尽早实施再灌注治疗(溶栓、介入和冠脉搭桥术等),再通梗死相关血管,以降低病死率,改善预后。急性期配合使用益气活血中药在防治心力衰竭、休克、心律失常等方面优于单纯西医治疗。急性期之后,西医在使用 ACEI 类防治心室重构、β 受体阻断剂降低死亡率、用他汀类降血脂和稳定斑块、抗血小板防治血栓等方面有明确的循证医学证据支持,中医辨证论治在缩小梗死面积、改善缺血再灌注损伤、防治并发症、保护心功能、改善症状等方面有一定优势,中西医结合是最佳的治疗策略。近年中医药在防治介入后再狭窄、防治再灌注损伤等方面进行了积极探索,显示了良好的前景。

(二)西医治疗

对 ST 段抬高性心肌梗死必须住院救治。强调及早发现,及早再灌注治疗,并加强院前转运与处理,医院绿色通道的建立。治疗原则是尽快恢复心肌的血液灌注(到达医院后 30 分钟内开始溶栓或 90 分钟内开始介入治疗),以挽救濒死的心肌,防止心肌梗死扩大或缩小心肌缺血范围,保护和维持心脏功能,及时处理严重心律失常、泵衰竭和各种并发症,防止猝死。

1.一般治疗

(1)卧床休息:对血流动力学稳定且无并发症的患者一般要求绝对卧床休息 1～3 天,对病情不稳定及高危患者卧床时间应适当延长。

(2)监测:持续心电、血压和血氧饱和度监测,及时发现和处理心律失常、血流动力学异常和低氧血症。

(3)建立静脉通道:保持给药途径畅通。

(4)镇痛:应迅速给予有效镇痛剂。可予吗啡 3～5mg 静脉注射,必要时每 1～2 小时后重复 1 次,以后每 4～6 小时可重复应用,但要注意防止其对呼吸功能的抑制。

(5)吸氧:给予鼻导管吸氧。在严重左心衰竭、肺水肿和合并有机械并发症的患者,多伴有严重低氧血症,需面罩加压给氧或气管插管并机械通气。

(6)抗血小板:所有患者只要无禁忌证,均应立即嚼服肠溶阿司匹林 300mg 和硫酸氢氯吡格雷片 300～600mg。

(7)纠正水、电解质及酸碱平衡失调。

(8)饮食和通便:患者需禁食至胸痛消失,然后给予流质、半流质饮食,逐步过渡到普通饮食。所有患者均应使用缓泻剂,以防止便秘时排便用力导致心脏破裂或引起心律失常、心力衰竭。

2.再灌注治疗 起病 3～6 小时内,最多在 12 小时内,使闭塞的冠状动脉再通,心肌得到再灌注,濒临坏死的心肌可能得以存活或使坏死范围缩小,对减轻梗死后心肌重构有利,可以改善预后。起病3小时,能挽救大部分存活心肌,3～6小时内能挽救部分心肌,在6～12小时内仅能挽救少部分心肌,依然获益。

(1)介入治疗(PCI):具备施行介入治疗条件的医院在患者抵达急诊科明确诊断之后,对需施行直接PCI者边给予常规治疗和做术前准备,随后将患者送到心导管室。有条件的医院设立绿色通道,甚至将首次医疗接触(FMC)的患者直接送到心导管室。

1)直接PCI适应证:①ST段抬高和新出现左束支传导阻滞的心肌梗死;②ST段抬高性心肌梗死并发心源性休克;③适合再灌注治疗而有溶栓治疗禁忌证者;④无ST段抬高性心肌梗死,但梗死相关动脉严重狭窄,血流≤TIMIⅡ级。但应注意:①急性期不宜对非梗死相关的动脉施行PCI;②发病12小时以上或已接受溶栓治疗且已无心肌缺血证据者不宜施行PCI;③要由有经验者施术,以免延误时机。有心源性休克者宜在主动脉内球囊反搏保护下再施术。

2)补救性PCI:溶栓治疗后仍有明显胸痛,ST段抬高无显著回落,临床提示未再通者,应尽快进行急诊冠状动脉造影,若TIMI血流0～Ⅱ级应立即行补救性PCI,使梗死相关动脉再通,尤其对发病12小时内、广泛前壁心肌梗死、再次梗死及血流动力学不稳定的高危患者意义更大。

3)溶栓治疗再通者的PCI:溶栓治疗成功的患者,如无缺血复发,应在7～10天后行择期冠状动脉造影,若病变适宜可行PCI。

(2)溶栓疗法:如无条件施行PCI或因转送患者到可施行介入治疗的医院将会错过再灌注时机(转运具有介入条件医院超过120分钟),无禁忌证时应立即(接诊患者后30分钟内)行本法治疗。

1)适应证:①发病12小时以内到不具备急诊PCI治疗条件的医院就诊、不能迅速转运、无溶栓禁忌证的STEMI患者均应进行溶栓治疗(Ⅰ,A)。②患者就诊早(发病时间≤3小时)而不能及时进行介入治疗者(Ⅰ,A),或虽具备急诊PCI治疗条件,但就诊至球囊扩张时间与就诊至溶栓开始时间相差＞60分钟,且就诊至球囊扩张时间＞90分钟者应优先考虑溶栓治疗(Ⅰ,B)。③对再梗死患者,如果不能立即(症状发作后60分钟内)进行冠状动脉造影和PCI,可给予溶栓治疗(Ⅱb,C)。④对发病12～24小时仍有进行性缺血性疼痛和至少2个胸导联或肢体导联ST段抬高＞0.1mV的患者,若无急诊PCI条件,在经过选择的患者也可溶栓治疗(Ⅱa,B)。⑤STEMI患者症状发生24小时,症状已缓解,不应采取溶栓治疗(Ⅲ,C)

2)禁忌证:绝对禁忌证:①既往任何时间脑出血病史。②脑血管结构异常(如动静脉畸形)。③颅内恶性肿瘤(原发或转移)。④6个月内缺血性卒中或短暂性脑缺血史(不包括3小时内的缺血性卒中)。⑤可疑主动脉夹层。⑥活动性出血或者出血素质(不包括月经来潮)。相对禁忌证:①3个月内的严重头部闭合性创伤或面部创伤。②慢性、严重、没有得到良好控制的高血压或目前血压严重控制不良(收缩压≥180mmHg或者舒张压≥110mmHg)。③痴呆或已知的其他颅内病变。④近期(4周内)内脏出血。⑤近期(2周内)不能压迫止血部位的大血管穿刺。⑥感染性心内膜炎。⑦5天至2年内曾应用过链激酶,或者既往有此类药物过敏史(不能重复使用链激酶)。⑧妊娠。⑨活动性消化性溃疡。⑩目前正在应用抗凝剂[国际标准化比值(INR)水平越高,出血风险越大]。另外,根据综合临床判断,患者的风险/效益比不利于溶栓治疗,尤其是有出血倾向者,包括严重肝肾疾病、恶病质、终末期肿瘤等。由于流行病学调查显示中国人群的出血性卒中发病率高,因此,年龄≥75岁患者应首选PCI,选择溶栓治疗时应慎重,酌情减少溶栓药物剂量。

3)溶栓剂选择:①非特异性纤溶酶原激活剂:常用的有链激酶和尿激酶。链激酶进入机体后与纤溶酶原按1∶1的比例结合成链激酶-纤溶酶原复合物而发挥纤溶活性,该复合物对纤维蛋白的降解无选择性,常导致全身性纤溶活性增高。链激酶为异种蛋白,可引起过敏反应,在2年内应避免再次应用。尿激酶是从人尿或肾细胞组织培养液中提取的一种双链丝氨酸蛋白酶,可以直接将循环血液中的纤溶酶原转变为有活性的纤溶酶。无抗原性和过敏反应,与链激酶一样对纤维蛋白无选择性。②特异性纤溶酶原激活剂:最常用的为人重组组织型纤溶酶原激活剂阿替普酶,可选择性激活血栓中与纤维蛋白结合的纤溶酶原,对全身纤溶活性影响较小,无抗原性。其半衰期短,需要同时使用肝素。其冠状动脉开通率优于链激酶。其他特异性纤溶酶原激活剂还有采用基因工程改良的组织型纤溶酶原激活剂衍生物,溶栓治疗的选择性更高,半衰期延长,适合弹丸式静脉推注,药物剂量和不良反应均减少,使用方便。已用于临床的有瑞替普酶、兰替普酶和替奈普酶等。弹丸式静脉注射给药更适合院前使用。3种纤维蛋白特异性溶栓剂均需要联合肝素(48小时),以防止再次血栓形成。

4)剂量和用法:明确STEMI诊断后应当尽早用药(就诊至溶栓开始时间<30分钟),同时规范用药方法和剂量,以获得最佳疗效。

阿替普酶:有2种给药方案:全量90分钟加速给药法:首先静脉推注15mg,随后0.75mg/kg在30分钟内持续静脉滴注(最大剂量不超过50mg),继之0.5mg/kg于60分钟持续静脉滴注(最大剂量不超过35mg)。半量给药法:50mg溶于50mL专用溶剂,首先静脉推注8mg,之后42mg于90分钟内滴完。近来研究表明,半量给药法血管开通率偏低,因此,建议使用按体重计算的加速给药法(特别注意肝素的使用不要过量)。

链激酶:150万U,60分钟内静脉滴注。

尿激酶:150万U溶于100mL0.9%氯化钠注射液,30分钟内静脉滴入。溶栓结束后12小时皮下注射普通肝素7500U或低分子肝素,共3~5天。

阿替普酶:总剂量为100mg,先弹丸式注射15mg,然后30分钟内静脉滴注50mg,接着1小时内滴注剩余的35mg。

瑞替普酶:10U溶于5~10mL注射用水,2分钟以上静脉推注,30分钟后重复上述剂量。

替奈普酶:一般为30~50mg溶于10mL0.9%氯化钠注射液静脉推注。根据体重调整剂量:如体重<60kg,剂量为30mg;体重每增加10kg,剂量增加5mg,最大剂量为50mg(尚缺乏国人的研究资料)。

静脉溶栓时需辅助抗凝治疗。

5)出血并发症及其处理:溶栓治疗的主要风险是出血,尤其是颅内出血(0.9%~1.0%)。65%~77%颅内出血发生在溶栓治疗24小时内,表现为意识状态突然改变、单或多部位神经系统定位体征、昏迷、头痛、恶心、呕吐和抽搐发作、高血压急症,部分病例可迅速死亡。高龄、低体重、女性、既往脑血管疾病史、入院时收缩压和舒张压升高是颅内出血的明显预测因子。一旦发生,应当采取积极措施:①立即停止溶栓、抗血小板和抗凝治疗。②影像学检查(急诊CT或磁共振)排除颅内出血。③测定红细胞比容、血红蛋白、凝血酶原、活化部分凝血活酶时间 APTT、血小板计数和纤维蛋白原、D-二聚体，并化验血型及交叉配血。④降低颅内压，包括适当控制血压、抬高床头 30°、静脉滴注甘露醇、气管插管和辅助通气，必要时实施外科脑室造口术、颅骨切除术以及抽吸血肿等。⑤必要时使用逆转溶栓、抗血小板和抗凝的药物：24 小时内每 6 小时给予新鲜冰冻血浆 2 单位；4 小时内使用过普通肝素的患者，推荐用鱼精蛋白中和（1mg 鱼精蛋白中和 100U 普通肝素）；如果出血时间异常，可酌情输血小板。⑥适当控制血压。

6）疗效评估：溶栓开始后 60～180 分钟内应监测临床症状、心电图 ST 段抬高和心律变化。血管再通的间接判定指标包括：①60～90 分钟内抬高的 ST 段至少回落 50%。②TnT(I) 峰值提前至发病 12 小时内，CK-MB 酶峰提前到 14 小时内。③2 小时内胸痛症状明显缓解。④治疗后的 2～3 小时内出现再灌注心律失常，如加速性室性自主心律、房室传导阻滞（AVB）或束支传导阻滞突然改善或消失，或者下壁心肌梗死患者出现一过性窦性心动过缓、窦房传导阻滞伴。上述 4 项中，心电图变化和心肌损伤标志物峰值前移最重要。

冠状动脉造影判断标准：TIMI 2 或 3 级血流表示再通，TIMI 3 级为完全性再通，溶栓失败则梗死相关血管持续闭塞（TIMI 0～1 级）。

（3）紧急主动脉-冠状动脉旁路移植术（CABG）：介入治疗失败或溶栓治疗无效，有手术指征者，宜争取 6～8 小时内施行 CABG。

3.药物治疗

（1）硝酸酯类：急性心肌梗死早期，通常给予硝酸甘油静脉滴注 24～48 小时。对伴有再发性心肌缺血、充血性心力衰竭或需处理的高血压者更为适宜。静脉滴注硝酸甘油从 $10\mu g/min$ 开始，可每 5～10 分钟增加 5～$10\mu g$，直至达到有效治疗剂量，即症状控制、血压正常者动脉收缩压降低 10mmHg 或高血压患者动脉收缩压降低 30mmHg。最高剂量不超过 $100\mu g/min$。静脉用药后可使用口服制剂如硝酸异山梨酯等继续治疗。硝酸酯类药的禁忌证有低血压（收缩压<90mmHg）、严重心动过缓（<50 次/分）或心动过速（>100 次/分）。下壁伴右室梗死时，因更易出现低血压应慎用。

（2）抗血小板药：阿司匹林使用上述首次剂量后，改为小剂量（100mg/d）维持。氯吡格雷在上述初始剂量后改为 75mg/d 维持。

（3）抗凝药：肝素作为溶栓治疗的辅助治疗，随溶栓制剂不同用法亦有不同。rt-PA 溶栓因有再次血栓形成的可能，故需要充分抗凝治疗。溶栓前先用肝素 5000U 静脉注射，继以肝素每小时 1000U 持续静脉滴注共 48 小时，根据 APTT 或 ACT 调整肝素剂量（保持其凝血时间延长至对照的 1.5～2.0 倍），以后改为皮下注射 7500U，每 12 小时 1 次，连用 2～3 天。尿激酶和链激酶溶栓期间不需要抗凝，可于溶栓后 6 小时开始测定 APTT 或 ACT，待 APTT 恢复到对照时间 2 倍以内时（约 70 秒）开始给予皮下肝素治疗。

（4）β受体阻滞剂：在起病的早期，如无禁忌证应尽早使用美托洛尔、比索洛尔或卡维地洛尔等 β受体阻滞剂，尤其是前壁心肌梗死伴有交感神经功能亢进者，可防止梗死范围的扩大，改善急慢性期的预后，但应注意其对心脏收缩功能的抑制。

（5）ACEI 类和血管紧张素Ⅱ受体阻滞剂：有助于改善恢复期心室的重构，降低心力衰竭的发生率，从而降低死亡率。无禁忌证时，在起病早期血压稳定情况下即可开始使用 ACEI，应从低剂量开始逐渐增加剂量。若合并左心功能不全,特别是前壁心肌梗死者,主张长期应用。如不能耐受 ACEI 者可选用血管紧张素Ⅱ受体阻滞剂,如氯沙坦和缬沙坦等。

(6)极化液疗法:氯化钾 1.5g、胰岛素 10U 加入 10% 葡萄糖注射液 500mL 中,静脉滴注,每日 1～2 次,7～14 天为一疗程。或使用门冬氨酸钾镁注射液静脉点滴。

4.消除心律失常

(1)发生心室颤动或持续多型室性心动过速时,尽快采用非同步直流电复律。持续性单型室性心动过速伴心绞痛、肺水肿、低血压者,或室性心动过速药物疗效不满意者,也应及早用同步直流电复律。

(2)持续性单型室性心动过速不伴前述情况者,首先给予药物治疗。频发室性早搏、成对室性早搏、非持续性室速,可严密观察,或以利多卡因 50mg 静脉注射,必要时每 15～20 分钟可重复,最大负荷剂量 150mg,然后 1～4mg/min 静脉滴注维持,时间不宜超过 24 小时。室性心律失常反复发作者可用胺碘酮 150mg 于 10 分钟静脉注入,必要时可重复,然后以 0.5～1mg/min 静脉滴注维持。对于室性心律失常,新近临床指南更多推荐使用胺碘酮。

(3)对缓慢性心律失常可用阿托品 0.5～1mg 肌肉或静脉注射。

(4)Ⅲ度、Ⅱ度Ⅱ型房室传导阻滞、双束支传导阻滞,以及Ⅱ度Ⅰ型房室传导阻滞、症状性窦性心动过缓经阿托品治疗无效者,宜安装临时心脏起搏器。

(5)室上性快速心律失常可用维拉帕米、地尔硫草、美托洛尔、胺碘酮等,药物治疗不能控制时可考虑用同步直流电转复。一般禁用洋地黄制剂。

5.治疗心力衰竭　主要是治疗急性左心衰竭:①利尿剂;②静脉滴注硝酸甘油,由 10μg/min 开始,逐渐加量,直到收缩压下降 10%～15%,但不低于 90mmHg;③尽早口服 ACEI;④肺水肿合并严重高血压是静脉滴注硝普钠的最佳适应证,从 10μg/min 开始,根据血压调整剂量;⑤关于洋地黄制剂在发病 24 小时内甚至心肌梗死后数天应尽量避免使用,在合并快速心房颤动时,可用胺碘酮;⑥急性肺水肿伴严重低氧血症者可行人工机械通气。⑦必要时可使用小剂量多巴胺或多巴酚丁胺。

6.控制休克

(1)补充血容量:若为血容量不足引起的休克,中心静脉压和肺动脉楔压(PCWP)低者,可用右旋糖酐或 5%～10% 葡萄糖注射液静脉滴注。

(2)升压药:在严重低血压时,应静脉滴注多巴胺 3～5μg/(kg·min),一旦血压升至 90mmHg 以上,则可同时静脉滴注多巴酚丁胺 3～10μg/(kg·min),以减少多巴胺用量。如血压不升,应加大多巴胺剂量。大剂量多巴胺无效时,也可静脉滴注去甲肾上腺素 2～8μg/min。

(3)主动脉内球囊反搏(IABP):心源性休克药物治疗难以恢复时,在有条件的医院,于 IABP 支持下做选择性冠状动脉造影,随即施行 PCI 或 CABG,可挽救一些患者的生命。

(4)其他:治疗休克的其他措施包括纠正酸中毒、避免脑缺血、保护肾功能,十分必要时才考虑应用洋地黄制剂等。

7.恢复期的评价和处理　近年主张出院前做症状限制性运动负荷心电图、动态心电图、负荷超声显像和(或)放射性核素检查,进行心肌缺血、存活心肌、心功能评价,以及室性心律失常的检测和评价。如显示心肌缺血或心功能较差者,宜行冠状动脉造影检查,并根据病变情况考虑 PCI 或 CABG 等治疗。

8.并发症的处理 并发栓塞时,用溶解血栓和(或)抗凝疗法。心室壁瘤如影响心功能或引起严重心律失常,宜手术切除或同时做 CABG。心脏破裂和乳头肌功能严重失调都可考虑手术治疗。心肌梗死后综合征可用糖皮质激素或阿司匹林、吲哚美辛等治疗。

9.右心室心肌梗死的处理 治疗措施与左心室梗死略有不同。右心室心肌梗死引起右心衰竭伴低血压而无左心衰竭的表现时,宜扩张血容量。在血流动力学监测下静脉滴注输液,直到低血压得到纠正或肺毛细血管压达 15～18mmHg。如输液 1～2L 低血压未能纠正可用多巴酚丁胺。不宜用利尿药和硝酸酯类。伴有房室传导阻滞者可予以临时起搏。

10.非 ST 段抬高性心肌梗死的处理 非 ST 段抬高性心肌梗死患者住院期间病死率较低,但再梗死率、心绞痛再发生率和远期病死率则较高。

首诊应进行危险性分层。低危险组:无合并症,血流动力学稳定,不伴有反复缺血发作;中危险组:伴有持续性胸痛或反复发作心绞痛,心电图无变化或 ST 段压低 0.1mV 以下;高危险组:并发心源性休克、肺水肿或持续低血压。治疗措施与 ST 段抬高性心肌梗死有所区别,此类患者不宜溶栓治疗,而应以积极抗凝、抗血小板治疗和 PCI 为主。低危险组患者可择期行冠状动脉造影和 PCI,对于中、高危险组的患者紧急 PCI 应为首选,而高危险组患者合并心源性休克时应先应用 IABP,尽可能使血压稳定再行 PCI。

(三)中医治疗

1.辨证论治

(1)气滞血瘀证

症状:胸中痛甚,胸闷气促,烦躁易怒,心悸不宁,脘腹胀满,唇甲青紫,舌质紫暗或有瘀斑,脉沉弦涩或结代。

治法:活血化瘀,通络止痛。

方药:血府逐瘀汤加减。肝郁化火者,可酌加丹皮、山栀子清热疏肝。

(2)寒凝心脉证

症状:心痛如绞,胸痛彻背,胸闷憋气,形寒畏冷,四肢不温,冷汗自出,心悸短气,舌质紫暗,苔薄白,脉沉细或沉紧。

治法:散寒宣痹,芳香温通。

方药:当归四逆汤合苏合香丸加减。若血瘀明显者,可加川芎、三七、红花、丹参活血化瘀。

(3)痰瘀互结证

症状:胸痛剧烈,如割如刺,胸闷如窒,气短痰多,心悸不宁,腹胀纳呆,恶心呕吐,舌苔浊腻,脉滑。

治法:豁痰活血,理气止痛。

方药:瓜蒌薤白半夏汤合桃红四物汤加减。若痰瘀化热,见心烦、口渴、便秘、舌苔黄腻、脉滑数者,加黄芩、竹茹、胆南星、酒大黄清热化痰通便。

(4)气虚血瘀证

症状:胸闷心痛,动则加重,神疲乏力,气短懒言,心悸自汗,舌体胖大有齿痕,舌质暗淡,苔薄白,脉细弱无力或结代。

治法:益气活血,祛瘀止痛。

方药:补阳还五汤加减。

(5)气阴两虚证

症状:胸闷心痛,心悸不宁,气短乏力,心烦少寐,自汗盗汗,口干耳鸣,腰膝酸软,舌红,苔少或剥脱,脉细数或结代。

治法:益气滋阴,通脉止痛。

方药:生脉散合左归饮加减。

(6)阳虚水泛证

症状:胸痛胸闷,喘促心悸,气短乏力,畏寒肢冷,腰部、卜肢浮肿,面色苍白,唇甲淡白或青紫,舌淡胖或紫暗,苔水滑,脉沉细。

治法:温阳利水,通脉止痛。

方药:真武汤合葶苈大枣泻肺汤加减。

(7)心阳欲脱证

症状:胸闷憋气,心痛频发,四肢厥逆,大汗淋漓,面色苍白,口唇发绀,手足青至节,虚烦不安,甚至神志淡漠或突然昏厥,舌质青紫,脉微欲绝。

治法:回阳救逆,益气固脱。

方药:参附龙牡汤加减。若兼阴竭欲脱,烦躁、汗出如油者,加麦冬、五味子滋阴收敛;兼心脉瘀阻,唇色紫暗、脉细涩者,可加丹参、三七、桂枝活血通脉。

2.常用中药制剂

(1)速效救心丸功效:行气活血,祛瘀止痛。适用于冠心病气滞血瘀型。用法:含服,每次4～6粒,每日3次;急性发作时,每次10～15粒,舌下含服。

(2)麝香保心丸功效:芳香温通,理气止痛。适用于寒凝气滞血瘀者。用法:含服每次2丸,每日3次。急性发作时,每次2～4粒,舌下含服。

(3)复方丹参滴丸功效:活血化瘀,理气止痛。适用于冠心病气滞血瘀型。用法:口服或舌下含服,每次10丸,每日3次。

(4)通心络胶囊功效:益气活血,通络止痛。适用于气虚心血瘀阻者。用法:口服,每次2～4粒,每日3次。

(5)血塞通注射液功效:活血祛瘀,通脉活络。适用于冠心病心肌梗死血瘀脉络者。用法:每次200～400mg,稀释后静脉滴注,每日1次。

(6)生脉注射液功效:益气养阴,复脉固脱。适用于心肌梗死、心源性休克的气阴两亏、脉虚欲脱型,见心悸、气短、四肢厥冷、汗出、脉欲绝者。用法:每次20～60mL,稀释后静脉滴注,每日1次。

(7)参附注射液功效:回阳救逆,益气固脱。适用于阳气暴脱的厥脱证以及阳气亏虚所致的惊悸、怔忡、喘咳等证。用法:静脉滴注,每次20～100mL,稀释后使用;静脉注射,每次10～20mL,以5%～10%葡萄糖注射液20mL稀释后使用。

(8)参麦注射液功效:益气固脱,养阴生脉。适用于气阴两虚型之休克、冠心病心肌梗死等。用法：每次 20～60mL，以 5％葡萄糖注射液 250～500mL 稀释后静脉滴注。

【预后】

预后与梗死范围的大小、侧支循环产生的情况以及治疗是否及时有关。急性期住院病死率在采用监护治疗后降至 15％左右，采用溶栓疗法后降至 8％左右，90 分钟内施行介入治疗后进一步降至 4％左右。死亡多发生在第一周内，尤其在数小时内，发生严重心律失常、休克或心力衰竭者，病死率尤高。非 ST 段抬高性心肌梗死近期预后虽佳，但长期预后则较差，可由于相关冠状动脉进展至完全阻塞而出现再次梗死或猝死。

【预防与调护】

已有冠心病及心肌梗死病史者应预防再次梗死及其他心血管事件，为冠心病二级预防。二级预防应全面综合考虑，为便于记忆可归纳为 A、B、C、D、E 五个方面：

A.aspirin 阿司匹林，antiplatelet aggregation 抗血小板聚集（氯吡格雷，替格瑞洛）anti-anginals 抗心绞痛，硝酸酯类制剂

B.beta-blocker β 受体阻滞剂，预防心律失常，减轻心脏负荷等blood pressure control 控制好血压

C.cholesterol lowering 控制血脂水平cigarettes quiting 戒烟；中医药防治 chinese medicine

D.diet control 控制饮食diabetes treatment 治疗糖尿病

E.education 普及有关冠心病的教育，包括患者及家属exerclse 鼓励有计划的、适当的运动锻炼

急性期 1 周以内应卧床休息，并心电、血压监护，保持心情平静，开始一般应进流质食物，保持大便通畅；病情平稳后可引导患者循序渐进地进行运动；病后应戒烟酒，调节饮食，避免膏粱厚味。近年提倡急性心肌梗死恢复后，进行康复治疗，逐步做适当的体育锻炼。2～4 个月后，酌情恢复部分或轻工作，部分患者可恢复全天工作，但应避免过重体力劳动或精神过度紧张。

第三节　冠心病心功能不全中西医结合治疗进展

一、现代医学的定义与概述

在工业发达国家或中国发达地区，冠心病造成的心力衰竭已成为主要的发病原因。由于冠状动脉粥样硬化造成严重广泛的心肌缺血，如冠状动脉多支病变，左主干或前降支近段严重狭窄等造成的心肌弥漫性缺血，或发生过 1 次或多次心肌梗塞而未接受过心肌再灌注治疗的病例，结果导致心肌功能严重障碍，发生心力衰竭。以往的研究表明，慢性心力衰竭的病例中有近 2/3 的病例由冠心病引起。冠心病发生心功能不全的心肌因素主要包括心肌细胞死亡

（包括凋亡）、心肌冬眠（心肌细胞因严重缺血而持续性功能明显降低）、心肌顿抑（急性缺血后在血供恢复后仍存在短期的心肌细胞功能不全），国外有研究指出冠心病心功能不全者超过半数存在冬眠心肌。在临床上缺血性心肌病主要指由上述心肌因素引起的临床症候群，主要包括心力衰竭、心脏扩大及心律失常。在冠心病造成的心力衰竭中还有两种相对少见的原因，即冠心病相关的二尖瓣返流与室壁瘤。

在某些冠心病患者二尖瓣返流是造成心力衰竭的主要原因。急性心肌梗塞时如发生乳头肌坏死断裂常是致命性的，而慢性的二尖瓣返流主要是因为乳头肌长期严重缺血或纤维化造成乳头肌功能不全，而心室立体结构的改变，尤其是乳头肌部位心室构型的变化及二尖瓣环的扩大，都造成或加重二尖瓣的返流。

室壁瘤是造成冠心病心力衰竭的另一种原因，是急性心肌梗死时未得到及时有效的再灌注治疗的并发症。患者从急性心肌梗死存活下来后，室壁瘤处组织慢性纤维化，无任何收缩功能，反而造成心室的射血功能紊乱和室性心律失常。心室收缩时，随心室内压力增加，室壁瘤向外明显膨出，大量血液积存于室壁瘤中，而且心室内压增加有限，严重影响左心室向主动脉的射血。约15％的室壁瘤会发生严重的室性心律失常，而且可以在室壁瘤发生多年后出现，有时室性心律失常是致命的。有统计显示，近半的严重室壁瘤患者发生附壁血栓。室壁瘤的有效治疗方法为手术切除，而药物治疗效果差，对室壁瘤造成的室性心律失常的救治除药物外，射频消融术常是最有效的治疗手段。在本章中对室壁瘤的治疗不再赘述。

二、祖国医学的认识

祖国传统医学认为，冠状动脉粥样硬化性心脏病属于"真心痛"和"胸痹"的范畴。冠心病的形成与正气虚弱、痰浊闭塞、瘀阻血络有关，属本虚标实证，本虚为气虚，胸阳不振，标实为痰浊、气滞、瘀血，寒凝等，以痰凝和瘀血为基本病理改变。古代医家对痰和瘀的内在联系有所阐述。唐代容川的《血证论》有云："血积既久，也能化为痰水。"痰浊之生，可由各种原因致津液涩滞停而不去。由此可见，或痰生于先，影响气机，病殃及血，血行滞瘀；或血瘀为先，变生痰浊，两者终致痰交瘀结，兼夹为患。痰凝瘀结使病情错综复杂，难以痊愈。但溯其根源，皆因于气虚，气虚不运则血脉滞瘀，痰浊内生。痰是瘀的初级阶段，瘀是痰浊的进一步发展，并提出"痰瘀相关"理论。痰与瘀均为病理产物，而且痰瘀互结。治疗时需抓住其气虚之本，痰瘀互结之标，再根据"治病必求于本"的原则，在治疗中宣痹豁痰、活血祛瘀的同时，加以益气行气之品，以补为主，以补为通，通补兼施，标本兼顾，以奏益气活血豁痰之功，从而药到病除。

祖国医学中没有"心力衰竭"的名词，"心力衰竭"可以归为"心悸"、"怔忡"、"哮喘"、"水肿"、"痰饮"、"积聚"、"胸痹"等范畴。关于其病因病机，远在《黄帝内经》中就有相关症阐述。近年来，对心力衰竭的病因病机认识已基本趋于一致，即本病为本虚标实之证。本虚为气虚、阳虚，标实为血瘀、水湿、痰饮，标本俱病、虚实夹杂是心力衰竭的病理特点。心力衰竭本虚以气虚、阳虚、阴虚为主，标实以外邪、血瘀、痰饮、水湿居多，心气虚是心力衰竭最基本的病机，病久可损及阳或阴，发病多在感受外邪、劳倦太过、情感刺激、饮食不节等诱因作用下，心之阴阳气血俱损，影响到五脏六腑产生瘀血、痰饮、水湿等病理产物，此类病理产物又可作为新的致病因素,形成恶性循环。心力衰竭的病因病机是在正气内虚的基础上,感受外邪,伤及心脾肾阳之气,使气滞血疲,水湿不化,血瘀水泛,上凌心肺,外溢肌肤所致,系标本俱病,主要以心肾阳气亏虚为本,血瘀水泛上逆凌心犯肺,外溢则肌肤肿满为标。心力衰竭正虚基础上兼有标实为多,气虚血瘀是最常见的证候,其他证候可由此演变而成。气虚血瘀进一步发展可致气阳两虚、阳气虚脱、水湿内停、痰浊内停等一系列虚实夹杂的证候群。

三、冠心病心力衰竭的中西医结合治疗进展

1.冠状动脉介入治疗　缺血性心肌病的心力衰竭常常迁延不愈,药物治疗效果不可能有非常显著的疗效,需尝试新的非药物治疗。在缺血性心肌患者中,无心肌梗死病史的患者占了相当大的比例,这些患者的冠状动脉粥样硬化病变常为多支病变(三支常见),或比较弥漫的病变,造成心肌广泛严重长期的缺血,心肌功能严重受损,但心肌细胞并没有死亡。这些患者的缺血或冬眠心肌如在缺血明显改善后可显著恢复功能,心功能得以明显好转。国内外有病例研究显示,这类患者的血运重建,常常是部分血运重建,结合药物治疗能明显改善心脏功能,远大于单纯的药物治疗。

首先发现存在冬眠心肌非常重要,如果存在大面积的冬眠心肌,而不是已成为无任何收缩功能的瘢痕组织,导管介入治疗,恢复缺血区域的正常血液灌注才有意义,术后心功能的明显改善才有可能。发现冬眠心肌的方法以正电子发射断层显像术(PET)最为准确,临床上常用^{18}F-FDC示踪剂来评估心肌活力,此方法可以同时探测病变区域的心肌灌注情况和心肌代谢情况。例如,在普通心肌显像中的充盈缺损区发现存在^{18}F-FDC示踪剂放射性填充,说明该区心肌存活,该区血管介入手术有价值。由于PET检查价格非常昂贵,临床上常采用单光子发射电子计算机断层显像术结合多巴酚丁胺或硝酸甘油静滴等检测心肌活力,是较为实用的方法。有心肌活力的区域虽然血液灌注明显减低,但仍存在室壁活动和减低剂量的同位素示踪剂(如^{99m}TC-MIBI)的分布。

冠心病心力衰竭患者得到完全血运重建的疗效最为理想。但临床上这样的患者常常心功能很差,同时伴有糖尿病、肾功能不全等,对手术的耐受性差,手术风险高,临床上常常不能做到完全血运重建。我院近年来在缺血性心肌患者中的完成一定数量以部分血运重建为目的的冠状动脉介入手术,并在常规西药治疗基础上应用组方"强心饮"为基础的中草药治疗缺血性心肌病,取得较满意的疗效。术前非常积极地抗心力衰竭治疗,使心功能有所好转,但完全恢复正常心功能非常困难,我们的经验是脑钠肽(BNP)在低于500ng/L以下手术较安全。这些患者常常同时伴有肾功能明显损害,介入手术时冠状动脉支架术应尽量简单,解决关键的且手术难度不大的病变,既降低手术风险,又可避免肾功能恶化。对高难度的病变如慢性闭塞病变如非粗大的右侧冠状动脉(RCA)或回旋支(对)可能心功能影响不是太大者,或血管供应区心肌组织为瘢痕时可不予处理,但前降支,尤其粗大的前降支则尽量开通。

2.中医药治疗的术前术后应用　心力衰竭的中医药治疗各个中医家医各有自己的观点与治法。心力衰竭治疗分四证型:水气凌心、痰饮阻肺证,方用小青龙汤加减;气滞血瘀、心脉痹阻证,方用血府逐瘀汤合真武汤加减;心阴暗耗、心血亏虚证,方用天王补心丹加减;心阳不振、

心气虚弱证,方用养心汤加减。杨培君等认为,治疗本病应以心为本,兼顾他脏:本虚标实,重在补虚,勿忘泻实;调补阴阳,温补为上,勿过伤阴;水饮癖邪,祛邪从速,以顾护阳气。分为五型治疗:心气阴虚证以炙甘草汤合生脉散,气虚血瘀证以保元汤合桃红四物汤加减,心肾阳虚证以附子汤加减,阳虚水泛证以真武汤合参附汤、葶苈大枣泻肺汤加减,心阳虚脱证以四逆加人参汤加味。

　　根据多年的临证认为:慢性充血性心力衰竭患者除心悸、胸中憋闷外,往往伴畏寒肢冷、气短、虚喘、脉沉细或结代等阳气虚衰之象,同时可见唇甲紫绀、脏器瘀血、肢体水肿、胸水、腹水等瘀血与水饮之症,认为本病病机当为心肾阳虚,水饮瘀血内停,心阳不足,温煦无力,则肾阳虚衰,且慢性心功能不全患者多病重日久,"久病及肾"。同时,阳虚气化失司,水液内停,见尿少浮肿,尤以下肢肿甚,甚至胸、腹水等症;水饮上逆凌心射肺,则心悸咳喘,难以平卧等。心肾阳气虚衰,阴寒内盛,寒凝气滞,又致血行瘀阻。可见,本病重在阳气亏虚,并由此而继发水饮瘀血标实之候。针对病机,治疗当标本兼顾,数脏并图,故以温阳利水化瘀法组成强心饮,治疗辨证分型为心肾阳虚及阳虚水泛的心力衰竭患者。强心饮药物组成:附子、鹿角片、川芎、猪苓、茯苓等。水肿甚者,加用车前子;心悸甚者,加用生龙骨、牡蛎;兼阴虚者,加用麦冬、五味子。方中以附子、鹿角片为君药。附子"回阳补火,散寒除湿"(《中药大辞典》),辛甘大热之品,走而不守,通行十二经,上助心阳以通脉,中暖脾土健运,下补肾阳以复元,功能补火助阳,为温补命门之火之要药。对于心阳不足之证,附子常作为主药。鹿角片可温补肝肾,补益精血,二药相伍,共为君药,可温阳化气,温阳以通脉,化气以利水,肾阳得复,心阳自温,则阴寒散,瘀血祛,水饮消,可谓"益火之源,以消阴翳"。川芎、猪苓、茯苓为臣,川芎活血化瘀,可扩张血管,改善冠状动脉血液循环及肺瘀血,降低心肌耗氧量,减轻心肌后负荷;猪苓、茯苓健脾渗湿、利水消肿,使湿从小便而利。现代研究表明,茯苓素是茯苓利尿作用的有效成分,具有和醛固酮及其拮抗剂相似的结构,可与动物肾小管细胞浆膜的醛固酮受体结合,拮抗醛固酮活性,产生利尿作用,推测茯苓素可能是一种醛固酮受体拮抗剂。柴胡为佐药,功在疏肝理气,与制附子、鹿角片相伍,一补一通,可防其温补壅滞,还能助川芎行气活血,佐二苓行气利水。

　　"强心饮对心肾阳虚及阳虚水泛型充血性心力衰竭患者的临床疗效"的临床研究。此研究拟通过随机分组设对照组的临床治疗试验,以心脏彩超参数、B型利钠肽(BNP)水平等指标客观评价强心饮治疗心力衰竭的疗效。中西医结合治疗组心功能分级(NYHA)改善有效率为90.0%,优于对照组(74.1%)($P<0.05$);两组均能改善中医症状(心悸、气短、畏寒肢冷、疲倦乏力、胸闷、自汗、尿少、四肢浮肿、烦躁不安、腹胀、口干、咳嗽)积分,治疗组总有效率为90.0%,对照组为66.7%,治疗组较优($P<0.05$);治疗组治疗后射血分数(EF)升高$8.5\%\pm8.58\%$、每搏输出量(SV)升高11.0 ± 10.47mL,优于对照组($P<0.05$);治疗组BNP水平降低440.8 ± 231.3pg/mL,对照组降低300.4 ± 278.9pg/mL,治疗组较对照组明显($P<0.05$)。许多患者术后数月内常规给予中西医结合治疗,一般数月后患者心功能明显改善。

四、心脏同步化治疗

　　缺血性心肌病的患者因心室广泛长期的缺血,影响心室内传导系统的功能,在完全性左束支传导阻滞的情况下,从房室结以上来的冲动使右束支先激动,然后以右束支与心肌间电激动的方式依次激动室间隔、左心室壁,最后激动区域为左心室侧壁、侧后壁及乳头肌。结果:左室收缩被延迟,左室收缩变成室间隔收缩完毕后,左室游离壁才收缩,协调性的缺失明显降低了左室的射血功能,而且还可能引起二尖瓣的返流。在左束支传导阻滞时,乳头肌收缩延迟(乳头肌从心室游离壁发出),同时二尖瓣因可能的缺血而功能下降,二尖瓣又存在不同程度的关闭不全,这些因素可能引起明显的二尖瓣关闭不全。有研究表明,QRS波群宽度与二尖瓣返流的总时间呈正相关关系。即 QRS 波越宽,超声多普勒显示的返流总时间越长。二尖瓣返流是造成顽固性心力衰竭的重要原因之一,由于每次心室射血都有相当一部分无效射血进入左心房,不但不增加射血分数,反而明显升高左心房内压,肺静脉压,加剧肺淤血,引发症状,甚至急性肺水肿的发作;而且完全性左束支传导阻滞或室内阻滞时电与机械活动不同步,造成室内的分流,还可引起等容收缩时间延长,心室充盈时间减少,使心室功能射血降低。心室同步化治疗的作用包括:

1.改善室间隔的异常运动　同步化起搏后,室间隔与左室侧壁、后侧壁能同时收缩,恢复心室的球形收缩过程,收缩协调性更好,消除室内分流,射血功能更好地完成。

2.减少二尖瓣返流　侧壁、侧后壁与室间隔等同时起搏,收缩后,消除了乳头肌收缩的延迟,使得二尖瓣能及时关闭,并提高了关闭的效率,这样改善甚至可以消除二尖瓣的返流,不但能提高射血分数,也能减少返流入左心房的血流,降低左房内压及肺静脉压,改善心力衰竭症状。

3.增加左心室充盈时间　同步化起搏治疗后,由于延迟激动的左室侧壁和后侧壁与左心室同步激动,而且可能优化房室传导时间,可以明显增加左室的充盈时间长度,心室得到充分血液充盈,使射血量有所增加。

心室同步化起搏器的植入指证:心力衰竭达纽约心功能分级Ⅲ～Ⅳ的患者,左心室舒张末期内径≥55mm,EF≤35%,完全性左束支传导阻滞(QRS时相>0.12ms)

心室同步化起搏器的植入禁忌证:严重的主动脉瓣关闭不全,感染性心内膜炎或严重全身感染未被控制,严重的水与电解质、酸碱平衡紊乱未被纠正者,等等。

目前,心室同步化起搏器的植入已在国内广泛开展,如指证选择严格,左室电极位置成功置于左室侧壁,或后侧壁,起搏后明显减少心室收缩不同步,二尖瓣返流者,治疗效果非常明显,有报道约有 80%的病例能达到上述效果。

五、造血干细胞移植治疗心肌梗塞后患者中的应用及中医药的作用

未得到有效再灌注治疗的心肌梗死后大片心肌细胞丢失,形成无收缩功能的瘢痕组织,是造成冠心病心力衰竭的重要原因。近年来,造血干细胞移植治疗已显现出较好的应用前景。国际上多项在心肌梗死后患者的循证医学研究中,经冠状动脉注射自身的 BMCs 后,心脏的收缩功能有所改善,表现为左室射血分数增加,未发生恶性的心律失常,改善效果持续半年以上,但再远期的疗效尚不明确。目前,国内外有关干细胞移植治疗心肌梗死后的心功能不全的

临床研究较多,但研究结果差异较大,目前尚不是完全成熟的疗效确切的疗法。

多种干细胞或前体细胞可用于心肌修复,每一种细胞有其各自的优缺点。胚胎干细胞是一种高度未分化的细胞,具有全能分化能力,目前认为此类细胞移植到梗死心肌处,可以形成稳定的心肌组织结构,并明显改善血流动力学,是细胞移植应用最有希望的类型。但是,胚胎干细胞来源于早期胚胎的胚泡内细胞群,现阶段应用于临床还存在许多障碍,生物学上主要是免疫原性,而社会方面的障碍尤其是伦理、法律方面的问题目前难于解决。

目前,应用于心肌梗死后病例的主要是自身成体干细胞,如骨髓单个核细胞(BMCs),它包括造血干细胞(HSCs)、内皮前体细胞(EPCs)、间充质细胞(MSCs)。选择 BMCs 的重要原因是易从患者自身获得且数量充分而不需体外培养扩增。由于目前对干细胞的生物学特性的认识尚不充分,分离、纯化、扩增各种干细胞的技术不够成熟,现阶段进行的是以 BMCs 为主的各种干细胞系混合细胞移植。

实验室动物实验研究已显示干细胞移植后,心肌瘢痕处出现新的心肌细胞,并有收缩功能。目前,造血干细胞用于临床还有许多问题需要解决,如诱导分化率低、诱导剂的毒性、用于移植的细胞数量不足、功能低下等。为增加干细胞数量,在体外可使用诱导剂,但当前研究最多、最成熟的诱导剂 5-氮胞苷本身是一种抗肿瘤药物。用 5-氮胞苷诱导后的心肌样细胞其临床安全性还难以保证,这就在一定程度上限制了它在人体上的使用。

中医学的精气学说集中反映了心肌细胞再生的本质。《灵枢·本神篇》曰:"生之来,谓之精。"《素问·金匮真言论篇》曰:"夫精者,生之本也。"精是人体发生、发育、再生、修复与维持生命的根本,精气符合干细胞的本质。《难经古义》指出:"根本将自生,脉有根本,人有元气,故知不死。"因而心脏细胞再生自有其源,由于心肾同属少阴经,精血同源,水火既济,"气归精,精归化",故能以先天之精气化生重建损伤的心脏。而中医学五行学说的母子关系或相生规律,更是直接地表述了心脏再生医学的真谛。

中医药在干细胞移植治疗冠心病的实验研究中取得了重大进展,特别是中药的单味成分及复方制剂的提取物在实验中都取得了良好的结果。

1.增加移植干细胞数量　干细胞数量不足是移植研究遇到的首要问题。近年来,利用中药体外扩增移植干细胞数量,取得了可喜成绩。研究发现,丹参有效成分可促进 EPCs 扩增,增加 EPCs 数量,并显著改善 EPCs 的黏附、迁移及增殖能力,从而促进内皮修复和冠状动脉侧支循环形成,改善冠心病患者临床症状和预后。

2.增强植入的干细胞黏附、迁移及增殖能力,提高干细胞在心肌处的存活率　有研究应用双龙方(丹参、人参)与自体骨髓单个核细胞经心导管移植可减小心肌梗死范围,超声心动图检查显示心功能明显改善,并可增加心肌梗死区小血管密度,对心肌酶及生化指标亦有明显改善。说明丹参复方制剂可提高干细胞增殖、迁移及黏附能力,促进干细胞成活,促进干细胞移植在体内与宿主细胞产生整合作用这一过程。

3.中药在诱导干细胞向心肌细胞分化中的作用　现阶段化学诱导剂的毒性问题限制了其在人体内的运用,而低毒有效的中药则显现出极大的优势。已有研究发现,单味中药提取物在诱导干细胞向心肌细胞分化中有明显的作用。三七皂苷是三七的主要成分,实验研究证明,三七总皂苷能诱导大鼠 MSCs 体外分化为心肌样细胞。且研究初步发现,三七皂苷在诱导

MSCs 分化为心肌样细胞过程中,发现无论从分化细胞的形态、免疫组化还是细胞特征性基因表达,都表明 MSCs 在体外诱导剂三七皂苷作用下已向心肌样细胞转化,具有心肌细胞的特征,有望成为干细胞移植治疗缺血性心脏病的理想细胞来源。以后的研究显示酚酸 B、黄芪甲苷、人参总皂苷等都具有诱导 BMSCs 转变为心肌样细胞的能力。但是,这些中药有效成分的作用机制尚不十分明确,可能是刺激 BMSCs 微环境中分泌细胞因子及活性较高的调控因子或协同生长因子,上调心肌分化相关基因的表达,从而影响调节 BMSCs 向心肌细胞分化的蛋白的表达,具体机制还有待进一步深入研究。中药诱导 BMSCs 分化为心肌细胞与细胞移植的方法相结合治疗心肌梗死后患者,既可弥补现代医学治疗方法之不足,同时也可与基因工程、组织工程相结合,进一步提高疗效,从而为临床研究带来广阔的应用前景。

第三章　心律失常

心律失常是指心脏冲动的频率、节律、起源部位、传导速度或激动次序的异常。按其发生原理，分为冲动形成异常和冲动传导异常两大类。多种疾病均可引起心律失常，包括冠心病、心肌病、心肌炎、风湿性心脏病、电解质紊乱、神经功能失调、内分泌失调、低温、中枢神经疾病等。此外，麻醉和部分药物也可导致心律失常的发生。

按照心律失常发生时心率的快慢，可将其分为快速性心律失常与缓慢性心律失常两大类。本章主要依据心律失常发生部位，同时参照心律失常时心率快慢进行分类，对常见心律失常的临床表现、心电图诊断、处理加以讨论。

本病属于中医学"心悸"、"怔忡"、"眩晕"、"昏厥"等范畴。

一、病因和发病机制

按心律失常时心率的快慢，心律失常可分为快速性和缓慢性心律失常。近年来有些学者还提出按心律失常时循环障碍严重程度和预后，将心律失常分为致命性、潜在致命性和良性3类。这两种分类方法简易可行，结合临床实际，对心律失常的诊断和防治有一定帮助。

【病因】

（一）心脏病

各种病因的器质性心脏病均可是心律失常的原因。

1.冠心病和心肌梗死　冠心病是引发心律失常最常见的病因，其中心室扑动和心室颤动约80%的冠心病所致。急性心肌梗死患者7%～11%可发生室性心动过速、心室扑动、心室颤动，其发生与心肌缺血和（或）再灌注损伤相关。

2.心肌病　心肌病也是引起心律失常的常见病因。扩张型心肌病约25%可出现持续性单形性室性心动过速，其中50%可发生猝死，绝大多数死亡的直接原因是心室颤动，多伴有严重心功能不全；肥厚型心肌病19%～36%有无症状性阵发性室性心动过速。

3.引起左心室肥大的高危因素　各种原因引起的左心室肥大（如原发性高血压、肥厚型心肌病、运动员心脏等）是引起心律失常的高危因素，有较高的室性心律失常发生率。

4.其他　器质性心脏病如急性心肌炎、瓣膜性心脏病（包括二尖瓣脱垂综合征）、预激综合征、先天性心脏病等也是心律失常的常见病因。

（二）内分泌代谢疾病与电解质紊乱

如甲状腺功能亢进、低钾或高钾等可引起。

（三）药物的毒性作用

如洋地黄、奎尼丁、胺碘酮等抗心律失常药可引起心律失常。

（四）外科手术和诊断性操作

如胸部手术，尤其是心脏手术，包括麻醉过程，还有心脏插管及冠状动脉造影等均可引起心律失常。

【发病机制】

心脏传导系统由负责正常心电冲动形成与传导的特殊心肌组成。窦房结是心脏正常窦性心律的起搏点，位于上腔静脉入口与右心房后壁的交界处，长 10～20mm，宽 2～3mm。主要由 P（起搏）细胞与 T（移行）细胞组成。冲动在 P 细胞形成后，通过 T 细胞传导至窦房结以外的心房组织。窦房结动脉起源于右冠状动脉者占 60%，起源于左冠状动脉回旋支者占 40%。

结间束连接窦房结与房室结，分成前、中与后三束。房室结位于房间隔的右后下部、冠状窦开口前、三尖瓣附着部的上方，长 7mm，宽 4mm。其上部为移行细胞区，与心房肌接续；中部为致密部，肌纤维交织排列；下部纤维呈纵向行走，延续至希氏束。房室结的血供通常来自右冠状动脉。

希氏束为索状结构，长 15mm，起自房室结前下缘，穿越中央纤维体后，行走于室间隔嵴上，然后分成左、右束支。左束支稍后分为前、后分支，分别进入两组乳头肌。由于左束支最先抵达室间隔左室面，遂使该区域成为心脏最早的激动部位。右束支沿室间隔右侧面行进，至前乳头肌根部再分成许多细小分支。左、右束支的终末部呈树枝状分布，组成浦肯野纤维网，潜行于心内膜下。这些组织的血液供应来自冠状动脉前降支与后降支。

冲动在窦房结形成后，随即由结间通道和普通心房肌传递，抵达房室结及左心房。冲动在房室结内传导速度极为缓慢，抵达希氏束后传导再度加速。束支与浦肯野纤维的传导速度均极为快捷，使全部心室肌几乎同时被激动。最后，冲动抵达心外膜，完成一次心动周期。

心脏传导系统接受迷走与交感神经支配。迷走神经兴奋性增加抑制窦房结的自律性与传导性，延长窦房结与周围组织的不应期，减慢房室结的传导并延长其不应期。交感神经的作用与迷走神经相反。

心律失常的发生机制包括冲动形成的异常和（或）冲动传导的异常。

（一）冲动形成的异常

窦房结、结间束、冠状窦口附近、房室结远端和希氏束-浦肯野系统等部位的心肌细胞均具有自律性。自主神经系统兴奋性改变或其内在病变，均可导致不适当的冲动发放。此外，原来无自律性的心肌细胞，如心房、心室肌细胞，亦可在病理状态下出现异常自律性，形成各种快速性心律失常。

（二）冲动传导异常

折返是快速心律失常最常见的发生机制。产生折返的基本条件是传导异常，它包括：

1. 心脏 2 个或多个部位的传导性与不应期各不相同，相互连接形成一个闭合环。

2. 其中一条通道发生单向传导阻滞。

3. 另一通道传导缓慢，使原先发生阻滞的通道有足够时间恢复兴奋性。

4. 原先阻滞的通道再次激动，从而完成一次折返激动。冲动在环内反复循环，产生持续而快速的心律失常。

冲动传导至某处心肌,如适逢生理性不应期,可形成生理性阻滞或干扰现象。传导障碍并非由于生理性不应期所致者,称为病理性传导阻滞。

二、病 理

【分类】

可按发生原理,心律失常时心率快慢,以及心律失常时循环障碍严重程度和预后分类。

(一)按发生原理分类

心律失常分为冲动发生异常、传导异常以及冲动发生与传导联合异常。这种分类方法主要依据实验研究结果,在临床诊断技术目前尚难确定心律失常电生理机制的状况下,实用价值不高。此外,某些快速心律失常起始和持续的机制可能不同,如由异常自律性引起的室性早搏,可由折返机制而形成持续型室性心动过速。

(二)按心律失常时心率快慢分类

心律失常可分为快速性心律失常和缓慢性心律失常。近年来有学者提出按心律失常时循环障碍严重程度和预后,将心律失常分为致命性、潜在致命性和良性3类。这两种分类方法简易可行,结合临床实际,对心律失常的诊断和防治有一定帮助。

【病理变化】

(一)自律性增高、异常自律性与触发活动致冲动形成的异常

具有自律性的心肌细胞由于自主神经系统兴奋改变或其内在的病变使其自律性增高,发生不适当的冲动发放。此外,原来无自律性的心肌细胞如心房、心室肌细胞,由于心肌缺血、药物、电解质紊乱、儿茶酚胺增多等均可导致异常自律性的形成。触发活动是由一次正常的动作电位所触发的后除极,并触发一次新的动作电位而产生持续性快速性心律失常的过程。

(二)折返激动、传导障碍致冲动传导异常

当激动从某处一条径路传出后,又从另外一条径路返回原处,使该处再次发生激动的现象,称为折返激动,是所有快速心律失常最常见的发生机制。冲动在折返环节内反复循环,产生持续而快速的心律失常。

三、临床表现

(一)窦性心律失常

正常窦性心律的冲动起源于窦房结,频率为60～100次/分。心电图显示窦性心律的P波在Ⅰ、Ⅱ、aVF导联直立,aVR倒置。PR间期0.12～0.20秒。

1.窦性心动过速 可见于健康人吸烟、饮茶或咖啡、饮酒、体力活动及情绪激动时。某些病理状态,如发热、甲状腺功能亢进、贫血、休克、心肌缺血、充血性心力衰竭以及应用肾上腺素、阿托品等药物亦可引起窦性心动过速。

心电图特点:成人窦性心律的频率超过100次/分,为窦性心动过速。窦性心动过速通常逐渐开始和终止。频率大多在 100～150 次/分之间,偶有高达 200 次/分。刺激迷走神经可使其频率逐渐减慢,停止刺激后又加速至原先水平。

2.窦性心动过缓 成人窦性心律的频率低于 60 次/分,称为窦性心动过缓。窦性心动过缓常同时伴有窦性心律不齐(不同 PP 间期的差异大于 0.12 秒)。可无症状,或可因心率过慢,出现心排血量不足出现胸闷、头晕、乏力等。

3.窦性停搏 窦性停搏或窦性静止是指窦房结不能产生冲动。心电图表现为在较正常 PP 间期显著长的期间内无 P 波发生,或 P 波与 QRS 波群均不出现,长的 PP 间期与基本的窦性 PP 间期无倍数关系。长时间的窦性停搏后,下位的潜在起搏点,如房室交界处或心室,可发出单个逸搏或逸搏性心律控制心室。过长时间的窦性停搏,并且无逸搏发生时,患者可出现黑矇、短暂意识障碍或晕厥,严重者可发生阿-斯综合征,甚至死亡。

4.窦房传导阻滞 窦房传导阻滞(SAB;简称窦房阻滞)指窦房结冲动传导至心房时发生延缓或阻滞。理论上 SAB 亦可分为三度。由于体表心电图不能显示窦房结电活动,因而,无法确立第一度窦房传导阻滞的诊断。第三度窦房传导阻滞与窦性停搏鉴别困难,特别当发生窦性心律不齐时。第二度窦房传导阻滞分为两型:莫氏 I 型传导阻滞即文氏型传导阻滞,表现为 PP 间期进行性缩短,直至出现一次长 PP 间期,该长 PP 间期短于基本 PP 间期的 2 倍,此型窦房传导阻滞应与窦性心律不齐鉴别;莫氏 II 型传导阻滞时,长 PP 间期为基本 PP 间期的整倍数。窦房传导阻滞后可出现逸搏心律。

5.病态窦房结综合征 病态窦房结综合征(简称病窦综合征)是由窦房结病变导致功能减退,产生多种心律失常的综合表现。患者可在不同时间出现 1 种以上的心律失常。病窦综合征经常同时合并心房自律性异常。部分患者同时有房室传导功能障碍。患者出现与心动过缓有关的心、脑等脏器供血不足的症状,如发作性头晕、黑矇、乏力等,严重者可发生晕厥。如有心动过速发作,则可出现心悸、心绞痛等症状。

心电图主要表现包括:①持续而显著的窦性心动过缓(50 次/分以下),且并非由于药物引起;②窦性停搏与窦房传导阻滞;③窦房传导阻滞与房室传导阻滞同时并存;④心动过缓-心动过速综合征,指心动过缓与房性快速性心律失常(心房扑动、心房颤动或房性心动过速)交替发作。

病窦综合征的其他心电图改变为:①在没有应用抗心律失常药物下,心房颤动的心室率缓慢,或其发作前后有窦性心动过缓和(或)第一度房室传导阻滞;②房室交界区性逸搏心律等。

(二)房性心律失常

1.房性期前收缩 房性期前收缩为激动起源于窦房结以外心房的任何部位。正常成人进行 24 小时心电检测,大约 60% 有房性期前收缩发生。各种器质性心脏病患者均可发生房性期前收缩,并可能是快速性房性心律失常的先兆。

心电图特点:房性期前收缩的 P 波提前发生,与窦性 P 波形态不同。如发生在舒张早期,适逢房室结尚未脱离前次搏动的不应期,可产生传导中断,无 QRS 波发生(被称为阻滞的或未下传的房性期前收缩)或缓慢传导(下传的 PR 间期延长)现象。发生很早的房性期前收缩的 P 波可重叠于前面的 T 波之上,且不能下传心室,易误认为窦性停搏或窦房传导阻滞。此时,仔细检查长间歇前的 T 波形态,常可发现埋藏在内的 P 波。房性期前收缩常使窦房结提前发生除极,因而,包括期前收缩在内前后两个窦性 P 波的间期,短于窦性 PP 间期的 2 倍,称为不完全性代偿间歇。少数房性期前收缩发生较晚,或窦房结周围组织的不应期长,窦房结的节律未被扰乱,期前收缩前后 PP 间期恰为窦性者的 2 倍,称为完全性代偿间歇。房性期前收缩下传的 QRS 波群形态通常正常,较早发生的房性期前收缩有时亦可出现宽大畸形的 QRS 波群,称为室内差异性传导。

2.**房性心动过速** 房性心动过速简称房速。根据发生机制与心电图表现的不同,可分为自律性房性心动过速、折返性房性心动过速与紊乱性房性心动过速 3 种。自律性与折返性房性心动过速常可伴有房室传导阻滞,被称为伴有房室阻滞的阵发性房性心动过速。

(1)自律性房性心动过速:发作呈短暂、间歇或持续发生。当房室传导比率发生变动时,听诊心律不恒定,第一心音强度变化。颈静脉见到 α 波数目超过听诊心搏次数。

心电图表现包括:①心房率通常为 150～200 次/分;②P 波形态与窦性者不同,在 Ⅱ、Ⅲ、aVF 导联通常直立;③常出现二度 Ⅰ 型或 Ⅱ 型房室传导阻滞,呈现 2:1 房室传导者亦属常见,但心动过速不受影响;④P 波之间的等电线仍存在(与心房扑动时等电线消失不同);⑤刺激迷走神经不能终止心动过速,仅加重房室传导阻滞;⑥发作开始时心率逐渐加速。

心电生理特征:①心房程序刺激通常不能诱发心动过速,发作不依赖于房内或房室结传导延缓;②心房激动顺序与窦性 P 波不同;③心动过速的第一个 P 波与随后的 P 波形态一致,这与折返机制引起者不同;④心房超速起搏能抑制心动过速,但不能终止发作。

(2)折返性房性心动过速:本型较为少见,折返发生于手术瘢痕、解剖缺陷的邻近部位。心电图显示 P 波与窦性者形态不同,PR 间期通常延长。

心电生理检查特征:①心房程序电刺激能诱发与终止心动过速;②心动过速开始前必先发生房内传导延缓;③心房激动次序与窦性者不同;④刺激迷走神经通常不能终止心动过速发作,但可产生房室传导阻滞。

(3)紊乱性房性心动过速:本型亦称多源性房性心动过速。常发生于患 COPD 或充血性心力衰竭的老年人,亦见于洋地黄中毒与低血钾患者。

心电图表现:①通常有 3 种或 3 种以上形态各异的 P 波,PR 间期各不相同;②心房率 100～130 次/分;③大多数 P 波能下传心室,但部分 P 波因过早发生而受阻,心室率不规则。本型心律失常最终可能发展为心房颤动。

3.**心房扑动** 心房扑动简称房扑。房扑往往有不稳定的倾向,可恢复窦性心律或进展为心房颤动,但亦可持续数月或数年。按摩颈动脉窦能突然成比例减慢房扑的心室率,停止按摩后又恢复至原先心室率水平。令患者运动、施行增加交感神经张力或降低迷走神经张力的方法,可促进房室传导,使房扑的心室率成倍数加速。

心电图特征为:

(1)心房活动呈现规律的锯齿状扑动波称为 F 波,扑动波之间的等电线消失,在 Ⅱ、Ⅲ、aVF 或 V_1 导联最为明显。典型房扑的心房率通常为 250～300 次/分。

(2)心室率规则或不规则,取决于房室传导比率是否恒定。当心房率为 300 次/分,未经药物治疗时,心室率通常为 150 次/分(2:1 房室传导)。使用奎尼丁、普罗帕酮等药物,心房率减慢至 200 次/分以下,房室传导比率可恢复 1:1,导致心室率显著加速。预激综合征和甲状腺功能亢进并发之房扑,房室传导可达 1:1,产生极快的心室率。不规则的心室率系由于传导比率发生变化,如 2:1 与 4:1 传导交替所致。

(3)QRS 波群形态正常,当出现室内差异传导、原先有束支传导阻滞或经房室旁路下传时,QRS 波群增宽、形态异常。

4.心房颤动　心房颤动简称房颤。心房颤动症状的轻重受心室率快慢的影响。心室率超过 150 次/分,患者可发生心绞痛与充血性心力衰竭。心室率不快时,患者可无症状。心房颤动时心房有效收缩消失,心排血量比窦性心律时减少达 25% 或更多。

心脏听诊第一心音强度变化不定,心律极不规则。当心室率快时可发生脉短绌,原因是许多心室搏动过弱,以致未能开启主动脉瓣,或因动脉血压波太小,未能传导至外周动脉。颈静脉搏动 a 波消失。一旦心房颤动患者的心室律变得规则,应考虑以下的可能性:①恢复窦性心律;②转变为房性心动过速;③转变为房扑(固定的房室传导比率);④发生房室交界区性心动过速或室性心动过速。如心室律变为慢而规则(30~60 次/分),提示可能出现完全性房室传导阻滞。心电图检查有助于确立诊断。心房颤动患者并发房室交界区性与室性心动过速或完全性房室传导阻滞,最常见的原因为洋地黄中毒。

心电图表现包括:

(1)P 波消失,代之以小而不规则的基线波动,形态与振幅均变化不定,称为 f 波;频率 350~600 次/分。

(2)心室率极不规则,心房颤动未接受药物治疗、房室传导正常者,心室率通常在 100~160 次/分之间,药物(儿茶酚胺类等)、运动、发热、甲状腺功能亢进等均可缩短房室结不应期,使心室率加速;相反,洋地黄延长房室结不应期,减慢心室率。

(3)QRS 波群形态通常正常,当心室率过快,发生室内差异性传导,QRS 波群增宽变形。

(三)房室交界区性心律失常

1.房室交界区性期前收缩　房室交界区性期前收缩简称交界性期前收缩。冲动起源于房室交界区,可前向和逆向传导,分别产生提前发生的 QRS 波群与逆行 P 波。逆行 P 波可位于 QRS 波群之前(PR 间期<0.12 秒)、之中或之后(RP 间期<0.20 秒)。QRS 波群形态正常,当发生室内差异性传导,QRS 波群形态可有变化。

2.房室交界区性逸搏与心律　房室交界区性逸搏的频率通常为 40~60 次/分。心电图表现为在长于正常 PP 间期的间歇后出现一个正常的 QRS 波群,P 波缺失,或逆行 P 波位于 QRS 波之前或之后,此外,亦可见到未下传至心室的窦性 P 波。

房室交界区性心律指房室交界区性逸搏连续发生形成的节律。心电图显示正常下传的 QRS 波群,频率为 40~60 次/分。可有逆行 P 波或存在独立的缓慢的心房活动,从而形成房室分离。此时,心室率超过心房率。

3.非阵发性房室交界区性心动过速　非阵发性房室交界区性心动过速,其心动过速发作起始与终止时心率逐渐变化,有别于阵发性心动过速,故称为"非阵发性"。心率 70~150 次/分或更快,心律通常规则。QRS 波群正常。自主神经系统张力变化可影响心率快慢。如心房活动由窦房结或异位心房起搏点控制,可发生房室分离。

4.与房室交界区相关的折返性心动过速　与房室交界区相关的折返性心动过速为室上性

心动过速,简称室上速。心动过速发作突然起始与终止,持续时间长短不一,症状包括心悸、胸闷、焦虑不安、头晕,少见有晕厥、心绞痛、心力衰竭与休克者。症状轻重取决于发作时心室率快速的程度以及持续时间,亦与原发病的严重程度有关。若发作时心室率过快,使心输出量与脑血流量锐减或心动过速猝然终止,窦房结未能及时恢复自律性导致心搏停顿,均可发生晕厥。体检:心尖区第一心音强度恒定,心律绝对规则。

心电图表现:

(1)心率 150～250 次/分,节律规则。

(2)QRS 波群形态与时限均正常,但发生室内差异性传导或原有束支传导阻滞时,QRS波群形态异常。

(3)P 波为逆行性(Ⅱ、Ⅲ、aVF 导联倒置),常埋藏于 QRS 波群内或位于其终末部分,P 波与 QRS 波群保持固定关系。

(3)起始突然,通常由一个房性期前收缩触发,其下传的 PR 间期显著延长,随之引起心动过速发作。

5.预激综合征 预激综合征又称 Wolff-Parkinson-White 综合征(WPW 综合征),是指心电图呈预激表现,临床上有心动过速发作。预激本身不引起症状。频率过于快速的心动过速(特别是持续发作心房颤动),可恶化为心室颤动或导致充血性心力衰竭、低血压。

房室旁路典型预激心电图表现为:

(1)窦性心搏的 PR 间期短于 0.12 秒。

(2)某些导联之 QRS 波群超过 0.12 秒,QRS 波群起始部分粗钝(称 delta 波),终末部分正常。

(3)ST-T 波呈继发性改变,与 QRS 波群主波方向相反。根据心前区导联 QRS 波群的形态,以往将预激综合征分成两型:A 型,QRS 主波均向上,预激发生在左室或右室后底部;B型,在 V₁ 导联,QRS 波群主波向下,V₅、V₆ 导联向上,预激发生在右室前侧壁。

(四)室性心律失常

1.室性期前收缩 室性期前收缩是一种最常见的心律失常。临床常无与之直接相关的症状;每一患者是否有症状或症状的轻重程度与期前收缩的频发程度不直接相关。患者可感到心悸,类似电梯快速升降的失重感或代偿间歇后有力的心脏搏动。听诊时,室性期前收缩后出现较长的停歇,室性期前收缩之第二心音强度减弱,仅能听到第一心音。桡动脉搏动减弱或消失。

心电图特征包括:

(1)提前发生的 QRS 波群,时限通常超过 0.12 秒,宽大畸形,ST 段与 T 波的方向与 QRS主波方向相反。

(2)室性期前收缩与其前面的窦性搏动之间期(称为配对间期)恒定。

(3)室性期前收缩很少能逆传心房,提前激动窦房结,故窦房结冲动发放节律未受干扰,室性期前收缩后出现完全性代偿间歇,即包含室性期前收缩在内前后两个下传的窦性搏动之间期,等于两个窦性 RR 间期之和。如果室性期前收缩恰巧插入两个窦性搏动之间,不产生室性期前收缩后停顿,称为间位性室性期前收缩。

(4)室性期前收缩的类型:室性期前收缩可孤立或规律出现。二联律是指每个窦性搏动后跟随一个室性期前收缩;三联律是每两个正常搏动后出现一个室性期前收缩;如此类推。连续发生两个室性期前收缩,称成对室性期前收缩。连续三个或以上室性期前收缩,称室性心动过速。同一导联内,室性期前收缩形态相同者,为单形性室性期前收缩;形态不同者,称多形性或多源性室性期前收缩。

(5)室性并行心律:异位室性搏动与窦性搏动的配对间期不恒定;长的两个异位搏动之间距,是最短的两个异位搏动间期的整倍数;当主导心律(如窦性心律)的冲动下传与心室异位起搏点的冲动几乎同时抵达心室,可产生室性融合波,其形态介于以上两种 QRS 波群形态之间。

2.室性心动过速　室性心动过速简称室速。临床症状轻重视发作时心室率、持续时间、基础心脏病变和心功能状况不同而异。非持续性室速(发作时间短于 30 秒,能自行终止)的患者通常无症状。持续性室速(发作时间超过 30 秒,需药物或电复律始能终止)常伴有明显血流动力学障碍与心肌缺血。临床症状包括低血压、少尿、晕厥、气促、心绞痛等。听诊心律轻度不规则,第一、二心音分裂,收缩期血压可随心搏变化。如发生完全性室房分离,第一心音强度经常变化,颈静脉间歇出现巨大 a 波。当心室搏动逆传并持续夺获心房,心房与心室几乎同时发生收缩,颈静脉呈现规律而巨大的 a 波。

心电图特征:

(1)3 个或以上的室性期前收缩连续出现。

(2)QRS 波群形态畸形,时限超过 0.12 秒;ST-T 波方向与 QRS 波群主波方向相反。

(3)心室率通常为 100～250 次/分;心律规则,但亦可略不规则。

(4)心房独立活动与 QRS 波群无固定关系,形成室房分离;偶尔个别或所有心室激动逆传夺获心房。

(5)通常发作突然开始。

(6)心室夺获与室性融合波:室速发作时,少数室上性冲动可下传心室,产生心室夺获,表现为在 P 波之后,提前发生一次正常的 QRS 波群。室性融合波的 QRS 波群形态介于窦性与异位心室搏动之间,其意义为部分夺获心室。心室夺获与室性融合波的存在对确立室性心动过速诊断提供重要依据。按室速发作时 QRS 波群的形态,可将室速分为单形性室速和多形性室速。QRS 波群方向呈交替变换者,称双向性室速。

3.心室扑动与心室颤动　心室扑动与心室颤动为致命性心律失常。临床症状包括意识丧失,抽搐,呼吸停顿,甚至死亡,听诊心音消失,脉搏触不到,血压亦无法测到。伴随急性心肌梗死发生而不伴有泵衰竭或心源性休克的原发性心室颤动,预后较佳,抢救存活率较高,复发率很低。相反,非伴随急性心肌梗死的心室颤动,一年内复发率高达 20%～30%。

心电图表现:心室扑动呈正弦图形,波幅大而规则,频率 150～300 次/分(通常在 200 次/分以上),有时难与室速鉴别。心室颤动的波形、振幅与频率均极不规则,无法辨认 QRS 波群、ST 段与 T 波。急性心肌梗死的原发性心室颤动,可由于舒张早期的室性期前收缩落在 T 波上触发室速,然后演变为心室颤动。

(五)心脏传导阻滞

按照传导阻滞的严重程度,通常可将其分为三度。第一度传导阻滞的传导时间延长,全部冲动仍能传导。第二度传导阻滞,分为两型:莫氏Ⅰ型和Ⅱ型。Ⅰ型阻滞表现为传导时间进行性延长,直至一次冲动不能传导;Ⅱ型阻滞表现为间歇出现的传导阻滞。第三度又称完全性传导阻滞,此时全部冲动不能被传导。

1.房室传导阻滞　房室传导阻滞又称房室阻滞,是指房室交界区脱离了生理不应期后,心房冲动传导延迟或不能传导至心室。房室阻滞可以发生在房室结、希氏束以及束支等不同的部位。第一度房室阻滞患者通常无症状;第二度房室阻滞可引起心搏脱漏,可有心悸症状,也可无症状;第三度房室阻滞的症状取决于心室率的快慢与伴随病变,包括疲倦,乏力,头晕,晕厥,心绞痛,心力衰竭。如合并室性心律失常,患者可感到心悸不适。当第一、二度房室阻滞突然进展为完全性房室阻滞,因心室率过慢导致脑缺血,患者可出现暂时性意识丧失,甚至抽搐,称为阿-斯综合征,严重者可致猝死。

第一度房室阻滞听诊时,因 PR 间期延长,第一心音强度减弱。第二度Ⅰ型房室阻滞的第一心音强度逐渐减弱并有心搏脱漏。第二度Ⅱ型房室阻滞亦有间歇性心搏脱漏,但第一心音强度恒定。第三度房室阻滞的第一心音强度经常变化。第二心音可呈正常或反常分裂。间或听到响亮亢进的第一心音。凡遇心房与心室收缩同时发生,颈静脉出现巨大的 a 波(大炮波)。

第一度房室阻滞心电图特点:每个心房冲动都能传导至心室,但 PR 间期超过 0.20 秒。房室传导束的任何部位发生传导缓慢,均可导致 PR 间期延长。如 QRS 波群形态与时限均正常,房室传导延缓部位几乎都在房室结,极少数在希氏束本身;QRS 波群呈现束支传导阻滞图形者,传导延缓可能位于房室结和(或)希氏束-浦肯野系统。希氏束电图记录可协助确定部位。如传导延缓发生在房室结,AH 间期延长;位于希氏束-浦肯野系统,HV 间期延长。传导延缓亦可能同时在两处发生。偶尔房内传导延缓亦可发生 PR 间期延长。

第二度房室阻滞心电图特点:通常将第二度房室阻滞分为Ⅰ型和Ⅱ型。第二度Ⅰ型房室传导阻滞是最常见的第二度房室阻滞类型,表现为:①PR 间期进行性延长,直至一个 P 波受阻不能下传心室;②相邻 RR 间期进行性缩短,直至一个 P 波不能下传心室;③包含受阻 P 波在内的 RR 间期小于正常窦性 PP 间期的 2 倍。最常见的房室传导比率为 3∶2 和 5∶4。在大多数情况下,阻滞位于房室结,QRS 波群正常,极少数可位于希氏束下部,QRS 波群呈束支传导阻滞图形。第二度Ⅰ型房室阻滞很少发展为第三度房室阻滞。第二度Ⅱ型房室传导阻滞即心房冲动传导突然阻滞,但 PR 间期恒定不变。下传搏动的 PR 间期大多正常。当 QRS 波群增宽,形态异常时,阻滞位于希氏束-浦肯野系统。若 QRS 波群正常,阻滞可能位于房室结内。

第三度(完全性)房室阻滞心电图特点:此时全部心房冲动均不能传导至心室。其特征为:①心房与心室活动各自独立、互不相关;②心房率快于心室率,心房冲动来自窦房结或异位心房节律(房性心动过速、扑动或颤动);③心室起搏点通常在阻滞部位稍下方。如位于希氏束及其近邻,心室率 40~60 次/分,QRS 波群正常,心律亦较稳定;如位于室内传导系统的远端,心室率可低至 40 次/分以下,QRS 波群增宽,心室律亦常不稳定。

2.室内传导阻滞　室内传导阻滞又称室内阻滞,是指希氏束分叉以下部位的传导阻滞。室内传导系统由 3 个部分组成:右束支、左前分支和左后分支,室内传导系统的病变可波及单支、双支或三支。

右束支阻滞心电图特点:QRS 时限≥0.12 秒。V_1、V_2 导联呈 rsR,R 波粗钝;V_5、V_6 导联呈 qRS,S 波宽阔。T 波与 QRS 主波方向相反。不完全性右束支阻滞的图形与上述相似,但 QRS 时限<0.12 秒。

左束支阻滞心电图特点:QRS 时限≥0.12 秒。V_5、V_6 导联 R 波宽大,顶部有切迹或粗钝,其前方无 q 波。V_1、V_2 导联呈宽阔的 QS 波或 rS 波形。V_5、V_6 导联 T 波与 QRS 主波方向相反。不完全性左束支阻滞图形与上述相似,但 QRS 时限<0.12 秒。

左前分支阻滞心电图特点:额面平均 QRS 电轴左偏达-450~-900。Ⅰ、aV_1 导联呈 qR 波,Ⅱ、Ⅲ、aVF 导联呈 rS 图形,QRS 时限<0.12 秒。

左后分支阻滞心电图特点:额面平均 QRS 电轴右偏达+90°~+120°(或+80°~+140°)。Ⅰ导联呈 rS 波,Ⅱ、Ⅲ、aVF 导联呈 qR 波,且 RⅢ>RⅡ,QRS 时限<0.12 秒。确立诊断前应首先排除常见引起电轴右偏的病变,如右室肥厚、肺气肿、侧壁心肌梗死与正常变异等。

双分支阻滞与三分支阻滞心电图特点:前者是指室内传导系统三分支中的任何两分支同时发生阻滞。后者是指三分支同时发生阻滞。如三分支均阻滞,则表现为完全性房室阻滞。由于阻滞分支的数量、程度、是否间歇发生等情况有不同的组合,故可出现不同的心电图表现。最常见的为右束支合并左前分支阻滞。右束支合并左后分支阻滞较罕见。当右束支阻滞与左束支阻滞两者交替出现时,双侧束支阻滞的诊断便可成立。

四、实验室及其他检查

(一)发作时心电图检查

心律失常发作时的心电图记录是确诊心律失常的重要依据。应包括较长的Ⅱ或 V_1 导联记录。注意 P 和 QRS 波形态,P-QRS 关系,PP、PR 与 RR 间期,判断基本心律是窦性还是异位。房室独立活动时,找出 P 波与 QRS 波群的起源(选择Ⅱ、aVF、aVR、V_1 和 V_5、V_6 导联)。P 波不明显时,可试加大电或加快纸速,作 P 波较明显的导联的长记录。必要时还可以用食管导联或右房内电图显示 P 波。经上述方法有意识地在 QRS、ST 和 T 波中寻找,但仍未见 P 波时,考虑有心房颤动、扑动,房室交接处心律或心房停顿等可能。通过逐个分析提早或延迟心搏的性质和来源,最后判断心律失常的性质。

(二)发作间歇期检查

应着重于有无高血压、冠心病、瓣膜病、心肌病、心肌炎等器质性心脏病的证据。常规心电图、超声心动图、心电图运动负荷试验、放射性核素显影、心血管造影等无创和有创性检查有助于确诊或排除器质性心脏病。

(三)动态心电图

动态心电图是一种通过随身携带的记录器,连续不断地监测人体 24 小时心电变化,再经信息处理分析系统记录的心电图。动态心电图可以连续 24 小时记录受检者心电图变化,结合病人的活动日记,以明确病人的症状、活动状态及服用药物等与心电图变化之间的关系。

(四)有创性电生理检查

有创性电生理检查除能确诊缓慢性心律失常和快速心律失常的性质外,还能在心律失常发作间歇应用程序电刺激方法判断窦房结和房室传导系统功能,诱发室上性和室性快速心律失常,确定心律失常起源部位,评价药物与非药物治疗效果,以及为手术、起搏或消融治疗提供必要的信息。

（五）信号平均心电图

信号平均心电图又称高分辨体表心电图,可能在体表记录到标志心室肌传导延缓所致局部心肌延迟除极的心室晚电位。心室晚电位的存在为折返形成提供了有利基础,因而,记录到心室晚电位的患者,其室性心动过速、心室颤动和猝死发生的危险性相应增高。

（六）运动试验

运动试验可能在心律失常发作间歇时诱发心律失常,因而有助于间歇发作心律失常的诊断。抗心律失常药物(尤其是致心室内传导减慢的药物)治疗后出现运动试验诱发的室性心动过速,可能是药物致心律失常作用的表现。

五、诊断与鉴别诊断

根据临床症状和体表心电图,可对心律失常进行诊断。对心律失常要确定其性质、诱因、对血流动力学影响的程度、恶性程度和预后以及导致猝死的风险。发作间期应确定有无器质性心脏病,必要时行心腔内电生理检查,确定心律失常的性质和治疗方案。

（一）病史

心律失常的诊断应从详尽采集病史入手。让患者客观描述发生心悸等症状时的感受。病史通常能提供对诊断有用的线索:

1.心律失常的存在及其类型。

2.心律失常的诱发因素:烟、酒、咖啡、运动及精神刺激等。

3.心律失常发作的频繁程度、起止方式。

4.心律失常对患者造成的影响,产生症状或存在潜在预后意义。

5.心律失常对药物和非药物方法如体位、呼吸、活动等的反应。

（二）体格检查

除检查心率与节律外,某些心脏体征有助心律失常的诊断。例如,完全性房室传导阻滞或房室分离时心律规则,因 PR 间期不同,第一心音强度亦随之变化。若心房收缩与房室瓣关闭同时发生,颈静脉可见巨大 a 波。左束支传导阻滞可伴随第二心音反常分裂。

颈动脉窦按摩通过提高迷走神经张力,减慢窦房结冲动发放频率和延长房室结传导时间与不应期,可对某些心律失常的及时终止和诊断提供帮助。其操作方法是:患者取平卧位,尽量伸展颈部,头部转向对侧,轻轻推开胸锁乳突肌,在下颌角处触及颈动脉搏动,先以手指轻触并观察患者反应。如无心率变化,继续以轻柔的按摩手法逐渐增加压力,持续约 5 秒。严禁双侧同时施行。老年患者颈动脉窦按摩偶尔会引起脑梗死。因此,事前应在颈部听诊,如听到颈动脉嗡鸣音应禁止施行。窦性心动过速对颈动脉窦按摩的反应是心率逐渐减慢,停止按摩后恢复至原来水平。房室结参与的折返性心动过速的反应是可能心动过速突然终止。心房颤动与扑动的反应是心室率减慢,后者房率与室率可成(2～4):1 的比例变化,随后恢复原来心室率,但心房颤动与扑动依然存在。

(三)心电图检查

心电图检查是诊断心律失常最重要的一项无创伤性检查技术。应记录十二导联心电图,并记录清楚显示 P 波导联的心电图长条以备分析,通常选择 V_1,或 Ⅱ 导联。系统分析应包括:心房与心室节律是否规则、频率如何、PR 间期是否恒定、P 波与 QRS 波群形态是否正常、P 波与 QRS 波群的相互关系等。

(四)长时间心电图记录

动态心电图检查是使用一种小型便携式记录器,连续记录患者 24 小时的心电图,患者日常工作与活动均不受限制。这项检查便于了解心悸与晕厥等症状的发生是否与心律失常有关,明确心律失常或心肌缺血发作与日常活动的关系以及昼夜分布特征,协助评价抗心律失常药物疗效,起搏器或埋藏式心脏复律除颤器的疗效以及是否出现功能障碍。

若患者心律失常间歇发作且不频繁,有时难以用动态心电图检查发现。此时,可应用事件记录器,记录发生心律失常及其前后的心电图,通过直接回放或经电话(包括手机)或互联网将实时记录的心电图传输至医院。尚有一种记录装置可埋植于患者皮下一段时间,装置可自行启动、检测和记录心律失常,可用于发作不频繁、原因未明而可能系心律失常所致的晕厥患者。

(五)运动试验

患者在运动时出现心悸,可做运动试验协助诊断。但应注意,正常人进行运动试验,亦可发生室性期前收缩。运动试验诊断心律失常的敏感性不如动态心电图。

(六)食管心电图

解剖上,左心房后壁毗邻食管,因此,插入食管电极导管并置于心房水平时,能记录到清晰的心房电位,并能进行心房快速起搏或程序电刺激。

食管心电图结合电刺激技术对常见室上性心动过速发生机制的判断可提供帮助,如确定是否存在房室结双径路。房室结折返性心动过速能被心房电刺激诱发和终止。食管心电图能清晰地识别心房与心室电活动,便于确定房室分离,有助于鉴别室上性心动过速伴有室内差异性传导与室性心动过速。食管快速心房起搏能使预激图形明显化,有助于不典型的预激综合征患者确诊。应用电刺激诱发与终止心动过速,可协助评价抗心律失常药物疗效。食管心房刺激技术亦用于评价窦房结功能。此外,快速心房起搏,可终止药物治疗无效的某些类型室上性折返性心动过速。

(七)临床心电生理检查

心腔内心电生理检查是将几根多电极导管经静脉和(或)动脉插入,放置在心腔内的不同部位辅以 8~12 通道以上多导生理仪同步记录各部位电活动,包括右心房、右心室、希氏束、冠状窦(反映左心房、室电活动)。与此同时,应用程序电刺激和快速心房或心室起搏,测定心脏不同组织的电生理功能;诱发临床出现过的心动过速;预测和评价不同的治疗措施(如药物、起搏器、植入式心脏复律除颤器、导管消融与手术治疗)的疗效。患者接受电生理检查,大多基于以下 3 个方面的原因:

1.诊断性应用　确立心律失常及其类型的诊断,了解心律失常的起源部位与发生机制。

2.治疗性应用 以电刺激终止心动过速发作或评价某项治疗措施能否防止电刺激诱发的心动过速；植入性电装置能否正确识别与终止电诱发的心动过速；通过电极导管，以不同种类的能量（射频、冷冻、超声等）消融参与心动过速形成的心肌，以达到治愈心动过速的目的。

3.判断预后 通过电刺激确定患者是否易于诱发室性心动过速、有无发生心脏性猝死的危险。

除了从体表心电图来鉴别容易混淆的心律失常外，某些特别难鉴别的心律失常还需要进行食管心电图、临床心电生理检查来鉴别。

六、中医病因病机

中医学认为本病多因禀赋不足，素体虚弱，或久病伤正，或劳倦伤脾，以及药物影响有关，可致气血阴阳失调，心神失养，心主不安，或痰、饮、火、瘀扰乱心神。

1.感受外邪 外邪侵袭，内舍于心，邪阻于脉，心血运行受阻；或风、寒、湿、热等外邪，内侵于心，耗伤心气或心阴，心神失养，引起心悸。温病、疫证日久，邪毒灼伤营阴，心神失养，或邪毒传心扰神，亦可引起本病。

2.情志失调 恼怒伤肝，肝气郁滞，日久化火，气火扰心，则心悸；气滞不解，久则血瘀，心脉瘀阻，亦可心悸；忧思伤脾，阴血亏耗，心失所养，则心悸；大怒伤肝，大恐伤肾，怒则气逆，恐则精却，阴虚于下，火逆于上，发为本病。

3.饮食不节 嗜食肥甘，饮酒过度，损伤脾胃，运化失司，湿聚成痰，日久痰浊阻滞心脉，或痰浊郁而化火，痰火上扰心神，而发本病；脾失健运，气血生化乏源，心失所养，以致发病。

4.劳欲过度 房劳过度，肾精亏耗，心失所养；劳伤心脾，心气受损，亦可诱发本病。

5.久病失养 水肿日久，水饮内停，继则水气凌心，而心悸；咳喘日久，心肺气虚，引起发病；长期慢性失血，致心血亏虚，心失所养，而发病。

中医学认为心律失常病位在心，与肝、脾、肾密切相关。病变表现为虚证或实证，或虚实夹杂。主要病因病机有：情志内伤，肝失疏泄，气滞血瘀；嗜食肥甘，损伤脾胃，脾失健运，聚湿生痰，均可致心脉痹阻而发为本病；另一方面，劳倦思虑过度，损伤心脾，气血生化之源不足，年老肾精亏虚，不能濡养五脏之阴，均可致心失濡养，而发为本病。病机特点是本虚标实，本虚是气、血、阴、阳亏虚，以气阳不足为多，标实是痰浊、瘀血、气滞、水饮。

七、中医诊断及病证鉴别

本病病位在心，但也可导致其他脏腑功能失调或亏损；其他脏腑的病变也可直接或间接影响到心。虚为气、血、阴、阳亏虚；实为痰饮、瘀血、火邪上逆。功能性心律失常多为心率快速性，病机多为心虚胆怯，心神动摇；冠心病多为气虚血瘀，或痰瘀交阻；风湿性心脏病以心脉闭阻为主；病毒性心肌炎多为毒邪外侵，内舍于心，引起气阴两虚，瘀阻络脉。

【病证鉴别】

1.惊悸与怔忡　见表 3-1。

表 3-1　惊悸与怔忡的鉴别

	惊悸	怔忡
病因病机	多与情绪因素有关,可由骤遇惊恐、忧思恼怒、悲哀过极、过度紧张诱发	多由久病体虚,心脏受损所致,无精神等因素亦可发作
症状	呈阵发性,时作时止	持续心悸,心中惕惕,不能自控
病性	实证居多	虚证居多,或虚中夹实
病势	病情较轻	病情较重

2.心悸与奔豚　相同点:奔豚发作时,也有心胸躁动不安。不同点:奔豚为上下冲逆,发自少腹;心悸则为心中剧烈跳动。

3.心悸与卑惵　卑惵为一种以神志异常为主的病证,症见"痞塞不欲食,心中常有所歉,爱处暗室,或倚门后,见人则惊避,似失志状"。一般无促、结、代、疾、迟等脉象变化,病因为心血不足所致;心悸以心跳不安,不能自主,但不避人,无情志异常。

八、治疗

【治疗思路】

心律失常的治疗是一个相对复杂的过程,可根据心律失常的性质、类型、危险程度等选用不同的治疗方法和方案。积极治疗基础疾病,纠正和预防诱发因素,要消除各种能引起心律失常的因素,并尽量避免感染、劳累、情志及药物等诱发因素。心律失常患者在病发时会出现心悸、胸闷、头晕、无力等现象,生活和工作都大受困扰。如果没得到适当的治疗,病情严重的患者更有可能晕厥,甚至猝死。急救处理目标是稳定血流动力学,保证各重要脏器的血供。

中医辨证治疗一般在血流动力学稳定之后进行,可针对病因进行辨证施治。根据急则治其标,缓则治其本的原则,病情急重者首先消除症状与复脉,病情缓者,则补虚扶正,消除病因以治其本。虚证在于补气、养血、滋阴、温阳,合以养心安神;祛邪在于祛痰、化饮、清火、行瘀,合以重镇安神;虚实错杂者宜扶正祛邪兼顾。中医药对需要急救的心律失常的治疗切入点在于:①应用抗心律失常药物有相对禁忌或效果不佳者;②辨证治疗,改善患者的临床症状。

【西医治疗】

(一)抗心律失常药物的应用

目前,临床使用抗心律失常药物的适应证为:心律失常导致的临床症状影响患者生活质量和工作能力;因心律失常,存在直接或潜在的导致或增加猝死危险。

1.心房颤动的治疗　近代将心房颤动分为阵发性心房颤动、持续性心房颤动和永久性心房颤动。心房颤动治疗的目标除了预防血栓栓塞并发症以外,还需控制心室率,恢复窦性心律并防止其复发。用于心房颤动的抗心律失常药物有两类:①转复心房颤动,恢复窦性心律和预防复发的药物,包括 A 类(奎尼丁)、C 类(普罗帕酮、莫雷西嗪)和Ⅲ类(胺碘酮、索他洛尔)抗心律失常药物。它们主要作用于心房,以延长心房不应期或减慢心房内传导。②减慢心室率的药物,包括β受体阻滞剂、非双氢吡啶类 CCB(维拉帕米和地尔硫革)以及洋地黄类药物。它们作用于房室结,以延长房室结不应期,增加隐匿传导。过去,曾有些临床医生将减慢心室率的药物误解为有转复心房颤动为窦性心律或预防心房颤动复发的功能,如洋地黄类(毛花苷C、地高辛)、非双氢吡啶类(维拉帕米和地尔硫草)和β受体阻滞剂。

　　2.室性心律失常的治疗　首选β受体阻滞剂,也可用普罗帕酮、美西律、莫雷西嗪等,但不宜使用有脏器毒性或不良反应的药物,如奎尼丁、索他洛尔和胺碘酮。治疗后果的评价以症状减轻或消失为判断标准,不宜反复作动态心电图检查。

　　3.房室传导阻滞的治疗　药物治疗包括解除迷走神经张力,纠正电解质失调,停用有关药物,急性心肌炎、心脏直视手术损伤或急性心肌梗死引起的房室传导阻滞者,可试用糖皮质激素治疗。药物治疗可用异丙肾上腺素、麻黄碱、阿托品、碱性药物等,当心室率缓慢而影响血流动力状态的二度和三度房室传导阻滞,均应考虑临时或永久起搏治疗。

　　4.缓慢性心律失常的治疗　如心率不低于 50 次/分,不引起症状,不需治疗,如心率低于40 次/分,常引起心绞痛、心功能不全或中枢神经系统功能障碍时。一般选用增强心肌自律性和(或)加速传导的药物,如拟交感神经药(异丙肾上腺素等)、迷走神经抑制药物(阿托品)或碱化剂(克分子乳酸钠或碳酸氢钠)。

(二)非药物治疗

　　非药物治疗包括机械方法兴奋迷走神经、心脏起搏器、电复律、电除颤、电消融、射频消融和冷冻或激光消融以及手术治疗。心脏起搏器多用于治疗缓慢心律失常,以低能量电流按预定频率有规律地刺激心房或心室,维持心脏活动;亦用于治疗折返性快速心律失常和心室颤动,通过程序控制的单个或连续快速电刺激终止折返形成。

　　1.心脏电复律适应证　主要有急性快速异位心律失常及持续性心房颤动或心房扑动两种。阵发性室性心动过速可引起明显血流动力学改变而影响循环功能,需积极处理。一般选用药物,如无效,就应尽早进行同步电复律。

　　心房颤动伴有下述情况,可行同步电复律:病程在 1 年以内;左房直径小于 50 mm;心室率快,药物治疗无效;二尖瓣病变已矫治 6 周以上;甲状腺功能亢进已得到控制。阵发性室上性心动过速包括房性心动过速、交界性心动过速,经药物治疗无效时,可用同步电复律。同步直流电复律禁忌证:洋地黄中毒引起的心律失常;室上性心律失常伴完全性房室传导阻滞;病态窦房结综合征中的快速性心律失常;电复律后使用药物无法维持窦性心律,心房颤动复发不能耐受药物维持者。

　　2.导管消融术　心导管消融治疗是通过心导管将电能、激光、冷冻或射频电流引入心脏内以消融特定部位的心肌细胞,借以融断折返环路或消除病灶治疗心律失常的方法,主要用于治疗一些对药物治疗反应不佳的顽固性心律失常。射频消融创伤范围小,与周围正常组织界限分明,因而,并发症较少,操作时无需麻醉,故更安全有效.已取代电击消融。

　　目前射频消融治疗心律失常的适应证有:有威胁患者生命的快速心律失常,如预激综合征、高危旁路并发心室率极快的心房颤动、特发性室速等;频繁发作的房性折返性心动过速或房室结折返性心动过速,药物治疗或预防无效,或药物治疗产生不可耐受的副作用;对药物不能控制心室率的快速房性心律失常,尤其是心脏逐渐增大或心力衰竭难以控制时。妊娠妇女禁忌射频消融。

3.外科治疗目的　在于切除、隔置、离断参与心动过速生成、维持与传播的组织,保存或改善心脏功能。外科治疗心律失常由于创伤大、手术复杂、费用高昂,不可能常规地广泛应用于临床,但对于某些介入治疗难以奏效的病例,仍可作为一种最后的选择。对于一些本来需要心脏外科手术的心律失常患者,两种手术可以同时进行,如先天性心脏病伴难以消融治疗的右侧旁路,冠状动脉旁路移植术和矫正瓣膜关闭不全或狭窄的手术等。此外,有些外科手术方法,为介入治疗奠定了理论基础。

【中医治疗】

(一)辨证论治

1.心神不宁

证候:心悸心慌,善惊易恐,坐卧不安,失眠多梦,舌苔薄白,脉象虚数或结代。

治法:镇惊定志,养心安神。

方药:安神定志丸加减。

药用人参、茯苓、茯神、菖蒲、姜远志、龙齿、酸枣仁、合欢皮、炙甘草等。兼见心阳不振加附子、桂枝;兼心血不足加熟地、阿胶;心悸气短,动则益甚,气血明显者,加黄芪以增强益气之功;心气不敛者加五味子、酸枣仁、柏子仁以收敛心气,养心安神。

2.气血不足

证候:心悸气短,活动尤甚,眩晕乏力,面色无华,舌质淡,苔薄白,脉细弱。

治法:补血养心,益气安神。

方药:归脾汤加减。

药用白术、茯神、黄芪、龙眼肉、酸枣仁、人参、木香、甘草、当归、远志、生龙骨、生牡蛎、生姜、大枣等。气虚甚者,重用人参、黄芪、白术、炙甘草,少佐肉桂,取少火生气之意;血虚甚者加熟地、白芍、阿胶;阳虚甚而汗出肢冷,脉结或代者,加附片、桂枝、煅龙骨、煅牡蛎;若心悸气短,神疲乏力,心烦失眠,五心烦热,自汗盗汗,胸闷,面色无华,舌质淡红少津,苔少或无,脉细数者,为气阴两虚,治以益气养阴,养心安神,用炙甘草汤加减。

3.阴虚火旺

证候:心悸不宁,心烦少寐,头晕目眩,手足心热,耳鸣腰酸,舌质红,苔少,脉细数。

治法:滋阴清火,养心安神。

方药:天王补心丹加减。

药用人参、玄参、丹参、茯苓、五味子、远志、桔梗、当归、天冬、麦冬、柏子仁、酸枣仁、生地、朱砂、生龙骨、生牡蛎、珍珠粉等。

4.气阴两虚

证候:心悸怔忡,头晕乏力,胸痛胸闷,少气懒言,五心烦热,失眠多梦;舌质红,少苔,脉虚数。

治法:益气养阴,养心安神。

方药:方选生脉散合人参养营汤加减。

药用人参、麦冬、五味子、甘草、当归、白芍、熟地、肉桂、大枣、黄芪、白术、茯苓、远志、陈皮、生姜等。善惊易恐者加珍珠母、生龙骨、生牡蛎等以加强重镇安神之功；阴虚夹瘀热者加丹参、丹皮、赤芍、生地；心气虚明显，心动悸，脉结代甚者，可合炙甘草汤；气虚瘀阻，颈脉动甚，面唇青紫明显者，加丹参、桃仁、红花、地龙等。

5.痰火扰心

证候：心悸时发时止，胸闷烦躁，失眠多梦，口干口苦，大便秘结，小便黄赤，舌苔黄腻，脉弦滑。

治法：清热化痰，宁心安神。

方药：黄连温胆汤加减。

药用半夏、陈皮、枳实、竹茹、黄连、茯苓、甘草、大枣等。烦躁不安，惊悸不宁者，加朱砂、琥珀、生龙骨、生牡蛎、珍珠母等；痰热甚，痰火上扰心神，心悸而彻夜不眠，大便秘结者，可改用礞石滚痰丸，以泻火逐痰；痰热伤阴，口干盗汗者，加麦冬、天冬、沙参、玉竹、石斛；痰热内甚，苔黄腻甚者，加茵陈、苦参、藿香、佩兰等。

6.心脉瘀阻

证候：心悸不安，胸闷不舒，心痛时作，或见唇甲青紫或有瘀斑，脉涩或结代。

治法：活血化瘀，理气通络。

方药：血府逐瘀汤加减。

药用桃仁、红花、生地、当归、白芍、川芎、牛膝、枳壳、桔梗等。兼有气滞者加柴胡、木香、青皮；因气虚而致瘀者，去理气之品，加黄芪、党参、白术、山药；兼见血虚者加何首乌、熟地、阿胶等；络脉痹阻，胸部闷窒甚者，去生地，加沉香、檀香、降香。

7.心阳不振

证候：心悸不安，胸闷气短，面色苍白，形寒肢冷，舌质淡白，脉虚弱或涩或结代。

治法：温补心阳，安神定悸。

方药：参附汤合桂枝甘草汤加减。

药用人参、熟附子、生姜、大枣、桂枝、炙甘草、阿胶、火麻仁、麦冬、白术、茯苓、芍药等。心阳不足，形寒肢冷者，加黄芪、干姜、细辛；大汗出者，重用人参，加煅龙骨、煅牡蛎、山萸肉；兼见水饮内停者加葶苈子、五加皮、大腹皮、泽泻、猪苓；夹有瘀血者加丹参、桃仁、红花。

（二）急救治疗

1.脉率快速型心悸

（1）生脉注射液 20～30mL＋50％葡萄糖液 20～40mL，静脉注射，连用 3～4 次，多能控制病情，继以每日 2 次巩固疗效。

（2）黄夹苷 0.125～0.25mg，或福寿草总苷 0.6～0.8mg，或铃兰毒苷 0.1mg、万年青苷 2～4mL＋50％葡萄糖液 20～40mL，缓慢静脉注射，每日 2～4 次。

（3）苦参注射液 2mL，肌内注射，每日 2～3 次；苦参浸膏片 3～5 片，每日 2～3 次。

2.脉率过缓型心悸

（1）参附注射液 10～20mL＋50％葡萄糖液 20～40mL，静脉注射，每日 2～3 次，或以大剂量静脉滴注。

（2）人参注射液 10～20mL＋50％葡萄糖液 20～40mL，静脉注射，每日 2～3 次。

（3）附子注射液 2.5～5mg＋5％～10％葡萄糖液 100～200mL，静脉滴注，每分钟 10～25μg，每日 1 次。

3.脉率不整型心悸

（1）常洛林，0.2g，每日 3～4 次，病情控制后，改为每日 1～2 次。

（2）福寿草片，每次 1 片，病情顽固者每次 2 片，每日 2～3 次，病情控制后每次 1/2～1/3 片。

九、转归、预防与调护

心律失常的预后与心律失常的病因、诱因、演变趋势是否导致严重血流动力障碍有关。发生于无器质性心脏病基础上的心律失常包括期前收缩、室上性心动过速和心房颤动，大多预后良好；但 QT 延长综合征患者发生室性过早搏动，易演变为多形性室性心动过速或心室颤动，预后不佳；预激综合征患者发生心房扑动或心房颤动且心室率很快时，除易引起严重血流动力学改变外，还有演变为心室颤动的可能，但大多可经直流电复律和药物治疗控制发作，因而预后尚好。室性快速心律失常和心率极度缓慢的完全性房室传导阻滞、心室自主节律、重度病态窦房结综合征等，可迅速导致循环功能障碍而立即威胁患者的生命。房室结内阻滞与双束支（三分支）阻滞所致的房室传导阻滞的预后有显著差别，前者预后较好而后者预后恶劣。发生在器质性心脏病基础上的心律失常，如本身不引起明显血流动力障碍，又不易演变为严重心律失常的，预后一般尚好，但如基础心脏病严重，尤其是伴心功能不全或急性心肌缺血者，预后一般较差。

应积极治疗引起心律失常的基础疾病，如冠心病、肺心病；对于高血压患者应控制好血压；有风湿热者宜抗风湿；有高脂血症者应注意饮食结构，并予以降脂治疗；积极预防感冒，防治心肌炎。患者应保持精神乐观，情绪稳定，坚定信心，坚持治疗。对体质较弱及对情绪刺激敏感者，应避免惊恐及忧思恼怒等精神刺激。饮食有节，进食营养丰富而易消化吸收的食物，忌过饱、过饥、烟酒、浓茶，宜低脂、低盐饮食。中医辨证为心气阳虚者忌过食生冷，心气阴虚者忌辛辣炙煿，痰浊、瘀血者忌过食肥甘，水饮凌心者宜少食盐。

第四章 心力衰竭

第一节 急性心力衰竭

急性心力衰竭是指由于急性心脏病变引起心排血量显著、急骤降低,导致组织器官灌注不足和急性淤血的综合征。临床以急性左心衰较常见,主要表现为急性肺水肿,重者伴心源性休克。急性右心衰较少见,临床可发生于急性右室心肌梗死和大块肺栓塞等

一、病因病理

【病因】

1.慢性心衰急性加重　为常见原因。

2.急性心肌坏死和(或)损伤　如急性冠脉综合征、急性重症心肌炎、围生期心肌病、药物所致的心肌损伤与坏死。

3.急性血流动力学障碍　如急性瓣膜大量反流和(或)原有瓣膜反流加重、高血压危象、重度主动脉瓣或二尖瓣狭窄、左心房内血栓或黏液瘤嵌顿二尖瓣口、主动脉夹层、心包填塞、急性舒张性左心衰竭使心室和左心房容量负荷突然剧增,以及输液、输血过多或过快等。

4.严重的心律失常　如快速性心房颤动、心跳骤停、显著的心动过缓等。

【病理】

主要的病理基础为左心室收缩力突然严重减弱,心排血量急剧减少,或左室舒张末压迅速升高,肺静脉压快速增加,肺毛细血管内液体渗入到肺间质和肺泡内,形成急性肺水肿。

二、临床表现

(一)早期表现

原来心功能正常的患者出现原因不明的疲乏或运动耐力明显降低以及心率增加 $15\sim20$ 次/分,可能是左心功能降低的最早征兆。继而可出现劳力性呼吸困难、夜间阵发性呼吸困难,查体可发现左心室增大,舒张早期或中期奔马律,P_2 亢进,两肺底有细湿啰音。

（二）急性肺水肿

突发的严重呼吸困难、端坐呼吸、喘息不止、烦躁不安并有恐惧感，呼吸频率可达 30～507 次/分；频繁咳嗽或咯出大量粉红色泡沫样血痰；听诊心率快，心尖部常可闻及奔马律；两肺满布湿啰音和哮鸣音。

（三）心源性休克

主要表现为：

1.持续低血压，收缩压降至 90mmHg 以下，或原有高血压的患者收缩压降幅≥60mmHg，且持续 30 分钟以上。

2.组织低灌注状态，可有：①皮肤湿冷、苍白和紫绀，出现紫色条纹；②心动过速＞110 次/分；③尿量显著减少（＜20mL/h），甚至无尿；④意识障碍，常有烦躁不安、激动焦虑、恐惧和濒死感；收缩压低于 70mmHg，可出现抑制症状如神志恍惚、表情淡漠、反应迟钝，逐渐发展至意识模糊甚至昏迷。

3.血流动力学障碍，PCWP≥18mmHg，心脏排血指数（CI）≤2.2L/（min·m^2）。

4.低氧血症和代谢性酸中毒。

三、实验室及其他检查

1.心电图　可明确心肌缺血损伤改变、心律失常、心房和心室扩大及负荷增加等情况。

2.胸部 X 线检查　肺纹理增多、增粗或模糊，肺间质水肿所致的 KerleyB 线。双肺门有呈放射状分布的大片云雾状阴影，或呈粗大结节影、粟粒状结节影。

3.超声心动图　可了解心脏的结构及室壁运动情况，测定左室射血分数（LVEF）及心脏收缩/舒张功能，估测肺动脉压、左右心室充盈压等。

4.心衰标志物　B 型利钠肽（BNP）及其 N 末端 B 型利钠肽原（NF-proBNP）的浓度测定对心衰的临床诊断有重大意义。

5.心肌坏死标志物　心肌肌钙蛋白 T 或 I（cTnT 或 cTnl）、肌酸激酶同工酶（CK-MB）、肌红蛋白升高可以评价是否存在心肌损伤或坏死及其严重程度。

6.动脉血气分析　急性左心衰竭常伴低氧血症，血氧饱和度＜90％。

四、诊断与鉴别诊断

【诊断】

根据基础心脏病史，突然出现典型的急性心衰症状，如严重乏力，呼吸困难，端坐呼吸，烦躁不安，皮肤湿冷，频发咳嗽，甚至咳粉红色泡沫样痰，听诊心率增快，双肺或肺底闻及湿啰音或哮鸣音，舒张期奔马律，P$_2$ 亢进，可做出初步诊断。结合心电图、胸部 X 线改变，血气分析异常（氧饱和度＜90％），超声必动图和 BNP/NT-proBNP 异常，作出明确诊断。

【鉴别诊断】

急性心衰应与支气管哮喘发作和哮喘持续状态、急性大块肺栓塞、肺炎、严重的慢性阻塞性肺病(COPD)等相鉴别,还应与其他原因所致的非心源性肺水肿(如急性呼吸窘迫综合征)以及非心源性休克等疾病相鉴别。

五、治疗

【治疗思路】

急性心衰常危及生命,必须紧急施救和治疗,迅速采取措施缓解各种严重症状,稳定血流动力学状态,纠正水、电解质紊乱和维持酸碱平衡,保护重要脏器如肺、肾、肝和大脑血液灌注,防止功能损害,降低死亡危险,改善近期和远期预后。中医治疗采用口服速效制剂和静脉注射剂,以益气活血,回阳固脱,有助于缓解症状,稳定血流动力学状态,改善心脏功能。

【西医治疗】

(一)一般处理

1.体位 静息时应半卧位或端坐位,双腿下垂,以减少回心血量。

2.吸氧 立即用鼻导管高流量给氧或面罩加压给氧,氧气可通过加入适量(50%～75%)酒精的湿化瓶或使用有机硅消泡剂,使泡沫的表面张力降低而破裂,改善肺泡通气。

3.开放静脉通 道至少开放两条静脉通道,并保持通畅。必要时可采用深静脉穿刺置管。

4.饮食 进易消化食物,避免一次大量进食,不要饱餐。

5.出入量管理 限制饮水量和静脉输液速度。对无明显低血容量因素者每天入液量一般控制在 1500mL 以内,保持每天水出入量负平衡(约 500mL/d),严重肺水肿者的水负平衡为1000～2000mL/d,甚至可达 3000～5000mL//d,逐渐过渡到出入液量大体平衡。注意防止发生低血容量、低血钾和低血钠等。

(二)药物治疗

1.镇静剂 主要应用吗啡,不仅可以镇静,使呼吸深度减小,频率减慢,从而改善通 zi 和换气功能,减少躁动给心脏带来的额外负担,还可迅速扩张外周静脉及小动脉,减少心脏前后负荷。用法为 2.5～5.0mg 静脉缓慢注射,亦可皮下或肌肉注射。

2.支气管解痉 氨茶碱可扩张支气管并有正性肌力及扩血管、利尿作用。0.125～0.25g以葡萄糖注射液稀释后静脉推注(10 分钟),4～6 小时后可重复一次。

3.利尿剂 应采用静脉利尿制剂,首选呋塞米,静脉注射 20～40mg,根据利尿情况可多次重复应用,起初 24 小时不超过 200mg。

4.血管扩张剂 能降低心室前后负荷,从而缓解肺淤血。可用硝普钠、硝酸酯类药物等。

(1)硝普钠:扩张动、静脉,根据血压调整用量,维持收缩压在 100mmHg;临床应用宜从小剂量(10μg/min)开始,2～5 分钟起效,可酌情逐渐增加剂量至 50～250μg/min。

(2)硝酸酯类药物:硝酸甘油静脉滴注,起始剂量 5～10μg/min,每 5～10 分钟递增 5～10μg/min,最大剂量 100～200μg/min;硝酸异山梨酯静脉滴注,剂量 5～10mg/h。

5.正性肌力药物

(1)洋地黄类:此类药物能轻度增加心输出量,降低左心室充盈压,对急性左心衰竭患者的治疗有一定帮助。一般应用毛花苷 C0.2～0.4mg 缓慢静脉注射,2～4 小时后可以再用0.2mg,伴快速心室率的房颤患者可酌情增加剂量。

(2)多巴胺:严重低血压时,5～15μg/(kg·min)静脉滴注。

(3)多巴酚丁胺:可与多巴胺合用。

(三)非药物治疗

包括主动脉内球囊反搏(IABP)、机械通气、血液净化治疗、心室机械辅助装置、外科手术等。

【中医治疗】

1.速效救心丸功效 行气活血,祛瘀止痛。适用于气滞血瘀证。含服,一次 4～6 粒,每日 3 次;急性发作时,一次 10～15 粒。

2.参麦注射液功效 益气固脱,养阴生津。适用于气阴两虚证。2～4mL 肌肉注射,每日 1 次,或 20～60mL 加入 5％葡萄糖注射液 250mL 静脉滴注,每日 1 次。

3.参附注射液功效 回阳救逆,益气固脱。适用于心肾阳虚或心阳虚脱证。2～4mL 肌肉注射,每日 1 次,或 20～60mL 加入 5％葡萄糖注射液 250mL 静脉滴注,每日 1 次。

六、预后

急性心衰的预后很差,住院病死率为 3％,60 天病死率为 9.6％,三年和五年病死率分别高达 30％和 60％。急性心衰患者在纠正了异常的血流动力学状态和病情稳定后,即应转入进一步的后续治疗。主要根据预后评估、有无基础心血管疾病和有无心衰这三方面的情况确定治疗策略,并做好随访和患者教育工作。

七、预防与调护

积极治疗原发病,注意避免心功能不全的诱发因素,如感染、过度劳累、输液过快过多等。育龄妇女应避孕。饮食宜清淡易消化,多食蔬菜、水果,防止便秘;戒烟酒。合理安排活动与休息,避免重体力劳动,轻度活动以不出现胸闷为宜。严格遵医嘱服药,尤其是长期服用地高辛的患者,切忌随意增减或撤掉药物。日常生活注意防寒保暖,防止受凉受湿,避免情绪激动。叮嘱患者定期门诊随访,防止病情发展。

第二节 慢性心力衰竭

心力衰竭(HF),简称心力衰竭,是由于各种原因的初始心肌损伤(心肌梗死、心肌病、血液动力负荷过重、炎症等)引起心肌结构和功能的变化,最后导致心室泵血和/或充盈功能低下,临床上以组织血器官灌注不足以及肺循环和/或体循环瘀血为主要特征的一组临床综合征。主要表现为呼吸困难、乏力和液体潴留。根据临床特征,本病可归属于中医的"喘证"、"心悸"、"心痹"、"心水"、"水肿"等范畴,现统一命名为"心力衰竭病"。心力衰竭是各种心脏病的严重阶段,其发病率高,有临床症状患者的 5 年存活率与恶性肿瘤相仿。据国外统计,65 岁以上人群中心力衰竭的患病率可达 6%～10%,在过去的 40 年中,心力衰竭导致的死亡增加了 6 倍。慢性心力衰竭是大多数心血管疾病的最终归宿和主要死亡原因,已成为 21 世纪最重要的心血管病症。因此,如何防治慢性心力衰竭已经成为现代医学面临的最大挑战之一。

【病因与发病机制】

1.西医病因与发病机制

(1)病因

1)原发性心肌损害:①心肌病变。主要见于节段性心肌损害如心肌缺血、心肌梗死,弥漫性心肌损害如心肌炎、心肌病等。②心肌代谢障碍。糖尿病心肌病,维生素 B_1 缺乏、心肌淀粉样变性等病变以及冠心病、肺心病、高原病等各种疾病心肌缺血缺氧所引起的心肌能量障碍的心肌损害。

2)心脏负荷过重:①压力负荷过重:左室压力负荷过重常见于高血压、主动脉流出道受阻;右室压力负荷过重常见于肺动脉高压、肺动脉瓣狭窄及肺栓塞等。②容量负荷过重:常见于心脏瓣膜关闭不全及先天性心脏或血管异常导致的左、右心或动静脉分流性疾病。

大多数心力衰竭的发生有明确的诱因,如感染、心律失常、过度劳累或情绪激动、血容量增加、妊娠与分娩、贫血等,这些诱因可使心脏负荷过重,导致心力衰竭的发生或加重已有的症状。

(2)发病机制:心力衰竭发生发展的基本机制是心肌重构。心肌重构是由于复杂的分子和细胞机制造成心肌结构、功能和表型的变化。这些变化包括心肌细胞肥大、凋亡,胚胎基因和蛋白的再表达、心肌细胞外基质表达的变化。临床上可见心肌质量和心室容量的增加以及心室形状的改变(横径增加呈球状)。

在初始的心肌损伤(心脏负荷过重、心肌梗死、炎症)以后,交感神经系统和肾素-血管紧张素-醛固酮系统(RAAS)兴奋性增高,多种内源性的神经内分泌和细胞因子的长期激活促进心肌重构,加重心肌损伤和心功能恶化,又进一步激活神经内分泌和细胞因子,从而形成恶性循环,促使疾病进展,最终导致心力衰竭。因此,治疗心力衰竭的关键就是阻断神经内分泌的过度激活,阻断心肌重构。

2.中医病因病机　中医传统文献中无"心力衰竭"名称,但对心力衰竭的临床表现、病因病机及治疗早有论述。如《素问·痹论》曰:"心痹者,脉不通,烦则心下鼓,暴上气而喘。"《金匮要略·水气病脉证》曰"心水者,其人身重而少气,不得卧,烦而躁,其人阴肿",言明其病为"水",其位在"心"。认为肿系"心水",是对"肾水"论的进一步发展。不仅其所述症状与心力衰竭很接近,其病机与心力衰竭早期提出的"心-肾机制"学说亦非常类似。《金匮要略》提出的"腰以下肿,当利小便",为中医治疗心力衰竭活血、利水的治标之法。可见,早在数千年前,中医就对心力衰竭病有了较深的认识。

中医认为心力衰竭病的发生多由于外邪入侵、饮食偏嗜、情志所伤、先天不足、年老体衰等因素导致,久之影响及心,致心气衰弱,气不行血,血不利则为水,瘀水互结,损及心阳、心阴,气血衰败,发展为心力衰竭之病。心力衰竭病的病位在心,病变脏腑涉及肺、肝、脾、肾。病机为本虚标实之证。本虚为气虚、阳虚,标实为血瘀、水湿、痰饮,标本俱病,虚实夹杂,贯穿于心力衰竭始终。在心力衰竭的发病中,心气虚是发病基础,气虚血瘀是基本病机,心阳虚是疾病发展的标志,阴虚是常见的兼证,痰饮水停是最终的病理产物。诸病理因素及诸脏相互影响,造成恶性循环,最后酿成虚实夹杂的复杂证候,终将阴竭阳脱乃至死亡。

【临床表现】

心力衰竭按发生的部位可分为左心力衰竭、右心力衰竭和全心力衰竭。左心力衰竭主要以肺循环瘀血症状呼吸困难、咳嗽、咯痰及心排血量降低如乏力、头昏、嗜睡、夜尿增多及少尿等为临床表现。右心力衰竭主要以体循环瘀血如食欲减退、尿少、夜尿增多、肝区疼痛等症状及颈静脉充盈、肝脏肿大、水肿等体征为临床表现。全心力衰竭同时具有左、右心力衰竭的临床表现。

根据心力衰竭发生发展的过程,从心力衰竭的高发危险人群进展成器质性心脏病,出现心力衰竭症状直至难治性终末期心力衰竭,心力衰竭可分成 A,B,C,D 四个阶段。阶段 A 为"前心力衰竭阶段",包括心力衰竭的高发危人群,但目前尚无心脏的结构或功能异常,也无心力衰竭的症和/或体征。阶段 B 属"前临床心力衰竭阶段"。患者从无心力衰竭的症状和/或体征,但已发展成结构性心脏病。阶段 C 为临床心力衰竭阶段。患者已有基础的结构性心脏病,以往或目前有心力衰竭的症状和/或体征;或目前虽无心力衰竭的症状和/或体征,但以往曾因此治疗过。阶段 D 为难治性终末期心力衰竭阶段。患者有进行性结构性心脏,虽经积极的内科治疗,休息时仍有症状,且需要特殊干预。有典型心力衰竭临床表现见于 C 和 D 阶段。

【诊断】

1.病史及体征　可提供各种心脏病的病因线索,如冠心病、心脏瓣膜病、高血压、心肌病和先天性心脏病。根据临床症状及体征可判断左心力衰竭、右心力衰竭或全心力衰竭。

2.实验室及其他检查

(1)超声心动图:心力衰竭诊断中最有价值的单项检查,可提供心脏各心腔大小变化、室壁厚度、室壁运动以及心包、瓣膜和血管结构,评估心脏的收缩、舒张功能。以射血分数(EF)评估左心室收缩功能,E/A 值评价左心室舒张功能。

(2)X 线胸片:可提供心脏扩大、肺淤血、肺水肿及原有肺部疾病的信息。

(3)心电图:心力衰竭本身无特异性心电图变化,有助于心脏基本病变的诊断。提供既往心肌梗死、心房、心室肥大、心肌缺血、广泛心肌损害及心律失常信息。V1ptf 是反映左心功能减退的指标,若 V1ptf<−0.03mm/s,提示左心房负荷过重,或有早期左心力衰竭。

(4)心力衰竭标志物:B 型利钠肽(BNP)及其 N 末端 B 型利钠肽原(NT-proBNP)的测定有助于心力衰竭诊断和预后判断。BNP<100ng/L 时不支持心力衰竭的诊断,NT-proBNP<300ng/L,可排除心力衰竭,其阴性预测值为 99%。

(5)核素心室造影及核素心肌灌注显像。核素心室造影可准确测定左心室腔大小、LVEF 及室壁运动。核素心肌灌注显像可诊断心肌缺血和心肌梗死,对鉴别扩张型心肌病或缺血性心肌病有一定帮助。

（6）有创性血流动力学检查。主要用于严重威胁生命并对治疗无反应的泵衰竭患者，或需对呼吸困难和低血压休克作鉴别诊断的患者。

3.心功能不全的程度判断

（1）NYHA心功能分级：美国纽约心脏病学会（NYHA）根据心脏病患者自觉的活动能力将心功能划分为四级。Ⅰ级，日常活动无心力衰竭症状；Ⅱ级，日常活动出现心力衰竭症状（呼吸困难、乏力）；Ⅲ级，低于日常活动出现心力衰竭症状；Ⅳ级，在休息时出现心力衰竭症状。

（2）6分钟步行试验：此方法安全、简便、易行，已逐渐在临床应用，不但能评定患者的运动耐力，而且可预测患者预后。6分钟步行距离<150m为重度心力衰竭，150～450m为中重度心力衰竭，>450m为轻度心力衰竭。

4.中医辨证分型　目前中医对心力衰竭的辨证分型和治疗虽缺乏统一的规范和标准，但近年来许多专家对此做了大量研究工作，根据文献资料分析、名老中医临床经验总结、专家咨询形成的国家中医药管理局"十一五"重点专科主攻病种心力衰竭病（慢性心力衰竭）诊疗方案已在14家单位进行推广验证，统计分析结果显示可明显改善中医症状，提高生活质量，具有较好的临床疗效。其辨证分型包括稳定期和急性加重期。

（1）稳定期

1）心肺气虚、血瘀饮停证：胸闷气喘，心悸，活动后诱发或加重，神疲乏力，咳嗽，咯白痰，面色苍白，或有紫绀。舌质淡或边有齿痕，或紫暗、有瘀点、瘀斑，脉沉细、虚数或涩、结代。

2）气阴两虚、心血瘀阻证：胸闷气喘，心悸，动则加重，乏力自汗，两颧泛红，口燥咽干，五心烦热，失眠多梦，或有紫绀。舌红少苔，或紫暗、有瘀点、瘀斑，脉沉细、虚数或涩、结代。

3）阳气亏虚、血瘀水停证：胸闷气喘、心悸、咳嗽、咯稀白痰，肢冷、畏寒，尿少浮肿，自汗，汗出湿冷，舌质暗淡或绛紫，苔白腻，脉沉细或涩、结代。

4）肾精亏损、阴阳两虚证：心悸，动辄气短，时尿少肢肿，或夜卧高。腰膝酸软，头晕耳鸣，四肢不温，步履无力，或口干咽燥。舌淡红质胖，苔少，或舌红胖，苔薄白乏津，脉沉细无力或数，或结代。

（2）急性加重期

1）阳虚水泛证：喘促气急，痰涎上涌，咳嗽，吐粉红色泡沫样痰，口唇青紫，汗出肢冷，烦躁不安，舌质暗红，苔白腻，脉细促。

2）阳虚喘脱证：面色晦暗，喘悸不休，烦躁不安，或额汗如油，四肢厥冷，尿少肢肿，面色苍白，舌淡苔白，脉微细欲绝或疾数无力。

3）痰浊壅肺证：咳喘痰多，或发热形寒，倚息不得平卧；心悸气短，胸闷，动则尤甚，尿少肢肿，或颈脉显露。舌淡或略青，苔白腻，脉沉或弦滑。

【治疗】

1.治疗思路　慢性心力衰竭的治疗自20世纪90年代以来已有了非常值得注意的转变：从短期血流动力学/药理学措施转为长期的、修复性的策略，目的是改变衰竭心脏的生物学性质。心力衰竭的治疗目标不仅仅是改善症状、提高生活质量，更重要的是针对心肌重构的机制，防止和延缓心肌重构的发展，从而降低心力衰竭的死亡率和住院率。心力衰竭病的主要病机以气虚、阳虚为本，瘀血水饮为标，因此，治疗当标本兼治，以益气温阳、活血利水为基本治法。心力衰竭病常涉及肺、肝、脾、肾多个脏腑,常见其他兼证,治疗时应谨察病机,兼顾他脏(证)。

2.西医治疗

(1)一般治疗

1)去除诱发因素:需预防、识别与治疗能引起或加重心力衰竭的特殊事件,控制感染,若合并心律失常特别是房颤合并快速心室率、电解质紊乱和酸碱失衡、贫血、肾功能损害、肺梗死等,应及时处理或纠正。

2)去除或缓解基本病因:通过药物、介入或冠状动脉旁路手术改善冠心病心肌缺血,控制高血压,心脏瓣膜病瓣膜、先天性心脏病、室壁瘤手术矫正等,可使心力衰竭缓解或根治。

3)监测体重:每日监测体重发现早期液体潴留非常重要。如在3天内体重突然增加2kg以上,应考虑患者已有水、钠潴留(隐性水肿),需加大利尿剂剂量。

4)改善生活方式:控制高血压、糖尿病、高血脂、戒烟、戒酒,宜低盐、低脂饮食,轻度心力衰竭患者钠盐摄入应控制在2~3g/d,中、重度心力衰竭患者应<2g/d,肥胖患者应减轻体重,心力衰竭患者还应限制每日出入水量,严重低钠血症(血钠<130mmol/L)者,液体摄入量应<2Ud。应鼓励心力衰竭患者在不引起症状的情况下进行适当的体力活动,以避免去适应状态。

5)密切观察病情变化及定期随访:了解患者病情状况、对药物治疗的依从性、药物的不良反应、患者的饮食等情况,及时发现病情变化并采取相应措施。

(2)药物治疗

2018中国心力衰竭诊断和治疗指南发布

新指南建议经ACEI、β受体阻滞剂、醛固酮受体拮抗剂后仍持续有症状的患者,用ARNI代替ACEI(Ⅰ,B)。窦性心律的NYHAⅡ~Ⅳ级HFrEF患者,LVEF≤35%,合并以下情况之一可加用伊伐布雷定:已使用ACEl或ARB,β受体阻滞剂、醛固酮受体拮抗剂,β受体阻滞剂已达到推荐剂量或最大耐受剂量,心率仍然≥70次/min(Ⅱa,B);心率≥70次/min,对β受体阻滞剂不能耐受或禁忌者(Ⅱa,C)。

1)伊伐布雷定

①SHIFT试验:依伐布雷定证实治疗慢性心衰有效,此前的BEAUTIFUL试验可能是该药首次进行的心衰临床研究,主要终点事件包括死亡和因心衰住院率是中性的,但亚组分析表明,那些基础心率超过70次/min的患者可能获益。2010年颁布的SHIFT试验结果表明,基础治疗(包括ACEI和β受阻滞剂)后心率仍大于75次/min患者,依伐布雷定可以产生有益的临床结局,从而使其成为继ARB之后又一个可能改善慢性心衰患者预后的新药。这一试验也是迄今以降低心率为目标的首次前瞻性、随机对照试验,其阳性的结果表明,降低心率的确有益于心衰患者的治疗效果。此种降低心率为靶标。

②药理研究:Muldder P应用伊伐布雷定使慢性心力衰竭大鼠模型长期减慢心率,于停药3天后测定左室功能和结构组织的改变参数,根据结果认为,长期应用伊伐布雷定能够有效地改善心衰动物的左室功能和结构。Camm等研究了伊伐布雷定对心脏电生理参数的影响。结果显示,随着心率的下降,QT间期延长,而心率校正后的QT间期没有延长。但是,PR间期、QRS间期不受影响,此外,心房、房室结、希氏-浦肯野系统、心室的传导性和不应期也不受影

响。Lucats L 等人通过犬试验研究伊伐布雷定对心脏收缩后期室壁增厚的作用。结果显示伊伐布雷定的纯心率减缓作用不会改变这些参数，且保护室壁增厚的组成，促进了心脏泵血。Vilaine JP 研究发现，伊伐布雷定能减少离体鼠右心房的自发性搏动频率和家兔窦房结标本动作电位的代谢率。Berdeaux A 比较了伊伐布雷定和 β 受体阻断剂的药理效应，试验发现两者在心率降低相同水平情况下，伊伐布雷定提供的心脏舒张期灌流时间更长。

③药动学和药物代谢：伊伐布雷定口服给药后，能迅速和较彻底地吸收，在禁食条件下，一小时后能达到血药峰浓度。在患者体内，伊伐布雷定的血浆蛋白结合率大约为 70%，表观分布容积在稳态下接近 100L。在推荐给药每次 5mg，每日两次的长期给药中，最大血浆浓度为 22ng/ml（CV＝29%），稳态下的平均血浆浓度为 10ng/mL（CV＝38%）。在肝脏和消化道内，伊伐布雷定仅通过细胞色素 P450 3A4 发生氧化作用从而被代谢，主要的活性代谢物为 N-去甲基化衍生物。伊伐布雷定在血浆中的消除半衰期为 2 小时，有效半衰期为 11 小时。总清除率为 400mL/min，肾脏消除率为 70mL/min。通过大便和小便最终排泄代谢物，在尿液中能找到 4% 的口服原药。

伊伐布雷定的动力学呈线性，口服剂量范围为 0.5mg～24mg。使用剂量增加到 15mg～20mg（每日两次），能够增加伊伐布雷定和主要代谢物的血浆浓度，从而使心率的降低呈线性。在高剂量下，心率的降低与伊伐布雷定血浆浓度不再成比例。尽管 CYP3A4 抑制剂的危险性较低，但伊伐布雷定与强的 CYP3A4 抑制剂联合使用时，会导致心率过度降低。

2）沙库巴曲缬沙坦：2017 年 10 月 14 日，全球首个 ARNI-诺华创新药物诺欣妥携手长城会上市发布。本届长城会主席、沈阳军区总医院韩雅玲院士、中国医学科学院阜外医院心力衰竭中心主任张健教授以及诺华制药（中国）总裁张颖女士出席了本次发布会。发布会上，韩雅玲院士、张健教授分别为诺欣妥作主题演讲，共同分享了心衰的全球性问题、心衰发展历程和诊疗现状，以及最新学术研究成果。

2017 年 7 月 26 日，诺华创新药物诺欣妥获中国食品药品监督管理局的批准，用于射血分数降低的慢性心力衰竭成人患者。这对于中国心衰患者无疑是一个巨大的福音。对此，韩雅玲院士表示，在过去的 20 年中，心血管领域飞速发展。遗憾的是，心衰领域进展缓慢。心衰作为几乎所有心血管疾病的终末阶段，是心血管领域尚未被征服的堡垒。在中国，心衰患病率高达 0.9%，患病人数超过 1000 万，是五大致死性心血管疾病之一。即使在现有标准药物的治疗下，心衰的防治现状仍不容乐观。心衰患者的高住院率、反复性发作以及病情恶化等加重了患者的经济负担和精神压力，同时造成大量医疗资源的浪费，严重影响着患者的生活质量。基于此，探索更为有效的治疗方式迫在眉睫。2017 年 7 月 26 日，中国食品药品监督管理局正式批准了诺欣妥——沙库巴曲缬沙坦钠片在中国临床使用。该药品在中国的上市时间仅仅晚于美国两年，由此可知中国政府对该药物的疗效充分信任。这一举措大大缩短了我国一千多万心衰患者等待治疗的时间周期。

诺欣妥是首个血管紧张素受体脑啡肽酶抑制剂（ARNI）。诺欣妥是一种新型药物，是沙库巴曲和缬沙坦两种成分以 1∶1 摩尔比例结合而成的盐复合物。诺欣妥的全新机制也是我们近 20 年来，对心衰药物治疗领域探索的突破性创新。基于此，我们对心衰治疗概念的认识也从神经体液抑制转化为神经体液调节。以诺欣妥为基础的 PARADIGM-HF 研究结果的公布迅速引起全球媒体的关注。该项研究显示,与目前心衰标准治疗的血管紧张素转换酶抑制剂(ACEI)依那普利相比,沙库巴曲缬沙坦钠片可显著降低射血分数降低心衰患者心血管死亡风险 20%,心衰住院风险 21%,全因死亡风险 16%,显著改善心衰患者的症状和生活质量。此外,诺欣妥还具有良好的安全性,临床试验表明更少的患者因为诺欣妥不良事件停止治疗。

心衰是心血管领域尚未被征服的战场,急需创新药物加以改善。对此,张颖女士表示,创新是诺华公司的魂。诺欣妥在美国获批两年后就在中国获批上市,也是源于诺华公司的创新使命。中国目前有一千多万心衰病人,5 年死亡率高达 50%,甚至超过恶性肿瘤。诺华的一项Ⅲ期临床试验证明,诺欣妥在降低心血管相关的死亡率和心衰相关的住院率方面,降低了20%。随着首个创新机制的 ARNI 类药物——沙库巴曲缬沙坦钠片在中国的上市及临床应用,在日后的心衰临床治疗中,诺欣妥将发挥巨大的治疗作用。同时,张颖女士承诺,诺华制药将和心血管领域专家共同合作,致力于心衰疾病的进一步发展。从诊断、治疗、预后以及病人管理等方面,共同推动心衰的进一步治疗。

目前指南推荐的心脏再同步治疗(CRT)方法,指与心房激动同步的双室起搏(BVP)或仅是 BVP(如对于心房颤动患者)。实现双心室同步起搏的另一方法是希氏束起搏(HBP)。新指南建议,通过 BVP 进行 CRT 患者中,左室导线置入失败者及术后无应答者,均可尝试 HBP作为 BVP 的补救手段,以提高疗效及降低病死率。

同时,新指南对慢性心衰处理流程及急性心衰处理流程进行了优化。对于心衰管理方案,强调应覆盖诊治全程,实现从医院到社区的"无缝衔接"。

(3)非药物治疗:非药物治疗主要包括心脏再同步化治疗(CRT)、植入型心律转复除颤器(ICD)、心脏移植。近年的 CRT 治疗,显著改善了重度心力衰竭患者的预后与生活质量。MUSTIC、MIRACLE、COMPANION、CARE-HF 研究证实,早期的 CRT 可以使左室收缩不同步引起的中、重度心力衰竭患者的症状改善,减少再住院率与死亡率。ICD 可预防心律失常所致的心血管事件的发生。临床试验 AVID、CASH、CIDS 显示对于高危严重心力衰竭患者(如心脏骤停、室颤、血流动力学不稳定室速患者)心内植入 ICD 可以降低总死亡率和心律失常所致死亡。心脏移植可作为终末期心力衰竭的一种治疗方式,主要适用于无其他可选择治疗方法的重度心力衰竭患者。

3.中医药治疗

(1)稳定期

1)心肺气虚、血瘀饮停证治以补益心肺、活血化瘀:方选保元汤合桃红四物汤、葶苈大枣泻肺汤加减。常用人参、黄芪、茯苓、白术、桂枝、桃仁、红花、当归、川芎、赤芍、葶苈子、大枣等。若有尿少、肢肿,加车前子(包煎),或合用五苓散以利水渗湿;若胁下痞块坚硬,可合用膈下逐瘀汤加减以活血化瘀、软坚散结;兼有痰浊者可合用二陈汤加减。中成药常用补心气口服液、诺迪康胶囊。

2)气阴两虚、心血瘀阻证治以益气养阴、活血通脉:方选生脉散合血府逐瘀汤加减。常用人参、麦冬、五味子、地黄、黄精、玉竹、桃仁、红花、柴胡、当归、川芎、赤芍等。若兼口干、心烦内热著者,加生地、地骨皮、知母;胸闷、胸痛者加炒枳壳、元胡、檀香;若胁下痞块者,加三棱、莪术;失眠多梦者加炒枣仁、夜交藤;兼水停者加白术、泽泻、茯苓皮、猪苓、益母草、炒葶苈子。中成药常用生脉饮口服液、滋心阴口服液、生脉注射液。

3）阳气亏虚、血瘀水停证治以益气温阳、化瘀利水。方选参附汤合丹参饮、苓桂术甘汤加味。常用红参、制附子、茯苓、白术、桂枝、丹参、檀香、赤芍、益母草、炒葶苈子等。若面色苍白、背冷，可加用仙灵脾、鹿角片等；大便溏泄者加干姜或炮姜；气短喘促明显加参蛤散；若痰多可加苏子、白芥子、莱菔子；痰热痰多可加桑白皮、杏仁、瓜蒌皮、浙贝。中成药常用麝香保心丸、心宝丸、芪苈强心胶囊。

4）肾精亏损、阴阳两虚证治以填精化气，益阴通阳。方选左、右归丸合生脉散加减。阳虚较甚，选右归丸合生脉散，常用熟地黄、山药、山茱萸、枸杞子、菟丝子、鹿角片、制附子、肉桂、红参、麦冬、五味子等；阴虚较甚，选左归丸合生脉散，常用生熟地、山茱萸、枸杞子、菟丝子、鹿角片、山药、猪茯苓、泽泻、生晒参、麦冬、五味子等。兼见尿少肢肿，加车前子；气急、夜难平卧，加葶苈子、车前子；胁下癥积，加鳖甲煎丸和三棱、莪术等。中成药常用济生肾气丸等。

（2）急性加重期

1）阳虚水泛证治以温阳利水，泻肺平喘。方选真武汤合葶苈大枣泻肺汤加减。常用熟附子、白术、白芍、猪苓、茯苓、车前子、泽泻、葶苈子、炙甘草等。若饮邪暴盛，泛溢肌肤，宜加川椒目、汉防己、制大黄，并加活血软坚利水之品；亦可酌加舟车丸，宜中病即止。中成药常用芪苈强心胶囊、参附注射液等。

2）阳虚喘脱证治以回阳固脱。方选参附龙牡汤加味。常用人参、炮附子、煅龙牡、干姜、炙甘草等。若大汗不止，加山茱萸、补骨脂；若肢冷如冰，加桂枝、鹿角片。中成药可选用参附注射液等。

3）痰浊壅肺证治以宣肺化痰，蠲饮平喘。方选三子养亲汤合真武汤加减。常用炙苏子、白芥子、莱菔子、制附子、白术、白芍、茯苓、开金锁、款冬花、地龙、葶苈子、杏仁等。

【研究进展】

循证医学又称"求证医学"、"实证医学"，是遵循临床研究证据的医学。现在国际上一般将循证医学的证据分为5个等级：一级是所有随机对照试验（RCT）的系统评价；二级是单个的样本量足够的RCT；三级是设有对照组但未用随机方法分组的研究；四级是无对照的系列病例观察；五级是专家意见。目前，获取可靠证据的途径主要是通过系统评价和单个大样本的随机对照试验。随着对循证医学的认识，正逐渐开展此方面的研究。

1.系统评价　西药常规加参麦注射液与单纯西药常规治疗心力衰竭的临床疗效及安全性。共纳入15个研究1174例患者，结果显示加用参麦注射液后可提高心力衰竭患者的临床综合疗效，增加左室射血分数，改善心室舒张功能。生脉注射液对慢性心力衰竭的疗效及安全性。筛选生脉注射液治疗慢性心力衰竭的随机对照试验和半随机对照试验14个，纳入942例患者，结果显示在常规治疗基础上联用生脉注射液的治疗总有效率高于单纯西药常规治疗的对照组，但由于纳入研究质量较低，尚需更多高质量研究加以验证。丹红注射液对心力衰竭治疗的有效性，检索到符合纳入标准的文献5篇、352例患者，荟萃分析结果显示丹红注射液结合西药常规治疗能改善心力衰竭患者EF、全血黏度、疗效优于单用西药，在有效率、血浆黏度差异方面不优于单纯西药治疗。西药常规加参附注射液与单纯西药常规比较治疗心力衰竭的临床疗效及安全性。共纳入16个研究，合计1117例患者。荟萃分析结果显示，西药常规加参附注射液与单纯西药常规治疗比较能显著改善心力衰竭患者症状，提高临床综合疗效，显著改善心力衰竭患者中医证候,提高生活质量,增加左室射血分数,对左室舒张末内径的减小有较为明显的正性作用。芪苈强心胶囊治疗慢性心力衰竭的临床疗效和安全性。全面搜集关于芪苈强心胶囊治疗 CHF 的随机对照临床试验,结果纳入 7 个研究,荟萃分析结果显示,芪苈强心胶囊治疗组能明显降低心力衰竭患者 NYHA 心功能分级、增加 6 分钟步行距离、提高左室射血分数、减少左室舒张末期内径、降低血浆 B 型钠尿肽(BNP)和脑钠肽前体(NT-proBNP)水平及降低明尼苏达生活质量调查表计分,对于左室舒张末容积和左室收缩末容积及心率和血压有降低趋势,结果仍需证实。

2.随机对照试验(RCT) 近年来,中医药在治疗心力衰竭方面临床研究报道较多,但大多临床试验无随机、无盲法、病例数较少、疗程较短、随访不够,且近期症状、体征、实验室监测指标等替代指标评价临床疗效,很少报道急性加重、住院次数、生存质量等远期疗效指标。但随着循证医学理念的接受,中医药治疗慢性心力衰竭大规模的随机对照试验正逐步开展。正在进行中的临床试验如国家中医药公益性行业专项"芪参益气滴丸治疗慢性心力衰竭的多中心随机对照研究",为随机、双盲、安慰剂对照的 1000 例的临床试验;"芪苈强心胶囊治疗慢性心力衰竭有效性与安全性临床试验"设计类型是随机、双盲、安慰剂平行对照的临床试验,纳入 512 例患者,主要终点是复合终点事件、NT-proBNP;"麝香保心丸治疗慢性缺血性心力衰竭的安全性、有效性的临床研究"是以评价麝香保心丸对慢性缺血性心力衰竭患者减少心血管事件及改善心脏功能的潜在效应的临床研究,设计类型是随机、双盲、安慰剂平行对照的临床试验,纳入 240 例患者,主要终点是纽约心功能分级、复合终点事件。已结题的临床试验如"慢性心力衰竭中西医结合临床路径构建与实施的示范性研究"研究目的是以建立具有中医特色的慢性心力衰竭中西医结合临床路径,为进一步形成行业认可、可供推广应用的中西医结合临床诊疗方案提供循证依据。设计类型是非随机对照试验,样本量为 300 例,疗效指标有住院天数、住院费用、心功能等;国家"十一五"科技支撑计划项目"慢性心力衰竭中医治疗方案研究"为随机双盲安慰剂对照的临床试验,治疗期 6 个月,随访 1 年,观察 300 例患者,从急性加重次数、心功能、症状、生存质量、6 分钟步行试验、安全性、卫生经济学等方面对两种治疗方案的临床效果进行综合评价,以建立具有中医特色、可供推广的 CHF 中医综合治疗方案。

【结语】

现代医学对心力衰竭的认识近年取得了较大的进展,临床治疗策略已从血流动力学改善进入到生物学干预时代,临床治疗方法已由药物干预发展到心脏再同步化治疗、外科手术及器械辅助和心脏移植的多元治疗时代,这些进展大大地改善了心力衰竭患者的预后。但是,西医治疗心力衰竭也有它的局限性,心力衰竭病理机制的认识没有新的突破,药物治疗的发展进入了平台期——在原来有效的神经内分泌抑制基础上,加用药物进一步降低死亡率、病残率的作用越来越有限,而非药物治疗由于技术、费用、适应证局限等问题难以广泛推广。慢性心力衰竭是中医药治疗心血管疾病的优势病种。近年来,中医药对心力衰竭的辨证认识和治疗策略也取得了很大进展,对心力衰竭的病名、基本病机、证候要素、证候类型及其演变规律有了较系统和一致的认识,治疗心力衰竭不同证候类型的中药汤剂及口服和静脉制剂中成药已成系列,其显著地改善患者临床症状、提高生活质量,得到了患者和中西医工作者的认可,中西医结合治疗已成为我国心力衰竭治疗的重要组成部分。

但目前在中医药治疗慢性心力衰竭的研究中,尚有诸多问题需要解决。主要表现在:①中医药治疗心力衰竭的作用机制研究不够深入。②缺乏严格设计的多中心临床试验,虽然目前正逐渐开展遵循循证医学原则大样本多中心的临床试验,但以往大多数的临床研究或多或少地存在方法学方面的问题,导致系统评价得出的证据的可靠程度较低,大多无参考价值。③缺乏统一的证候诊断、疗效评价标准等,这些问题限制了中医药在慢性心力衰竭治疗方面的推广和应用。因此,深入探索中医药治疗心力衰竭的作用机制,制定统一的证候诊断、疗效评价的行业标准,开展以临床终点事件为主要指标的中医药治疗心力衰竭多中心临床试验,是中医药走向世界的关键。

第三节　顽固性心力衰竭及不可逆心力衰竭

顽固性心力衰竭又称为难治性心力衰竭,是指经各种治疗,心衰不见好转,甚至还有进展者,但并非指心脏情况已至终末期不可逆转者。对这类患者应努力寻找潜在的原因,并设法纠正,如风湿活动、感染性心内膜炎、贫血、甲状腺功能亢进、电解质紊乱、洋地黄类过量、反复发生的小面积的肺栓塞等。或者患者是否有与心脏无关的其他疾病如肿瘤等。同时调整心衰用药,强效利尿剂和血管扩张制剂及正性肌力药物联合应用等。对高度顽固性水肿也可使用血液滤过或超滤,对适应证掌握恰当,超滤速度及有关参数调节适当时,常可即时明显改善症状。扩张型心肌病伴有 QRS 波增宽＞120ms 的 CHF 患者可实施心脏再同步化治疗(CRT),安置三腔心脏起搏器使左、右心室恢复同步收缩,可在短期内改善症状。对不可逆 CHF 患者大多是病因无法纠正的,如扩张型心肌病、晚期缺血性心肌病患者,心肌情况已至终末状态不可逆转。其唯一的出路是心脏移植。从技术上看心脏移植成功率已很高,Sa 存活率已可达 75％以上,但限于我国目前的条件,尚无法普遍开展。有心脏移植指征在等待手术期间,应用体外机械辅助泵可维持心脏功能,有限延长患者寿命。

1.辨证论治

(1)心肺气虚证。心悸,气短,肢倦乏力,动则加剧,神疲咳喘,面色苍白,舌淡或边有齿痕,脉沉细或虚数。

治法:补益心肺。

方药:养心汤合补肺汤加减。若寒痰内盛,可加款冬花、苏子温化寒痰;肺阴虚较重者可加沙参、玉竹、百合养阴润肺等。

(2)气阴亏虚证。心悸,气短,疲乏,动则汗出,自汗或盗汗,头晕心烦,口干,面颧暗红,舌红少苔,脉细数无力或结代。

治法:益气养阴。

方药:生脉散加减。若阴虚较重者,加当归、白芍养血和营;气虚明显者,加白术、茯苓、甘草健脾益气。

(3)心肾阳虚证。心悸,气短乏力,动则气喘,身寒肢冷,尿少水肿,腹胀便溏,面颧暗红,舌质红少苔,脉细数无力或结代。

治法：温补心肾。

方药：桂枝甘草龙骨牡蛎汤合金匮肾气丸加减。若水肿重者，加北五加皮等利水消肿气虚明显者，加红参、黄芪益气养心。

（4）气虚血瘀证。心悸气短，胸胁作痛，颈部青筋暴露，胁下痞块，下肢水肿，面色灰青，唇青甲紫，舌质紫暗或有瘀点、瘀斑，脉涩或结代。

治法：益气活血。

方药：人参养荣汤合桃红四物汤加减。若脚痛重者，加枳壳、降香、郁金理气活血止痛。

（5）阳虚水泛证。心悸气短或不得平卧，咯吐泡沫痰，面肢水肿。畏寒肢冷，烦躁汗出，额面灰白，口唇青紫，尿少腹胀，或伴胸水、腹水。舌暗淡或暗红，舌苔白滑，脉细促或结代。

治法：温阳利水。

方药：真武汤加减。若气虚甚者，加人参、黄芪以益气；若水肿重者，加北五加皮、茯苓皮利水消肿。

（6）痰饮阻肺证。心悸气急，咳嗽喘促，不能平卧，咯白痰或痰黄黏稠，胸脘痞闷，头晕目眩，尿少水肿，或伴痰鸣，或发热口渴，舌苔白腻或黄腻，脉弦滑或滑数。

治法：泻肺化痰。

方药：葶苈大枣泻肺汤加减。若寒痰较重，加干姜、细辛温化痰饮；若咳嗽喘促重者，加莱菔子、苏子下气祛痰；若痰饮内蕴化热者，可改用清金化痰汤合千金苇茎汤加减。

2.常用中药制剂

（1）生脉注射液。适用于气阴两虚证，每次 20～60mL，加入 5％葡萄糖液 250mL 中静脉滴注，每日 1～2 次。

（2）参附注射液。适用于心肾阳虚或心阳虚脱证，加入 5％葡萄糖液 250mL 中静脉滴注，每日 1～2 次。

3.针灸治疗　喘不能平卧者，取肺俞、合谷、膻中、天突；心悸不宁者，取曲池；水肿者，取水分水道、阳陵泉、中枢透曲骨；咳嗽痰多者，取尺泽、丰隆。

【预防与调护】

心力衰竭的预后取决于原发性心脏病的性质和诱发因素的可治性，其主要死因为进行性血流动力学障碍、恶性心律失常。心力衰竭病死率较高，必须去除各种诱发因素并积极控制原发疾病，尽早治疗心衰，以期延缓生存时间，改善生活质量。

1.避免诱因，积极治疗原发病。

2.根据心力衰竭患者的病情制订运动训练计划，有规律的运动可以降低血压，减轻体重，改善运动耐量，降低过度激活的交感神经系统活性，避免过度劳累。

3.应进食低热量、易消化的清淡食品，少食富含胆固醇的食品。根据病情限制钠盐的摄入。

目前，治疗心衰的目的不仅仅是改善症状，提高生活质量，更重要的是改变衰竭心脏的生物学性质，针对心肌重塑的机制，防止或延缓心肌重塑的发展，从而降低心衰的住院后死亡率。中医治疗以标本兼治为则，治标以调其营血、祛邪为务，治本以益气温阳为主。中医药有一定的防止和延缓心肌重塑的作用，同时能减轻心力衰竭的症状、改善心血管的危险因素（如高血压、糖尿病、肥胖、高血脂等）。

辨证治疗旨要辨明虚实。虚者,大体属于心、肺、肾气虚,或气阴两虚,或气血双亏的范畴,治疗以培补为主。虚实夹杂者,除有心、脾、肾、肺阳(气)虚或阴阳两虚外,尚兼痰湿、瘀血,治法以补虚为主,佐以化痰利水、活血化痰等。重者,以心或肺、脾阳虚为本,痰饮阻肺,水气凌心,或痰血瘀阻,肺气栓塞,呼吸道不利,宗气不得外达,为本虚标实,或以邪实为主。治法以温阳利水,攻补并用或急则治其标,用泻肺利水法。

第四节　无症状性心力衰竭

中医学无明确的心力衰竭病名,一般将本病归于"喘证""心悸""水肿"等范畴。既往中医药治疗心力衰竭也多在出现悸、喘、肿后才进行干预,局限于改善临床症状和心功能指标,提高近期生活质量。而从西医学目前研究进展来看,改善近期心功能的药物,未必能够降低远期病死率。因此,可充分发挥中医药优势,运用中医学未病先防、既病防变的"治未病"理论,提前对无症状性心力衰竭(SHF)进行干预,以延缓心力衰竭的发展进程、提高患者的远期存活率。

查阅相关数据库发现,关于中医药治疗无症状心力衰竭的研究文献报道不多,目前中医药对SHF的干预尚缺乏系统的研究,也没有相关的专著论述,笔者仅根据报道的文献对SHF的中医药疗法小结如下。

一、益气养心、活血通脉法

方药组成:黄芪、黄精、红参须、泽泻、川芎、三七、当归、枳壳、肉桂、地龙。

随证加减:阳虚明显加淫羊藿、制附片;阴虚明显加麦门冬、五味子;肝阳上亢加天麻、决明子;痰浊内阻加葶苈子、全瓜蒌;血瘀明显加桃仁、红花;气滞明显加佛手、木香。

方中重用黄芪补气养心,气行则血行;配以红参须、黄精、当归、川芎、三七益气升血、活血祛瘀,共为臣药;枳壳、肉桂、泽泻、地龙理气通阳、化痰通络,辅助为佐,配以制附片、淫羊藿补阳益肾、温通心脉;麦门冬、五味子养阴缓急、宁心安神;天麻、决明子平肝降逆、镇静潜阳;桃仁、红花活血行血、化瘀通络;葶苈子、全瓜蒌、佛手、木香理气化痰、宽胸散结。

现代药理研究表明,黄芪、人参、附子、黄精可增加冠脉血流,有正性肌力作用;川芎、葶苈子、桃仁、黄芪有抑制血管紧张素作用,改善微循环;淫羊藿、佛手有拮抗 β 肾上腺素受体作用;当归、肉桂、川芎改善心肌舒张功能;决明子、瓜蒌可降脂、减轻动脉硬化程度。诸药合用,标本兼治,辨病与辨证相结合,相得益彰。

有学者以益气养心、活血通脉法干预性治疗无症状性心力衰竭 36 例,与西医组(口服诺华公司生产的洛汀新 10～20mg,每日 1 次)对照。治疗 2 个月后评定疗效,两组治疗后 LVEF、E/A 值均提高了,与治疗前比较有显著性差异,但两组疗效无明显差异。

有学者则以补阳还五胶囊治疗无症状性心力衰竭 48 例,基本方为补阳还五汤加淫羊藿、麦门冬、佛手、山楂、丹皮,按常规用量比例制成胶囊剂,每粒胶囊重约 0.5g,每日 2 次,每次 4

粒。与西医组(日服洛汀新 10～20mg,每日 1 次)对照,治疗 2 个月后评定疗效,发现两组疗效无明显差异。

二、补气通阳,化痰逐瘀法

方药组成:人参、桂枝、瓜蒌皮、水蛭、茯苓。

方中人参补元气而益心神,为君药;桂枝通阳行脉,辅人参以振奋心阳,为臣药;瓜蒌皮宽胸化痰,水蛭破血逐瘀,同为佐药;茯苓渗湿利水,宁心安神,为使药。诸药配伍,以达通补兼施、痰瘀同治之目的。

有学者将 53 例冠心病无症状性心力衰竭中医辨证属气虚痰阻血瘀型患者,随机分成 2组,在常规治疗冠心病的基础上治疗组 28 例给予安心颗粒(方药组成如上)口服,每次 3.5g,每日 3 次;对照组 27 例给予雅施达片口服,每次 4mg,每日 1 次,疗程 8 周。结果显示两组疗效比较差异无显著意义。但治疗前后比较,两组左室射血分数(LVEF)、E/A 值改善均显著,且治疗组 LVEF 改善优于对照组。

三、益气养阴、活血化浊法

方药组成:黄芪、人参、黄精、麦门冬、葛根、佛手、瓜蒌仁、茯苓、丹参、三七、山茱萸。

方中黄芪、人参补元气,益心神,是治疗心力衰竭的有效药物,能增强心肌收缩力,并具有一定的抑制心室重塑作用;黄精、麦门冬、葛根健脾润肺,清心养阴,改善心肌收缩力和心脏泵功能,葛根能使心肌耗氧量减少,对心肌缺血具有保护作用;佛手、瓜蒌仁、茯苓行滞化浊,增加冠状动脉血流量,抗心律失常;丹参、三七活血化瘀,扩张冠状动脉和增加冠状动脉血流量,抑制心肌收缩力,减慢心率;山茱萸补益肝肾之阴阳,扩张血管和调节心率作用。诸药配伍,以达通补兼施,痰瘀同治的目的。

有学者按标准选择无症状性心力衰竭患者 80 例,随机分为治疗组 40 例和对照组 40 例。对照组在常规治疗的基础上服用厄贝沙坦片(150mg/d),治疗组在此基础上加用保心饮(方药组成如上)。结果显示,两组在治疗前各项指标比较差异无显著性(P>0.05),经过 12 周治疗,两组 LVEF、E/A 值治疗后较治疗前均有明显提高(P<0.01),但治疗组较对照组提高更明显(P<0.01);两组临床疗效比较,治疗组优于对照组(P<0.01);两组在 1 年观察内显性心力衰竭发生率,治疗组低于对照组(P<0.05)。由此认为保心饮联合厄贝沙坦片治疗气阴两虚兼瘀血、痰浊内阻型无症状性心力衰竭疗效比单纯用厄贝沙坦片好。

四、益气养阴、化瘀利水法

有学者认为无症状心力衰竭往往发生在素体气阴亏虚的基础上,因病情久羁,导致气阴两虚,水瘀交阻。气阴两虚是 SHF 的特征,故以益气养阴、化瘀利水为法组方,治疗组 40 例,以健心合剂(红参、黄芪、生地、麦门冬、参三七、益母草、葶苈子等),每次 30mL,每日 2 次,连服

8周,间歇2个月后,减半量再服8周。西药组以卡托普利12.5~25mg,每日3次,疗程6个月,而对照组仅进行原发病的基础治疗。研究结果证实,治疗组不仅近期各项心功能指标及ANP明显改善,1年后随访也明显优于西药组和对照组。36个月随访显性心力衰竭发病率明显低于对照组。

五、针灸疗法

取穴:内关、郄门、膻中、心俞、厥阴俞、膈俞。

操作:内关、郄门、心俞、厥阴俞、膈俞均直刺进针0.5~1寸,采用捻转补法1min;膻中逆、任脉循行方向沿胸骨柄平行进针1寸,采用迎随泻法施术1min。施手法后均留针20min。针刺每日2次,共30d。

此方选用心包经之络穴内关、郄穴,以益心气、通心阳、养心血、安心神;气会膻中,泻之可行气通络,振奋胸阳;心俞、厥阴俞为心经、心包经的背俞穴,补之,可调养脏腑精气;膈俞为血之会穴,补之,可养血活血,通脉养心。诸穴合用,可调理心之气血阴阳,使之趋于平衡,防止心悸及显性心力衰竭的发生。

有学者将60例无症状心力衰竭患者随机分为针刺组30例、西药组30例,分别于治疗前后检测LVEF、短轴缩短率,并测定血浆脑钠素水平。针刺组采用上述治疗方法,西药组予卡托普利25mg,每日3次,饭前服用,共30d。治疗后发现针刺组疗效与西药组相当(P>0.05),即认为针刺具有与西药同等的改善心肌收缩功能的作用。

综上所述,益气活血法是治疗无症状性心力衰竭的根本大法。法随证立,也证实了SHF最常见证型为气虚和气虚血瘀,其证候特点为本虚标实,本虚以气虚为主,可兼有阳虚或阴虚,而标实为血瘀和痰浊,以血瘀为多见。临床学者即在益气活血的基础上根据兼夹证情况兼顾温通心阳、通心脉、化痰泄浊、利水等治法,标本兼治,从而取得更好的临床疗效。

第五节 充血性心力衰竭

一、概论

充血性心力衰竭(CHF)亦称慢性心功能不全,是一种复杂的临床综合征。新的研究认为CHF可分为无症状和有症状两个阶段。无症状性心衰(SHF)有心室功能障碍的客观证据如左心室射血分数(LVEF)降低,但无临床"充血"症状,若未能采取有效治疗措施,迟早会发展为有症状心衰。

随着对心功能不全基础和临床研究的深入,CHF已不再被认为是单纯的血流动力学障碍。心衰发生发展的基本机制是"心室重塑"。它是由一系列复杂的分子和细胞机制所导致的心肌结构、功能和表型的变化。包括心肌细胞肥大、凋亡,胚胎基因和蛋白质的再表达,心肌细胞外基质的量和组成的变化。临床表现为心肌质量、心室容量的增加和心室形状的改变。其介导因素主要是在初始心肌损伤以后,多种内源性的神经内分泌和细胞因子被激活,包括去甲肾上腺素、血管紧张素、醛固酮,以及内皮素、肿瘤坏死因子等。

导致 CHF 的临床疾病主要是冠心病、高血压、瓣膜病和扩张型心肌病,其他较常见的还有心肌炎、肾炎和先天性心脏病。较少见的易被忽视的有心包疾病、甲状腺功能亢进与减退、贫血、脚气病、动静脉瘘、心房黏液瘤和其他心脏肿瘤、结缔组织病、高原病及少见的内分泌病等。妊娠、劳累、静脉内迅速大量补液等均可加重有病心脏的负担,而诱发心力衰竭。

"心衰"一词曾在我国古籍中出现。如宋代《圣济总录·心脏门》记有"心气虚则……心衰",《医述》也有"心主脉,爪甲不华,则心衰矣"等论述,但与西医心力衰竭的概念有很大差异。传统中医尚无与慢性心力衰竭完全对应的病名,按临床特点和概念的内涵,相关疾病有"心痹"、"心水"、"惊悸、怔忡"、"水肿"、"喘证"、"支饮"、"积聚"等。中华人民共和国国家技术监督局颁布、1997 年 10 月起实施的《中医临床诊疗术语》,作为国家标准,第一次正式将"心衰"列入了中医病名。

二、病因病理

本病多由"心悸"、"胸痹"、"真心痛"、"眩晕"、"肺胀"等日久迁延不愈而起,亦可由禀赋异常,或邪毒犯心所致。"心者,五脏六腑之大主也","心动则五脏六腑皆摇"。上述诸因使心体受损、心用受累,进而五脏乖违,津液代谢紊乱、经脉血络瘀滞,从而构成发病基础。

病变常首在心肺。"心主"营运过劳,血脉推动乏力,肺虚治节失职,助心运行羸弱,使气虚血滞,或气虚不能化阴,或外邪、久病耗气伤阴,致气阴两亏,心脉不利,此二者为本病初期病理。心气不足,母病及子,可致脾气亏虚,气不摄血。累及于肾,使肾不纳气,如是则病向纵深发展;心肺脾肾气虚,日久及阳,进而阳气虚衰。其肺虚通调失职,脾虚运化无权,肾虚开合失司,加之血脉瘀滞,"血不利则为水",致使水湿泛滥。水饮可内停胸胁、大腹,上而凌心犯肺,外而泛溢肌肤。又心主血而肝藏血:心脉不利,肝脏疏调失职,血郁于肝,可瘀结胁下,形成癥积。及至晚期,五脏衰微,阳气欲脱,或阳虚及阴,阴阳衰竭,可致喘脱、厥脱而阴竭阳亡。

此外,若正虚于内,每因复感外邪、劳倦太过、七情过极、药物失宜、饮食不节以及妊娠、分娩等而诱发加重。尤其外邪羁留于肺,致肺失宣降,痰浊内蕴,常使病情反复迁延;部分病例,正虚日久,精髓亏耗,痰饮水湿瘀血互结,使病势重笃、顽固难以缓解。

概言之,本病病位,初在心肺,继则脾肾,并涉及肝。病理产物以水饮、血瘀为主,病理性质以阳气虚衰为本,水泛血瘀为标。阳气虚损可以及阴,甚而阴阳并损。外邪羁留、精髓亏耗、心神失宁为病情加重、难愈的兼夹和诱发因素。

三、诊断

(一)慢性心衰的诊断及其进展
【临床特点】
1.慢性收缩性心衰的临床表现
(1)左心室增大,左心室收缩末期容量增加及 LVEF≤40%。

（2）有基础性心脏病病史,症状及体征。

（3）有或无呼吸困难,乏力和液体潴留（水肿）等症状。

2.慢性舒张性心衰的临床表现

（1）左心室正常,LVEF≥50%。

（2）左室舒张末压和容量均升高。

（3）常见于冠心病,高血压和肥厚性心肌病。

【特殊检查】

1.X 线胸片　可显示心脏增大,肺淤血的情况有助于判断左心衰竭的严重程度。

2.超声心动图　可用 M 型、二维或多普勒超声技术测定左室的收缩和舒张功能：①定量房室内径、室壁厚度、瓣膜狭窄、关闭不全程度等,定性心脏几何形状、室壁运动、瓣膜及血管结构,同时可测定左室舒张末期容量（LVEDV）和收缩末期容量（LVESV）计算 LVEF；②区别舒张功能不全和收缩功能不全,LVEF≤50% 为左室收缩功能不全；③LVEF 是判断收缩功能和预后最有价值的指标。

3.核素心室造影及核素心肌灌注显像　前者可准确测定心室容量,LVEF 及室壁运动；后者可诊断心肌缺血和心肌梗死,对鉴别扩张型心肌病和缺血性心肌病有一定帮助。

4.心电图　可提供既往心肌梗死、左室肥厚、广泛心肌损害及心律失常信息。其主要检测心脏电生理活动和心肌缺血表现,对心脏的机械活动收缩,舒张功能相对性差。

5.左心室造影　主要用于：①观察左室壁心肌运动情况和左心室大小；②观察二尖瓣,主动脉瓣反流；③测定左室舒张末期最大心室容量,收缩末期最小心室容量,计算左室心排出量（CO）、心指数（CI）及 LVEF 等。

6.有创性及无创性血流动力学　前者采用漂浮导管,测定各部位压力和血液氧含量,计算CO、CI 和肺小动脉楔压（PCMP）；后者应用无创血流动力学检测系统测定 CO、每搏排出量（SV）、CI、LVEF、外周血管阻力等。

7.磁共振成像　通过检测和计算左室容积、SV、LVEF、短轴缩短率及 CO 等指标评价心功能。

8.判断存活心肌评价心功能　常用刺激心肌收缩力储备的小剂量多巴酚丁胺超声心动图负荷试验（DSE）,核素心肌灌注显像（Tl 和 TC-MBlSPECT）及代谢示踪剂氟脱氧葡萄糖（PDG）判断心肌活性的正电子发射断层摄影（PET）。

【诊断标准】

根据《2007 年中国慢性心力衰竭诊断治疗指南》Framingham 标准。

主要标准：阵发性夜间呼吸困难；颈静脉怒张；肺啰音；心脏扩大；急性肺水肿；第三心音奔马律；静脉压增高（＞16cmH_2O）。

次要标准：踝部水肿；夜间咳嗽；活动后呼吸困难；肝肿大；胸腔积液,肺活量降低至最大肺活量的 1/3；心动过速（＞120 次/分钟）。治疗 5 天以上时间后体质量减轻≥4.5kg。

符合 2 项主要标准,或符合 1 项主要标准及 2 项次要标准者可确立诊断。

【生物标记物在心衰诊断与预后评估中的应用】

心衰的生物标记物有：①心脏遗传标记物；②神经内分泌激素标记物；③左室重构标记物；

④心肌坏死标记物；⑤炎症标记物；⑥血流动力学负荷标记物；⑦血栓形成标记物。目前，生物标记物检测主要应用于研究，未进一步在临床上推广使用，主要由于生物标记物的检测目前尚缺乏金标准和统一的方法。

（二）心衰程度判断

1.纽约心脏病协会（NYHA）心功能分级

Ⅰ级：体力活动不受限，日常活动不引起疲乏、心悸或呼吸困难。

Ⅱ级：体力活动轻度受限，休息时无症状，日常活动可引起疲乏、心悸或呼吸困难。

Ⅲ级：体力活动明显受限，休息时无症状低于日常活动量即出现症状。

Ⅳ级：不能进行任何体力活动，休息时即出现不适，任何体力活动都使症状加重。

2.美国心脏病学会（ACC）和美国心脏协会（AHA）在1995年发布过慢性心衰的评价处理指南，由于药理及非药理的治疗手段的进步，2001年12月提出的新的指南。该指南指出，心衰是症状性疾病，为一组复杂的临床综合征，是各种心脏结构及功能疾病损伤心室充盈或射血能力的结果，并且是一种不断发展的疾病，按照其发展规律分为下列4个阶段：有心衰的高危因素而无心脏结构性病变者，无心衰的症状及体征者；有心脏结构性病变而无心衰症状及体征者；有心脏结构性病变而曾经或目前有心衰症状者；有严重的心脏结构性病变，经治疗仍在休息时表现明显的心衰症状，需特殊的治疗策略。

3.6分钟步行试验：在特定的情况下，测量在规定时间内步行的距离。6分钟步行试验不但能评定患者的运动耐力，而且可预测其预后。具体操作：要求患者在平直走廊里尽可能快走，测定6分钟步行距离，＜150m为重度，150～425m为中度，426～550m为轻度。

四、鉴别诊断

左心衰引起的心源性哮喘当与慢性支气管炎、支气管哮喘进行鉴别。前者坐位时可能减轻呼吸困难，如能发现心尖抬举性搏动、奔马律、交替脉和心脏扩大，更支持为心功能不全；后者为哮喘而咯粉红色泡沫痰，且有多年咳嗽、哮喘和呼吸困难史，坐位不能缓解。加之BNP检查对鉴别心源性哮喘和支气管哮喘的特异性较强，前者BNP为阳性，而后者BNP为阴性。

右心衰当与肝硬化、肾炎等引起的水肿、腹水相鉴别。

五、并发症

（一）感染

尤其是上呼吸道感染、支气管肺炎，极易发生，并使心衰加重难治。

（二）心律失常

可出现多种心律失常，最常见为非持续性室性和室上性心律失常，严重者可出现室速、室颤等。

（三）栓塞

血流迟缓和长期卧床可致下肢静脉血栓形成，继而发生肺栓塞和肺梗死；体动脉栓塞可致脑、肾、脾、肠系膜梗死及上、下肢坏死。

六、中医证治枢要

心力衰竭的基本病理以阳气虚衰为本,水泛血瘀为标,故常以温阳益气、利水行瘀为治疗大法。临证应注意本虚与标实的轻重缓急,以确定扶正与祛邪的主次搭配。

本病正虚虽以阳气虚为主,但"阴阳互根",气虚不能化阴,或阳虚及阴,或利尿伤阴,外感热邪伤阴等,可致气阴两虚、阴阳并损。要注意滋阴配阳、补阳配阴方法的运用。

本病病位主要在心,但可涉及五脏,要权衡五脏相互关系。尤其心肾相关,前人有"欲养心阴,必滋肾阴","欲温心阳,必助肾阳"之说,在心衰治疗中有指导意义。

七、辨证施治

(一)气虚血瘀

主症:心悸气短,每于劳累而发,肢体乏力,或夜来骤然心胸憋闷,呼吸不利,惊醒坐起,移时则安,面色黯滞。舌淡紫黯,脉细涩或小数。

治法:补益心肺,行气活血。

处方:保元汤合参苏饮加减。

党参15～20g,炙黄芪15～30g,桂枝3～6g,炙甘草5～10g,苏木5～10g,丹参15～30g,赤芍10g,当归10～30g,益母草30g,茶树根30g。

阐述:本证多见于心衰早期,病势相对较轻,治疗常可获效。参、芪能补益心气,推动血液运行,现代研究具有非洋地黄类强心作用,党参、苏木合之为参苏饮,是治气虚血滞的良好方剂;参以丹参、赤芍、当归行血而不伤新血;茶树根、益母草强心利水,合用可以增强心肌收缩力,降低心脏负荷。本证夜来骤然心胸憋闷、呼吸不利、惊醒坐起,移时则安,一般为心气亏虚基础上加有血滞。心阳不足,故加桂枝、甘草温通心阳;也有部分兼脘痞呕吐,为饮阻气滞,可参用橘枳姜汤。该方原治胸痹,学者经验,对部分心衰夜间阵发性呼吸困难属饮阻气滞者也颇有效,其枳实可以用到30g;本证如与痰浊闭阻,胸痛苔腻,可参用瓜蒌薤白半夏汤;兼阴伤,去桂枝、益母草,加麦冬、玉竹。

(二)气阴虚夹饮邪

主症:心悸气短,动则加重,甚而倚息不得卧,咳嗽咯吐白沫痰,或痰中带血,色淡红泡沫多,心烦不宁,汗多,口咽干燥,面颧黯红。舌红,脉细数,或至数不匀。

治法:益气敛阴,纳肾固摄,化瘀祛饮。

处方:生脉散合补络补管汤、葶苈大枣泻肺汤加减。

人参10g(另煎),麦冬15～30g,五味子5～10g,黄精15～30g,山茱萸30g,生龙骨30g(先煎),生牡蛎30g(先煎),三七粉3g,另加丹参15～30g,葶苈子15～30g。

阐述:本证为心之气阴两虚并夹痰饮所致。本虚标实,故以生脉散益气养阴立方,而咳逆倚息不得卧,咯白色痰责之于肺有饮邪,故用葶苈子泻肺化饮以舒心气。传统认为葶苈子药性峻烈,不可轻用,事实未必如此。现代研究此药是较有前途的强心药物,用量开始宜大,可30g,病情缓解后可减量至10~15g;补络补管汤乃张锡纯所制,其山茱萸可以补肾固摄,敛正气而不敛邪气;龙骨牡蛎根据张锡纯经验,同用有止血化滞的作用,与三七配伍,对心衰之咯血、咯粉红色泡沫痰有一定疗效,但龙牡宜生用,煅用则不佳;咯血严重者,酌加阿胶、生地。脾虚食少便溏,去山萸肉、麦冬,加白术、木香;兼有阳虚,汗出怕冷,脉结代,可改用炙甘草汤。如复感外邪,痰热蕴肺,可酌减山萸肉、龙牡,加鱼腥草、瓜蒌皮、海蛤粉、黄芩。

(三)阳虚水泛

主症:面肢浮肿,按之凹陷,或伴腹水,心悸气短,畏寒肢冷,小便量少,脘痞腹胀,颈脉青筋显露。苔白腻或水滑,脉沉细或结代。

治法:温阳利水。

处方:真武汤化裁。

炮附子10~15g,桂枝10g,白术10~15g,茯苓15~30g,泽泻30g,车前子15~30g,益母草30g,北五加皮4~10g,万年青根10~15g。

阐述:真武汤温阳利水效捷,心衰中加益母草行血利水更好;北五加皮、万年青根均可强心利水。万年青根剂量宜从小开始,慎防洋地黄中毒反应,在心率低于每分钟60次时不用;五加皮用量应根据体重大小酌定,一般成人每剂4g,服用两天后酌情增减,一般不宜与洋地黄类药物同用,有报道会引起严重的心律失常,该药部分患者服后出现恶心呕吐,可佐制半夏;如气虚明显,可加人参或党参;瘀血明显,一般可加当归30g,川芎10g。水蛭有毒,且有破血作用,入煎以3~6g为限。如有湿热蕴滞,二便不利,苔黄腻,可暂用牡蛎泽泻散去商陆。本证温阳利水,要注意养护阴液,温燥渗利太过易耗阴,若有口干咽燥,舌红等,可酌加白芍、麦冬。

(四)阳气欲脱

主症:心悸烦躁,喘促不宁,张口抬肩,不能平卧,大汗淋漓,四肢厥冷,小便量少,面色青灰,唇甲紫黯。舌淡胖而紫,脉沉细欲绝。

治法:回阳救逆,益气固脱。

处方:参附龙牡汤、四逆汤加减。

人参10g(另煎),附子10~30g(先煎)、龙骨30g(先煎)、牡蛎30g(先煎),蛤蚧3g(研冲),蟾酥4~8mg(另煎),(本方服用方法为每日3次)。

阐述:本证病情极为严重,慎防阴阳离决,用药需单刀直入。有报道生附子较熟附子效佳,但易中毒,须先煎1小时以上;熟附子用量超过10g也须先煎半小时至1小时;如有阴竭者,可合用生脉散;蟾酥口服吸收好,作用发生及消失均较快,血浆半衰期为7.5分钟,用量应严格控制,大剂量可致惊厥、心律失常。此外,本证常须配合参附注射液、生脉注射液等注射剂使用及西医抗心衰处理。

八、特色经验探要

(一)中医药治疗慢性心衰的治法概要

1.益气活血法　是最常用的方法。益气可增强心肌的收缩力,改善心脏泵血功能,活血则改善血液流变学状态,降低前负荷,两者合用共奏改善心功能之功。药用黄芪、人参、白术、太子参、黄精、当归、川芎、红花、降香、丹参、三七、桂枝、丹皮、赤芍、桃仁、大黄、虎杖等。

2.益气养阴法　用于心力衰竭早期气阴两虚证,以生脉散、参麦注射液为代表方。

3.温阳利水法　主要用于右心衰以水肿为主的阶段,温阳药可增强心肌收缩力,而利水药本身即可减轻心脏前负荷,该法多以真武汤为基础进行组方。

4.泻肺逐水法　多用于水气凌心,水饮射肺,为急则治其标的方法。此类药物大多药效峻猛,常与他法合用。多用参芪葶苈大枣汤为主加减。药用红参、黄芪、葶苈子、桂枝、车前子、大腹皮、桃仁、桑白皮、五加皮、丹参、大枣等。

5.升补宗气法　宗气的功能,一是贯心肺行气血,一是走息道而行呼吸。宗气下陷是老年慢性心衰的重要病机,自拟升补宗气中药方治疗。药用黄芪、党参、知母、柴胡、升麻、桔梗、当归、川芎等。

6.痰瘀论治法　痰浊与瘀相兼是诱发急性心力衰竭的症结所在。豁痰开结可加强活血化瘀药的疗效;化痰理气可降低血液黏滞性,改善其流动状态,增强心功能。从"痰瘀"论治慢性心衰,常用药物有半夏、厚朴、薤白、桂枝等。

(二)影响心衰的常见原因及中医处理

1.外邪羁留,非祛邪不足以安正　外邪是心衰中常兼有的病理因素之一,几乎各证型中都可合并,每每导致心衰加重和难愈。外邪羁留,多客于肺,使痰阻于肺,肺失宣肃,典型证候有发热恶寒,或但热不寒,咳嗽痰多色黄,多不难辨别。然有时重度心衰患者,因正气极虚,难与邪争,虽有外邪而无明显寒热、咳嗽痰多等邪实征象,应细心审证,如咳虽不甚而气逆憋闷,痰虽少而质黏色黄难咳,或听诊肺部啰音难以心衰本身解释者,均可以作为外邪羁留之佐证,尤其在按一般辨证施治等治疗效果不著时,都应想到外邪羁留之可能。治疗应注意祛邪利肺,一般根据虚实主次。以虚为主,邪不甚者,可于扶正方中酌选宣肺或清肺化痰之品以金荞麦、鱼腥草、山海螺、漏芦等;如正虽虚,外邪已成为病情难愈的主要矛盾,可以将扶正药如独参汤等仅用一二味另煎,送服葶苈子末3g,每日2～3次。另处汤剂以祛邪利肺为主。或先祛其邪,后固其正。或配合西药抗感染,往往邪去而元气自复,心衰易于改善。此即《黄帝内经》"病发而不足,标而本之,先治其标,后治其本"之意。

2.精髓亏耗,不填精髓则无以化生阳气　心衰之正虚。虽以阳气虚衰为多,但若阳损及阴,伤精耗髓,或本阴精亏损,复加阳气虚衰,表现全身重度浮肿及腹水难消,小溲量少,腰脊酸痛,舌淡红或光红无苔,脉沉细,经检查有低蛋白血症者,此时若单纯利水或益气养阴、滋阴配阳、活血化瘀等常收效不显。可配用填精补髓法,以左归丸为主,加用紫河车、鹿角片或鹿角胶、阿胶、龟甲等血肉有情之品,辅以鲤鱼汤等食疗,有时候能够事半功倍,治疗后随低蛋白血症纠正而水肿得以消退,心衰随之改善。此种治法颇值得玩味。张介宾在注《素问·阴阳应象大论》"精化为气"时说:"精化为气,谓之气由精而化也。"夫气赖精化,精盈则气盛,精少则气衰,精亏髓耗,阳气化源欲竭,其时精损为本中之本,填精则精得充盈,阳气自生,阴霾自散,是故不治而水自消,不扶阳而阳自复。使用时须注意:填精要适当配合温振药,如鹿角片、仙灵脾之属;二是要注意健运脾气,不可使中焦呆滞,常配伍枳术丸,特别是用大剂量白术,白术既可健脾,前人认为还可以通利水道。现代研究还可以升高白蛋白。

(三)合理使用成药

近年来,各地创制了许多中成药制剂,给心衰治疗带来了方便。如:①心宝丸,每丸

60mg,轻度心衰每次120mg,中度每次180mg,重度每次240mg,每日3次;②补益强心片,每片0.3g,每次4片,每日3次,2周一疗程;③黄芪注射液,每支10mL,每次60mL,每日1次静脉输注等。大量的临床报道及动物实验显示,合理使用中成药对心衰的治疗具有一定辅助疗效。

九、西医治疗

(一)一般治疗

1.液体管理　严格限制补液量及补液速度,补液量限制在500mL/d以下,补液速度限制在20～30滴/分。

2.血压管理　高血压患者,使用降压药控制血压,使血压控制在140/90mmHg以下。对于低血压的患者,可适当使用升压药,使血压高于90/60mmHg以上。

3.电解质,酸碱平衡管理　注意电解质平衡,特别对于使用利尿药的患者,注意防治低钾、低钠、低氯血症,及时予以补充电解质。对于合并呼衰或肾衰的患者,注意酸碱平衡的监测,可行血气分析检查。

(二)西医标准治疗

【原发病治疗】

1.高血压病　降压治疗一般要求血压控制在135/85mmHg以下,对于重度高血压、老年高血压或伴有明显脑动脉硬化、肾功能不全的患者,血压控制在140～150/90～100mmHg即可。

2.冠心病　以劳力性心绞痛表现者用药以硝酸酯类和β受体阻滞剂为主的药物联合治疗。抗血小板和抗凝治疗:可选用小剂量阿司匹林、氯吡格雷、低分子肝素等。经药物正规治疗无效者,应行冠脉造影,在造影的基础上采用PTCA、支架或搭桥手术等。

3.瓣膜病　严重的瓣膜病者,获得彩超结果后请心外科会诊协助治疗。

心肌病:①扩张型心肌病:同心衰治疗,抗心律失常,抗凝治疗。②肥厚型心肌病:改善左室舒张功能。③限制型心肌病:改善舒张功能,抗心律失常,对明显心内膜纤维化者,可考虑手术剥离心内膜。对明显功能受损的瓣膜行换瓣术,可请心脏外科会诊。

【诱因的控制】

1.肺部感染　严重肺部感染加抗生素治疗,轻度感染可以纯中医治疗。

2.心律失常的控制　合并房颤患者,如心率超过120次/分,可予以西地兰静推,并同时加上β受体阻滞剂和(或)地高辛,如存在禁忌或不耐受,改为胺碘酮治疗。如心率低于120次/分,应口服β受体阻滞剂和或地高辛。

3.电解质紊乱和酸碱失衡的调整　入院后根据电解质、酸碱失衡情况进行调整。

4.纠正贫血。

5.保护肾脏功能,减轻肾功能损害　肾功能减退患者避免使用损伤肾功能药物,轻度肾功能减退,可加ACEI或ARB类药物,中、重度肾功能减退请肾内科会诊。

（三）治疗慢性心力衰竭具体的药物治疗

患者入院后评估患者既往用药情况，特别对于患者是否正在服用 ACEI 或 ARB、β 受体阻滞剂、利尿剂、洋地黄类强心药物等。

1.ACEI 与 ARB　对于已长期口服 ACEI 或 ARB 类药物的患者，在无禁忌证或血流动力学不稳定的情况下继续服用。

对于未口服 ACEI 或 ARB 类药物的患者，应在住院期间，开始口服 ACEI 或 ARB 类药物，除非有禁忌证。

2.β 受体阻滞剂　对于已长期口服 β 受体阻滞剂治疗的患者，在无禁忌证或血流动力学不稳定的情况下继续服用。

对于未口服 β 受体阻滞剂的患者，待病情稳定（4 天内未静脉用药，已无液体潴留并体重恒定）后，从极小剂量开始加用，2～4 周加量。

3.利尿剂　所有心力衰竭患者，有液体潴留的证据或原先有过液体潴留者，可使用利尿剂。如液体潴留明显，特别当有肾功能损害时，宜选用襻利尿剂。若患者平时正接受口服襻利尿剂治疗，则静脉起始剂量应等同于或超过每日的口服剂量。应连续评估尿量及充血性症状和体征，相应调整利尿剂用量。一旦病情控制，即可改为口服用药，出院时根据情况减为最小有效量长期维持，一般需无限期使用。对近期或目前为 NYHA 心功能Ⅳ级患者，可考虑应用小剂量的螺内酯 20mg/d。

4.洋地黄类强心药物　患者既往服用地高辛，入院后行洋地黄血药浓度检查低于 20ng/mL，或既往未服用地高辛，对于心室扩大的收缩功能障碍的心力衰竭，特别是合并房颤的患者，入院后给予地高辛治疗，地高辛治疗起始与维持的剂量是 0.125～0.25mg/d；如果患者年龄＞70 岁，或有肾功能减退，或为低体重，则应使用小剂量（0.125mg/d 或 0.25mg/d 隔日使用）。

5.血管扩张剂　对于血压不低、利尿剂和标准口服药物治疗（如维持以前的心衰用药）后效果不佳、充血性症状持续的患者，可加用静脉血管扩张剂（如硝普钠、硝酸甘油）。特别对于合并高血压、冠脉缺血或明显二尖瓣反流的心衰患者可使用硝酸甘油静脉制剂。硝普钠对于伴难以控制高血压或重度二尖瓣反流的严重心衰患者，在严密监测情况下可使用。

6.正性肌力药物　患者主要表现为低心排综合征（如有症状的低血压）或同时存在充血和低心排量时，可考虑使用静脉正性肌力药物（如多巴胺、多巴酚丁胺和米力农）。

（四）非药物治疗

1.CRT 适应证　无论何种原发疾病，LVEF≤35％、NYHAⅢ或Ⅳ级、QRS 时限≥120 毫秒。

2.ICD 适应证　缺血性心肌病（心肌梗死后＞40 天）或非缺血性心肌病、LVEF≤35％、NYHAⅡ或Ⅲ级。

3.CRTD 适应证　无论何种原发疾病，LVEF≤35％、NYHAⅢ或Ⅳ级、QRS 时限≥120 毫秒。

4.干细胞移植　自体成体干细胞较易获得，自体移植不存在免疫排斥问题，不会引起伦理道德上的争议等诸多优点，使成体干细胞移植成为研究的热点。但目前干细胞治疗仍处于基础研究到临床应用的过渡期，其治疗心衰的研究目前尚处于起步阶段。

5.心脏移植 自从1967年第1例同种心脏移植成功,至今已有近2万人接受过心脏移植,由于环孢素的应用,排异反应可有效地控制,移植后生活质量和生存率明显提高。现心脏移植已成为治疗终末期心衰唯一有效的方法。其适应证:心功能Ⅳ级的晚期心衰患者、年龄≤65岁、心理状态稳定。

十、中西医优化选择

(一)中医治疗的主要优势

1.未病先防 慢性充血性心力衰竭往往发生于多种疾病的后期,随着循证医学的不断发展,现代西医治疗观念已发生了根本性改变,主张早期(心肌重塑期甚或其前期,或者舒张功能不全期)干预,以期降低猝死率,改善远期预后,提高相对生存率及生活质量。心衰西医治疗药物归类如下:①利尿剂;②ACEI或ARB制剂;③正性肌力药物(包括洋地黄类与非洋地黄类);④β受体阻滞剂;⑤醛固酮拮抗剂;⑥血管扩张剂;⑦治疗严重室性心律失常的药物。上述7类治疗药物,只要适应证明确,临床应用于改善症状均有效,但大样本循证医学的证据表明,能预防性降低猝死率、改善远期预后、提高相对生存率的只有ACEI制剂、β受体阻滞剂、醛固酮拮抗剂3类药物,其他类药物益处不明,甚或导致了猝死、相对死亡率的增高,特别是静脉较长时间用药明显增加了死亡危险。即使是以上三种药物有些患者也出于各种各样的不良反应无法长期使用。然而这种观点也和中医未病先防的思想相吻合,中药在这方面的优势更加突出。如以邪气为阴,正气为阳而论,阳虚阴盛,阳微阴弦为心衰之病因病机,即临床表现为病理产物水湿痰瘀之阴盛为患见证,而反推阴盛患病乃正虚阳弱之故,则扶阳抑阴——益火之源,以消阴翳为其未病先防之治法,治本之法,在劳力性气短、心悸乏力时即可防治性应用,最好用于喘咳、水肿症未明显甚或未见时。心主血脉,行血载气,为阳中之太阳,心阳可资脾阳,助肾阳而化湿利水,心阳、脾阳、肾阳运化正常,则气行血畅,湿化水行,痰瘀无以生,则喘咳、水肿未必见,出现亦可消除。故扶阳之道——益火之源,包括温通心阳、健运脾阳、滋补肾阳、益气助阳。

2.毒副作用小,安全范围大 中药具有多种抗心衰作用机制,毒副作用小,安全范围大。在目前用于心衰治疗的中药中,除一部分如福寿草、铃兰、夹竹桃、万年青、五加皮等具有强心苷作用外,相当多方药如人参、黄芪、参附汤、生脉散、枳实、三七、延胡索等都具有非洋地黄样正性肌力作用,有些同时兼有强心、利尿、扩血管作用,有些机制尚未完全被发现,特别是辨证基础上的复方运用,包含了更多的作用机制。下述几种情况常首选或较合适使用中药:①心功能Ⅱ~Ⅲ级,单纯中药治疗,多数可取得较为满意的疗效;②一些长期依赖洋地黄类药物的患者,或长期用扩血管药物、利尿剂而不敏感者,使用中药可逐渐减少洋地黄用量或停用洋地黄药物,并可加强或替代西药利尿、扩血管的作用;③一些对洋地黄类药物效果差的心衰,如活动性心肌炎、心肌梗死、严重缺氧、感染、贫血等,洋地黄的有效量和中毒剂量极为接近,常常加大剂量则中毒,减小则无效,临床非常棘手,这时中药可发挥特有作用,在西药强心剂使用保守剂量的同时配合辨证中药,或单纯中药治疗往往可以带来转机。而且,多中药有双向调节作用,如"心宝"对心率快者用后可以减慢,而心率低于每分钟55次者用后反而可以适度增快;④对洋地黄中毒的患者,有时中药甚至是唯一可选择的具有正性肌力作用的药物。

3.对机体内环境的干扰少　各类西医治疗心衰时,可对机体电解质、酸碱平衡、渗透压、血糖、血肌酐、尿素氮等发生影响,甚至会使之严重失衡。这方面,中药具有一定的优越性。如有些患者长期使用排钾利尿剂而导致低钾,表现为中医阴虚水停等证候,口服补钾消化道反应大,这时按中医辨证,改用中药滋阴利水、健脾利水等治疗,既可达到利尿的目的,又不影响电解质。另外,本身有糖尿病、肾功能不全等患者,许多治疗心衰的药物尤其易使内环境进一步遭破坏,中医辨证施治可将其原发病与心衰的治疗统一起来。

4.难治性心衰的治疗　中医治疗心衰基本点在于辨证论治,因而可以针对个体不同情况,选择具体治疗,有较大的灵活性,对难治性心衰,通过辨证,明确病机所在,可以从"证"的角度上,打开治疗的新思路,常较单纯西医治疗合理。有时可以取得意想不到的效果。

但是,迄今为止,中药对多数Ⅲ度心衰,特别是左心衰为主者,单用效果欠佳,尤其难以在短时间内迅速控制病情,传统汤剂使用不便,新创制的许多注射剂使用经验有限,且质控标准难以掌握,给推广带来了困难。

(二)必须或常须采用西医治疗的几种情况

1.重度心衰,尤其严重左心衰,肺水肿。

2.心衰有严重消化道症状难以口服药物时。

3.心衰合并各种严重心律失常如快速房颤、室上速、各种室性心律失常、Ⅱ度以上房室传导阻滞等。

4.心衰伴有严重酸碱、水电解质平衡失调时。

(三)中西医治疗组合问题

在心衰治疗中,中西医有机结合,使二者正效应相加,不良反应相减,避免合用后带来不良反应,达到最佳治疗效果,是一个需要不断探索的问题。目前尚无成熟的经验。以下几点可供参考:

1.中医益气、温阳等疗法与西医强心药同用,或扶正与西医扩血管药、利尿药同用,多数可显示临床有益的疗效。

2.中医多种利水方法如泻肺利水、健脾利水、补肾利水、通阳利水、活血利水等常与利尿剂有协同作用,且部分可使西药不良反应减轻。攻逐利水不良反应多,临床已少用。虫类药利水作用差,基本不用。

3.中医活血化瘀与西医纠正心衰的各种治法配合,多数未见明显不良作用,如左心衰咯血,中医化瘀止血之参三七等与西药扩血管同用,常使症状更好地控制。

4.中医气阴两虚证,在并见外邪羁留时,传统认为,扶正敛阴有恋邪之虞,而不祛邪则邪愈胜正愈虚,治疗颇为矛盾。这时可考虑不同的中西医组合:一是中医以益气敛阴扶正为主,西药用抗生素控制感染。二是在对抗生素产生耐药的情况下,可用西药加强心脏收缩力、减轻心脏负荷,并适当支持疗法,中药则以祛邪为主,常能达到长短互补的目的。

十一、饮食调护

心衰的食疗在治疗过程中是很重要的,所以在心力衰竭的治疗中占有重要的地位,心衰的食疗与药物治疗是彼此联系而相辅相成的。

1.适当控制总热量,蛋白质也要适当控制。心衰时,每日蛋白质可控制在 25～30g,热能 2509kJ(600kcal);2～3 日后,蛋白质可加至 40～50g,热能 4182～6273kJ(1000～1500kcal)。病情好转后渐增蛋白质和热能,但不宜太高,以免增加心脏的负荷。

2.应供给充足的维生素和适量的无机盐。

3.限制钠盐的摄入:限制钠盐的摄入可以预防和减轻水肿,应根据病情选用低盐、无盐饮食。低盐即烹调时食盐 2g/d;食盐含钠 39%,或相当于酱油 10mg。大量利尿时应适当增加食盐的量以预防低钠综合征。

4.应吃易于消化的食物。

5.少食多餐,严禁吃得过饱,每日食物可分 4～5 次食用。

6.如果缺钾,可食用含钾高的海带、紫菜、瘦肉、橘子等。

7.适当补充维生素 B_1 和维生素 C,有利于保护心肌。

可根据情况,选用以下数种膳食:

茯苓苡米粥:薏苡米 60g,茯苓粉 15g,加水煮食用。

黄芪粥:生黄芪 30g 浓煎取汁,入粳米 100g,待粥成加橘皮末 3g,稍煮,加红糖调匀服,每天 2 次。

葛根粉粥:粳米 50g,葛根(干)30g,粳米浸泡一夜与葛根粉同入沙锅内,加水 500mL,用文火煮至米开粥稠。当半流饮料,不计时,温服。

猪心益心汤:猪心 500g,猪心刮开,冲洗干净,去白膜及油脂、瘀血,用生姜调味,黄芪 15g、丹参 12g,加水 4～5 碗,慢火煲 3～4 小时,即可饮用。

第五章　高血压与低血压

第一节　高血压疾病

高血压是指在未使用降压药物的情况下心室收缩压≥140mmHg 和（或）舒张压≥90mmHg。高血压常与其他心血管危险因素共存,是重要的心血管疾病危险因素。

根据病因,通常将高血压分为原发性高血压(简称高血压)和继发性高血压。原发性高血压指迄今为止原因尚未阐明的高血压,以体循环动脉压升高为主要临床表现的心血管综合征,占高血压的 90％～95％;继发性高血压指由某些确定的疾病或原因引起的血压升高,占高血压的 5％～10％,如原发性醛固酮增多症、嗜铬细胞瘤、肾血管性高血压等。

高血压的患病率和发病率在不同国家地区之间有显著差别,同时也会随着年龄的增长而升高。高血压在老年人中多见,尤以单纯收缩压升高为主。据统计显示,自 20 世纪 50 年代以来,高血压在我国的患病率逐年升高,中国疾控中心统计,截至 2013 年 10 月我国 15 岁及以上人群高血压患病率高达 24％,全国高血压患者 2.66 亿人,每 5 个成人中至少有 1 人患高血压病。然而,高血压患者患病知晓率不到 40％,患者管理率仅约 1/4,管理人群服药依从率约60％,血压控制约 50％。

根据临床表现的不同,高血压归属于中医眩晕、头痛的范畴;当出现心、肾、脑等并发症时,则与中医的胸痹、真心痛、水肿、中风密切相关。

【病因病机】

原发性高血压的病因为多因素,可分为遗传和环境因素两个方面。高血压是遗传易感性和环境因素相互作用的结果。一般认为在比例上,遗传因素约占 40％,环境因素约占 60％。

1.西医

(1)与高血压发病有关的因素

1)遗传因素:高血压病患者有显著遗传倾向,父母均有高血压,子女发病率高达 46％,约60％的高血压患者有高血压家族史。高血压的遗传可能存在主要基因显性遗传和多基因关联遗传两种方式。在遗传表型上,不仅血压升高发生率体现遗传性,而且在并发症发生、血压高度及其他有关因素方面也有遗传性。

2)环境因素:环境因素包括饮食、精神刺激、吸烟等。研究表明,每日食盐摄入量、饮酒量与血压正相关,钾摄入量与血压呈负相关,高蛋白质摄入属于升压因素。同时,脑力劳动者、从事精神高度紧张工作、长期生活在噪声环境中的人高血压的患病率格外高。吸烟可使交感神经末梢释放去甲肾上腺素增加而导致血压升高,同时可以通过氧化应激损害一氧化氮介导的血管舒张引起血压升高。

3)其他因素:体重、药物等也可导致血压升高。腹型肥胖者容易发生高血压,避孕药、麻黄素、肾上腺皮质激素、非甾体抗炎药(NSAID)、甘草等也可以使血压增高。

(2)高血压的发病机制

1)神经机制:各种原因引起的交感神经系统活性增强而导致血浆儿茶酚胺浓度增高,阻力小动脉收缩增强而导致血压增高。

2)肾脏机制:各种原因引起的肾性水、钠潴留,导致血容量增加、心排血量增加,通过全身血流自身调节使外周血管阻力和血压增高。也可以通过排钠激素分泌增加而在排泄水、钠的同时使外周血管阻力增加而使血压升高。

3)激素机制:肾素-血管紧张素-醛固酮系统(RAAS)激活。在由球旁动脉分泌的肾素的催化下,血浆中的血管紧张素原转化为血管紧张素Ⅰ(ANGⅠ),血管紧张素Ⅰ又在血管紧张素转换酶(ACE)的作用下降解为血管紧张素Ⅱ(ANGⅡ)。血管紧张素Ⅱ一方面直接使血管收缩或通过刺激肾上腺皮质球状带促进醛固酮合成和分泌,升高血压;另一方面血管紧张素Ⅱ可以促进肾上腺髓质和交感神经末梢释放儿茶酚胺类物质,通过增加心肌收缩力、外周血管阻力而使血压升高。

4)血管机制:通常情况下,大动脉弹性和外周血管的压力反射波是收缩压与脉压的主要决定因素,近年来尤为重视动脉弹性功能在高血压发病中的作用。目前研究已知,覆盖血管内膜面的内皮细胞能生成、激活、释放各种血管活性物质,如一氧化氮(NO)、内皮素(ET-1)、前列环素(PGI2)等,来调节心血管功能。随着年龄的增长以及各种心血管危险因素的影响,例如,血糖升高、血脂异常、高同型半胱氨酸血症、吸烟等,氧自由基产生增多,NO灭活增强,氧化应激反应等均影响动脉弹性的功能和结构。由于大动脉弹性减退及脉搏波传导速度增快,反射波抵达中心大动脉的时相从舒张期提前到收缩期,出现收缩期延迟压力波峰,从而导致收缩压升高,舒张压降低及脉压增大。阻力小动脉结构(血管数目稀少或壁/腔比值增加)和功能(弹性减退和阻力增大)改变,影响外周压力反射点的位置或反射波强度,对脉压增大也起重要作用。

5)胰岛素抵抗:大约有50%的高血压患者有胰岛素抵抗(IR)。胰岛素抵抗(IR)是指机体组织细胞对胰岛素的敏感性和反应性降低的病理现象,必须以高于正常的血胰岛素释放水平来维持正常的糖耐量。近年来研究认为,IR是2型糖尿病和高血压发生的共同病理生理基础,但导致高血压的机制目前尚未得到肯定解释。

(3)高血压发病的病理机制:高血压初期的病理改变仅为全身细小动脉痉挛,没有明显的病理形态改变。但是随着长期的血压升高,全身细小动脉发生硬化、内膜下透明样变、管壁增厚变硬、动脉壁弹力纤维增生、中层肥厚变硬、管腔狭窄,其中以肾细小动脉病变最为显著。在大中动脉内可出现内膜脂质沉积,形成粥样斑块、血栓,此多发生于冠状动脉、脑动脉、肾动脉及下肢动脉。

2.中医

(1)病因

1)情志失调:长期精神紧张,七情过极或情志不遂,以致肝气郁结,郁而化火,上扰清空,而致眩晕、头痛。同时,火为阳邪,易伤阴而致肝阴不足、肝肾阴虚、阴虚阳亢之势,发为眩晕、头痛。

2)饮食失宜:过食肥甘厚味或饮酒无度,伤及脾胃而致脾虚失健,湿浊内蕴而生痰,痰浊阻滞,清阳不升而为眩晕、头痛诸症。

3)内伤虚损:年老体弱,房事不节,劳力过度,阴虚火旺等,均可导致肾精不足,髓海空虚而致头痛、眩晕。或内伤于饮食,脾胃受损,气血化生亏虚;或久病不愈,气血亏损,不能上注清窍而为眩晕。

(2)病机

1)肝阳上亢,风扰清空:肝体阴而用阳,主升主动。凡素体阳盛,阴阳失调,日久阳亢于上;或七情过极,肝失条达,气机郁结,化火伤阴,而致风阳上扰,发为眩晕、头痛。

2)肾精亏耗,水不涵木:肾阴素虚,房劳伤阴,或后天失养而致肾精亏损,可使肝少滋荣,阴不维阳,肝风内动而发为眩晕、头痛。

3)脾虚失健,痰浊阻滞:饮食失节或忧思劳倦等伤及脾胃,以致健运失司,水湿内蕴,积聚成痰,清阳不升,清空失养而为眩晕、头痛。

4)脏腑失调,血脉瘀阻:病久脏腑虚损,或肝郁气滞,脾虚湿滞,肝肾阴虚等诸种原因均可导致血脉被阻,气血不能上荣于头目,而为眩晕、头痛。

综上所述,本虚标实是本病的致病关键,本虚系指脏腑功能失调或虚损,涉及脏腑为肝、肾、脾三脏,以肝为主;标实是因脏腑功能失调或虚损而致的风、火、痰、瘀,而导致本病的发生。

【临床表现】

根据病程进展和临床特点多将高血压病分为缓进型(良性)高血压和急进型(恶性)高血压。前者多见,后者则少见,仅占1%～5%,属于高血压危重症。

1.缓进型高血压

(1)一般症状:高血压大多数起病缓慢,缺乏典型的临床表现,早起血压常常在精神紧张、情绪激动或者劳累时才会升高,而经过休息则能恢复正常。此时多数患者无症状,或仅有轻度的头部不适,许多患者在体检或因他病就诊时才诊出高血压。随着病情的发展血压逐步升高,常表现为头晕、头痛、颈项不适、耳鸣、失眠、健忘、乏力、易激动等,典型的高血压头痛在血压恢复正常后即可消失。

(2)靶器官损害症状:脑:本病后期常可并发急性脑血管病,脑血管合并症是我国高血压病最常见的合并症。包括脑出血、脑血栓形成、短暂性脑缺血发作、腔隙性脑梗死、高血压危象和高血压脑病等。心脏:高血压可以加重心脏后负荷,导致心肌肥厚、扩张。早期由于代偿,心功能正常,但是随着病情发展则可出现心力衰竭、冠心病等并发症。肾脏:长期高血压可导致肾小动脉硬化。出现多尿、夜尿频多等症状提示肾浓缩功能减退。当肾功能进一步减退时可出现尿量减少、蛋白尿、血尿、管型尿等症状,严重者可发生肾功能不全甚至尿毒症。眼:炎症血管受累时,出现视力进行性减退。

2.急进型高血压 急进型高血压又称恶性高血压,多发生在中、青年,表现为血压突然升高,收缩压常高于 180mmHg,舒张压持续在 130～140mmHg,甚至更高。与缓进型高血压相比,症状更加明显,病情更加严重,发展更加迅速,以视网膜和肾功能损伤为特点。心、脑、肾损害在发病数月开始出现,并迅速恶化,最终多以尿毒症、急性脑血管病或心力衰竭死亡。

【实验室及其他检查】

1.尿常规 病程早期多正常,随着病情的进展可有少量蛋白、红细胞、透明管型等,肾功能明显损害时,尿比重固定在 1.010。

2.肾功能 早期肾功能检查可无异常,当肾实质严重损害时可见血肌酐、尿素氮升高,内生肌酐清除率降低,浓缩稀释功能减退。

3.血脂 可伴有血清总胆固醇、甘油三酯及低密度脂蛋白增高,高密度脂蛋白降低。

4.血糖、葡萄糖耐量试验及血浆胰岛素测定 部分患者可见空腹血糖升高,餐后 2h 血糖及胰岛素升高。

5.眼底检查 高血压眼底改变分为 4 级:Ⅰ级,视网膜小动脉出现轻度的狭窄、硬化、痉挛和变细;Ⅱ级,视网膜小动脉呈中度硬化和狭窄,出现动脉交叉压迫征,视网膜静脉阻塞;Ⅲ级,动脉中度以上狭窄并且伴局部收缩,视网膜有棉絮状渗出、出血和水肿;Ⅳ级,视神经乳头水肿并有Ⅲ级眼底各种改变。早期眼底可正常或有Ⅰ级改变,中期有Ⅰ～Ⅱ级改变,后期呈Ⅲ～Ⅳ级变化。

6.X 线检查 可见主动脉弓迂曲延长,升主动脉、降主动脉可扩张。心胸比率大于 0.5 时,提示左心室肥厚和扩张。左心衰时可有肺瘀血征象。

7.心电图 心电图可见左心室肥大或兼劳损,同时也可见室性早搏、房性早搏、心房纤颤等心律失常表现。

8.超声心动图 是目前诊断左心室肥厚最敏感、可靠的诊断方法,左心室肥厚检出率为 31.6％。高血压病时左室肥厚大多是对称性的,但有 1/3 左右的患者室间隔肥厚更为明显。同时,超声心动图还能有效评价高血压患者的心功能,包括舒张功能、收缩功能和左室射血分数等。

9.动态血压监测 动态血压监测是由仪器自动定时测量血压,每间隔 15～30min 自动测量,连续 24h 或者更长。正常人的血压呈现明显的昼夜节律,动态血压曲线呈现双峰一谷,即夜间血压最低,清晨起床活动后血压升高,在上午 6～10 时及下午 4～8 时各有一高峰,而夜间血压明显降低。目前认为,动态血压的正常参考范围为:24h 平均血压＜130/80mmHg,昼日血压平均值＜135/85mmHg,夜间血压平均值＜120/70mmHg。

动态血压监测可用于诊断"白大衣性高血压",判断高血压的严重程度,了解其血压变异性和血压昼夜节律,指导降压治疗和评价降压药物疗效,帮助鉴别诊断等。

【诊断及鉴别诊断】

1.西医

(1)诊断

1)高血压的诊断主要依据诊室测量的血压值,安静休息坐位状态下测量上臂肱动脉部位血压,非同日 3 次血压值收缩压均≥140mmHg 和(或)舒张压≥90mmHg 可诊断为高血压。

如果患者既往有高血压史,现正在使用降压药,虽测量正常,也应诊断为高血压。确诊后尚须进一步分级并且鉴别是原发性还是继发性高血压。

2)参照 2004 年中国高血压联盟的诊断标准及 2010 年《中国高血压防治指南》指定的标准见表 5-1-1。

表 5-1-1 血压水平的分类和定义 mmHg

类别	收缩压		舒张压
正常血压<120	和		<80
正常高值	120～139	和(或)	80～89
高血压	≥140	和(或)	≥90
1 级高血压(轻度)	140～159	和(或)	90～99
2 级高血压(中度)	160～179	和(或)	100～109
3 级高血压(重度)	≥180	和(或)	≥110
单纯收缩期高血压	≥140	和	<90

注:当收缩压和舒张压分属于不同级别时,以较高的分级为准。单纯收缩期高血压也可按照收缩期分为1,2,3 级。

3)根据高血压指南的要求,对高血压的诊断在进行血压水平分类的同时,也要进行危险性分层。其主要依据心血管危险因素、临床相关情况、靶器官损害几个方面进行危险性分层。

心血管病危险因素包括:吸烟、高脂血症、糖尿病、年龄>60 岁男性或绝经后女性、心血管疾病家族史(发病年龄:女性<65、男性<55 岁)。

靶器官损害及合并的临床疾病包括:心脏疾病(心绞痛、左心室肥大、心肌梗死、既往冠状动脉旁路术、心力衰竭),脑血管疾病(脑卒中或短暂性脑缺血发作),周围动脉疾病,高血压视网膜病变(≥Ⅲ级),肾脏疾病(蛋白尿或血肌酐升高)。

(2)鉴别诊断

1)肾实质病变:急、慢性肾小球肾炎,慢性肾盂肾炎,肾病综合征及糖尿病肾病等肾实质性疾病均可出现高血压。这些疾病早期均有肾脏病变的临床表现,在疾病后期会出现高血压症状。

急性肾小球肾炎。起病急骤,发病前 1～3 周多有链球菌感染史,伴随发热、水肿、血尿等表现。尿常规检查可见红细胞、蛋白、管型,血压表现为一过性升高。此病青少年多发。

慢性肾小球肾炎。本病与晚期高血压并发肾功能损害者常不易区别。本病多由急性肾小球肾炎转变而来或反复水肿史,明显贫血、血浆蛋白低、蛋白尿和血尿发生于血压升高之前,血压多表现为持续升高。

慢性肾盂肾炎。本病女性多见,多有尿路感染史,可有反复多年尿频、尿急、尿痛及发热症状,尿细菌培养阳性,尿中白细胞增多,静脉肾盂造影显示患者肾盂与肾盏变形。

2)肾动脉狭窄:肾动脉狭窄引起肾缺血而使血压升高,有类似恶性高血压的表现,起病急,增高显著,药物治疗无效。一般可见舒张压中重度升高,体检可在上腹部或者肋脊角处闻及血管杂音,肾动脉造影可确诊。

3)嗜铬细胞瘤:瘤细胞在肾上腺髓质或交感神经分泌大量去甲肾上腺素和肾上腺素,引起阵发性或持续性高血压及代谢紊乱。高血压发作时有剧烈头痛、恶心、心悸、大量出汗等表现,发作间歇血压正常。血压升高期做血和尿儿茶酚胺及其代谢产物香草基杏仁酸(VMA)的测定,酚妥拉明试验,胰高血糖素激发试验等有助于诊断。超声,放射性核素扫描,CT,MRI 等可确定肿瘤部位。

4)原发性醛固酮增多症:为肾上腺皮质增生或肿瘤,导致分泌醛固酮增多。此病女性多见,以长期高血压伴随顽固性低血钾为特征。临床表现为多饮、多尿、肌无力或麻痹等症状。血压多为轻、中度升高。实验室检查可见血及尿醛固酮增多、低血钾、高血钠、代谢性酸中毒等。安体舒通试验阳性具有诊断价值。超声,放射性核素,CT,MRI 检查可确定肿瘤部位。

5)库欣综合征:又称皮质醇增多症。肾上腺皮质肿瘤或增生,分泌过多的糖皮质激素,使水、钠潴留而导致高血压。患者除有高血压外,还有满月脸、水牛背、向心性肥胖、多毛、皮肤薄而紫纹、血糖增高等特征性表现。24h 尿中 17-羟类固醇、17-酮类固醇增多、地塞米松抑制试验或促肾上腺皮质激素兴奋试验阳性有助于诊断。

2.中医

(1)诊断、分型:中医诊断为眩晕、头痛。根据临床证候的不同,分为肝阳上亢、痰湿内盛、瘀血阻窍、肝肾阴虚及肾阳虚衰 5 个证型。

(2)辨证要点:主要是辨脏腑病位及虚实。

(3)辨别诊断:本病常与中风相鉴别,中风通常以猝然昏仆、不省人事、口眼歪斜、半身不遂及语言謇涩;或不经昏仆,仅以喎僻不遂为特征。部分中风患者,以头痛或眩晕为发作先兆,而眩晕和头痛则无以上表现。

【治疗】

目标和原则。本病的治疗目标是有效地降低血压至正常范围,以防止靶器官损害,最大限度地减少或延迟并发症,降低病死率和病残率。对于轻度的高血压患者可以考虑选用中医药疗法,对于中、重度患者应以西药治疗为主。对于单纯服用西药血压控制不理想的患者,需要加用中药配合治疗。中西医结合疗法一方面可以更好地控制血压,另一方面还能有效地预防靶器官损害,改善症状,提高生活质量。

血压控制目标值。目前主张血压控制目标值应<140/90mmHg;中青年患者血压应降至 130/85mmHg;合并糖尿病、慢性肾盂肾炎、心衰或病情稳定的冠心病患者应将血压降至 130/80mmHg;老年收缩期高血压患者,收缩压控制到 150mmHg 以下,舒张压控制到 70mmHg 以下。

1.西医治疗　对于确诊高血压的患者进行危险分层,然后制订合理的方案给予治疗。

低度危险组。以改善生活方式为主的非药物或者中医药调理为主。

中度危险组。除改善生活方式外,给予药物治疗。

高度危险组。必须给予药物治疗。

极高危险组。必须尽快给予强化治疗。

(1)非药物治疗:非药物治疗包括戒烟、限酒、低盐饮食、减少脂肪摄入、控制体重、适当运动、保持良好心态等。

(2)降压药物治疗遵循的原则

1)小剂量:初始治疗应从小剂量开始,如果降压有效但是未达到治疗目标,可以根据患者情况逐渐加量以达到最佳效果。

2)优先选择长效制剂:以保证平稳降压,减少因血压波动而造成的心血管事件的发生,且能提高患者的依从性。

3)联合用药:如单一药物降压效果不理想,可采用两种或者两种以上药物联合治疗,有助于提高降压效果而不增加不良反应。事实上2级以上高血压应给予联合治疗。对于血压≥160/100mmHg或高于目标血压20/10mmHg或高危及以上患者,起始即可采用小剂量两种药物联合治疗。

4)个体化:高血压是终身疾病,需终身服药。药物的选择取决于药物对患者的降压效应和不良反应。对于每个具体的患者来说,应根据其具体情况、药物有效性及耐受性,兼顾患者的经济条件和个人意愿,选用适合患者的降压药物。

(3)降压药物分类:目前临床常用的降压药物主要有5类:利尿剂、β受体阻滞剂、钙通道拮抗剂(CCB)、血管紧张素转换酶抑制剂(ACEI)、血管紧张素Ⅱ受体阻滞剂(ARB)。

1)利尿剂:有噻嗪类、祥利尿剂和保钾利尿剂3类。用于轻中度高血压,尤宜于老年高血压包括老年单纯收缩期高血压、合并心力衰竭、肥胖者。噻嗪类是目前使用最多的利尿剂,有氢氯噻嗪和氯噻酮。降压起效较平稳、缓慢,持续时间相对较长,作用持久。主要不良反应是低钾血症和影响血脂、血糖、血尿酸代谢,往往发生在大剂量时,因此推荐小剂量使用。保钾利尿剂可引起高血钾,不宜与ACEI、ARB合用,肾功能不全者禁用。祥利尿剂主要用于合并肾功能不全的高血压患者。

2)β受体阻滞剂:有选择性(β_1)、非选择性(β_1与β_2)和兼有α受体阻滞3类。常用的有美托洛尔、比索洛尔、阿替洛尔、卡维洛尔、拉贝洛尔。降压作用可能通过肾素释放的抑制、神经递质释放的减少、心排出量等达到降低血压的目的。降压起效较强而迅速,持续时间各种β受体阻滞剂有差异。适用于各种不同严重程度高血压,尤其是心率较快的中青年患者,或合并心绞痛、心肌梗死的患者,对老年人高血压疗效相对较差。β受体阻滞剂对心肌收缩力、房室传导及窦性心律均有抑制,并可增加气道阻力。因此,支气管哮喘、急性心力衰竭、病态窦房结综合征、房室传导阻滞和外周血管病患者禁用,酌情用于糖尿病及高脂血症患者。不宜与维拉帕米同用。较高剂量β受体阻滞剂治疗时切忌突然停药,以免引起撤药综合征。

3)钙通道拮抗剂(CCB):又称钙拮抗剂,分为二氢吡啶类和非二氢吡啶类,前者以硝苯地平为代表,后者有维拉帕米和地尔硫卓。根据药物的作用持续时间,钙拮抗剂又可分为短效和长效。长效钙拮抗剂包括长半衰期药物,氨氯地平等;脂溶性膜控型药物,拉西地平和乐卡地平等;缓释或控释制剂,非洛地平缓释片、硝苯地平控释片等。钙拮抗剂降压起效迅速,降压疗效和降压幅度相对较强,疗效的个体差异较小,与其他类型降压药物联合治疗能明显增强降压疗效。钙拮抗剂可用于中、重度高血压的治疗,适宜于单纯性收缩压增高的老年病患。主要缺点是开始治疗阶段有反射性交感活性增强,心率增快、面部潮红、头痛、下肢水肿等,尤其使用短效制剂时。非二氢吡啶类抑制心肌收缩及自律性和传导性,不宜用于心力衰竭、窦房结功能低下或心脏传导阻滞患者。

4)血管紧张素转换酶抑制剂(ACEI):分为巯基、羧竣基和磷酰基 3 类。常用的有卡托普利、依那普利、贝那普利、赖诺普利等。此类药物降压起效缓慢,逐渐增强,与利尿剂联合应用可增强降压效果。ACEI 抑制剂可用于各种类型、各种程度的高血压。由于 ACEI 具有改善胰岛素抵抗和减少尿蛋白作用,对肥胖,或者合并糖尿病、心脏病、肾脏靶器官损害的高血压患者具有较好的疗效,特别适用于伴有心力衰竭、心肌梗死后糖耐量减退或糖尿病肾病的高血压患者。ACEI 常见的不良反应为刺激性干咳和血管性水肿,停药后可消失。高钾血症、双侧肾动脉狭窄患者和妊娠妇女禁用。血肌酐超过 3mg 患者慎用。

5)血管紧张素 Ⅱ 受体阻滞剂(ARB):常用的有氯沙坦、撷沙坦、伊贝沙坦、替米沙坦等,降压作用缓慢而持久。各种不同 ARB 在降压强度上存在差异。低盐饮食或与利尿剂联合使用可明显增强降压效果。ARB 最大的特点是不良反应很少,不引起刺激性干咳,持续治疗的依从性高。虽然在治疗对象和禁忌证方面与 ACEI 相同,但 ARB 具有自身疗效特点,总体作用明显优于 ACEI 类。

除了上述五大类主要的降压药物外,还有 α 受体阻滞剂,例如哌唑嗪、特拉唑嗪;肾素抑制剂,例如阿利吉仑;直接血管扩张剂,例如肼屈嗪等。

(4)降压药物的合理应用

1)降压治疗方案:大多数无并发症或者有并发症的患者可以单独或联合使用噻嗪类利尿剂、β 受体阻滞剂,CCB,ACEI 和 ARB,从小剂量开始服用,逐步递增。临床实际使用时,降压药的具体选择受患者心血管危险因素状况、靶器官损害、并发症、降压疗效、不良反应以及药物费用等影响。目前认为,2 级高血压(>160/100mmHg)患者在开始治疗时就可以采用两种降压药物联合治疗,有利于血压在相对较短的时间内达到目标值,同时也可减少不良反应。值得注意的是,联合治疗应采用不同降压机制的药物。比较合理的两种降压药联合治疗方案是:利尿剂与 ACEI 或 ARB;利尿剂与 β 受体阻滞剂;二氢吡啶类钙拮抗剂与 β 受体阻滞剂;钙拮抗剂与 ACEI 或 ARB。同时,3 种降压药合理的联合治疗方案除有禁忌证外必须包含利尿剂。

2)有并发症的降压治疗

①脑血管病:已发生过脑卒中的患者,降压治疗的目的是减少再次发生脑卒中的概率。高血压合并脑血管病患者不能耐受血压下降过快或过大,易发生体位性低血压,因此降压过程应平稳、缓慢,最好不减少脑血流量。可选择 ARB、ACEI、长效钙拮抗剂或利尿剂;注意从单种药物小剂量开始,再缓慢递增剂量或联合治疗。

②冠心病:高血压合并稳定性心绞痛患者的降压治疗,应选择 β 受体阻滞剂、ACEI 类和长效钙拮抗剂;发生过心肌梗死的患者应选择 ACEI 和 β 受体阻滞剂,有助于预防心室重构。

③心力衰竭:高血压合并无症状左心室功能不全的患者,应选择 ACEI 和 β 受体阻滞剂,从小剂量开始;有心力衰竭症状的患者,采用利尿剂、ACEI 或 ARB 和 β 阻滞剂的联合治疗。

a.慢性肾衰竭。终末期肾脏病患者时常伴有高血压,降压治疗的目的主要是延缓肾功能恶化,预防心、脑血管疾病发生。应该实施积极的降压治疗策略,通常需要 3 种或 3 种以上降压药物才能达到目标水平。ACEI 或 ARB 在病情早、中期能延缓肾功能恶化,但要注意,在低血容量或病情晚期(肌酐清除率<30mL/min 或血肌酐超过 265μmol/L 时,反而有可能使肾功能恶化。血液透析患者仍须降压治疗。

b.糖尿病。高血压患者约 10% 有糖尿病和糖耐量异常,合并糖尿病的降压治疗为了达到目标水平,在改善生活行为基础上通常需要 2 种以上降压药物联合治疗。ARB 或 ACEI、长效钙拮抗剂和小剂量利尿剂是较合理的选择。ACEI 或 ARB 能有效减轻和延缓糖尿病肾病的进展,同时改善血糖控制。

(5)高血压急症的处理:高血压危象和高血压脑病的处理原则基本一致,即应尽快降压,制止抽搐,防治并发症。一般先将血压(在数分钟到 1h 内)降低 25%～30% 为宜。

1)迅速降压:首选硝普钠,该药通过直接扩张小动脉和小静脉的平滑肌而降压,为强有力的血管扩张剂,应在严密监测血流动力学的情况下避光静脉使用。开始剂量为 $10\mu g/min$。视血压情况逐渐加量以达到降压作用,一般临床常用最大剂量为 $200\mu g/min$。一般先将血压降到 $150\sim160/95\sim100mmHg$。也可用硝酸甘油代替硝普钠,硝酸甘油可扩张小静脉,选择性扩张动脉,可达到降压目的,开始 $10\mu g/min$ 静滴,可用至 $100\sim200\mu g/min$。如为嗜铬细胞瘤所导致的高血压危象,首选酚妥拉明 $5\sim10mg$ 快速静脉注射,起效后静脉维持,待血压降到 $160/100mmHg$ 可逐渐减少用量,改为口服降压药物。

2)制止抽搐:可用安定 $10\sim20mg$ 肌注或静推,苯巴比妥钠 $100\sim200mg$ 肌注。

3)降低颅内压:20% 甘露醇 $125\sim250mL$ 快速静滴,半小时内滴完。必要时可 6h 重复 1 次。也可用速尿 $40\sim80mg$ 静脉推注。

2.中医治疗

(1)辨证论治:辩证时首先应分清相关脏腑,后辨标本虚实。治疗当以调整阴阳、补虚泻实为原则。肾阳虚衰者温补肾阳,肝肾阴虚者滋补肝肾、平肝潜阳,肝阳上亢者平肝潜阳,痰湿内盛者祛痰降浊,瘀血阻窍者活血化瘀。

1)肝阳上亢证:头晕头痛,面红目赤,烦躁易怒,口舌干燥,大便秘结,小便赤黄,舌红苔黄,脉弦细有力。

治法:平肝潜阳。

方药:天麻钩藤饮加减。若阳亢化风,加羚羊角粉、珍珠母以平肝息风;大便秘结者,加大黄(后下)以通腑泄热;若失眠者,加酸枣仁、远志以安神定志。

2)痰湿内盛证:头晕头痛,头重如裹,困倦乏力,心胸烦闷,腹胀痞满,少食多寐,呕吐痰涎,手足麻木,舌胖苔腻,脉濡滑。

治法:祛痰降浊。

方药:半夏白术天麻汤加减。若痰热蕴结,加天竺黄、黄连以清热化痰;若脾虚湿困,加砂仁、藿香、焦神曲以健脾化痰。

3)瘀血阻窍证:头痛经久不愈,固定不移,偏身麻木,胸闷不舒,面唇紫暗,舌暗有瘀斑,脉弦细涩。

治法:活血化瘀。

方药:通窍活血汤加减。若气虚明显,加黄芪、山药以补气活血;若阳虚明显,加仙茅以温阳化瘀;若兼血瘀化热,加牡丹皮、地骨皮以清瘀热。

4)肝肾阴虚证:头晕耳鸣,目涩咽干,少寐健忘,五心烦热,腰膝酸软,小便短赤,大便秘结。舌红少苔或无苔,脉弦细或细数。

治法:滋补肝肾,平肝潜阳。

方药:杞菊地黄丸加减。若心肾不交,加阿胶、酸枣仁、鸡子黄等交通心肾。

5)肾阳虚衰证:头晕眼花,头痛耳鸣,心悸气短,形寒肢冷,腰膝酸软,失眠多梦,遗精阳痿,夜尿频多,大便溏薄,舌淡苔白,脉沉弱。

治法:温补肾阳。

方药:济生肾气丸加减。若阳虚甚者,加鹿角胶、杜仲以温补肾阳。

(2)常用中成药

1)松龄血脉康:由葛根、珍珠层粉等组成,具有活血化瘀、平肝潜阳等功效。适用于瘀血内阻,肝阳上亢证。用法:每次 3 粒,每日 3 次。

2)天麻钩藤颗粒:由天麻、钩藤等组成,具有平肝潜阳等功效。适用于肝阳上亢证。用法:每次 1 包,每日 3 次。

3)牛黄降压丸:由牛黄、钩藤、夏枯草等组成,具有平肝泻热,清心安神等功效。适用于肝阳上亢,肝火旺盛的高血压。用法:每次 2 粒,每日 3 次。

(3)外治法

1)针灸疗法

①体针:主穴:曲池、三阴交、足三里、太冲。配穴:肝火炽盛加行间、太阳;阴虚阳亢加太溪、神门;痰湿内盛加丰隆、内关;阴阳两虚加气海、关元。

②耳针。取降压沟、心、皮质下、神门、肾上腺、交感、神门等穴,每次选 1~2 穴。每天 1 次,留针 30min,15~20 次为 1 个疗程。

③灸法。取足三里、绝骨,按照瘢痕灸法常规施术。每个穴位连灸 5~7 壮,灸 3~5 次。

④穴位注射。(a)足三里、内关。(b)合谷、三阴交。(c)太冲、曲池。方法:3 组穴位可交替使用,每个穴位注射 0.25%盐酸普鲁卡因 1mL,每日 1 次。

⑤穴位埋线。(a)曲池、足三里。(b)心俞、太冲。方法:每次埋 1 组,2 组交替使用,埋 15~20d。

2)气功疗法:取坐位练放松功。练功时须意守丹田,目不旁视,耳不旁听,心静神宁,引血气下行,放松全身肌肉,口中默念放松,呼吸自然。开始练 10min,逐渐增加至 30min,每天 2 次。

3)中药泡脚疗法。将钩藤 20g 剪碎,用布包冰片少许,放人盆中加入温水泡脚,每次 30~40min,每日早晚各 1 次,10 日为 1 个疗程。

【预防与调护】

高血压及其引起的心脑血管疾病目前居于疾病死亡原因的首位,因此预防与调护格外重要。针对高血压应及早发现、及时治疗、坚持服药、减少并发症的产生,减少其严重后果。可以采取的预防措施有:保持乐观的情绪,注意劳逸结合;戒烟限酒;减少食盐、脂肪的摄入;控制体重,体重指数控制在 24 以内;定期健康检查,做到早发现,早治疗。

【中西医结合治疗进展】

中医和西医在治疗高血压病方面各有所长,也均有不足之处。现代研究发现,中医药在治疗高血压方面,可以整体调节、降压作用缓和、不良反应少、对靶器官损害的逆转及并发症的防治方面有一定作用,同时注重个体差异,可以做到因人而异。同时,中医药治疗高血压的不足之处也显而易见——起效慢、服用不方便。西医治疗高血压作用靶点明确、清楚、降压作用强而迅速,长效制剂可以 24h 平稳降压,对某些靶器官的受损有逆转作用。但是不良反应明显、血压波动大、耐药性、个体疗效差异大等不足之处也逐渐被人们发现并认识。近年来,高血压治疗逐渐从西医治疗向中西医结合治疗转变,中西医结合已经成为临床上高血压的常规治疗方法。目前中西医结合治疗主要包括以下几种:

1.降压西药加降压中成药　已经上市的中成药——安宫降压丸、罗布麻降压片、复方羚角降压片及牛黄降压丸等对于高血压前期及早期高血压均有较好的治疗作用。近年,几种较有效的中药制剂已被许多高血压患者应用。

2.降压西药加中药方剂　个体化治疗对于高血压患者十分重要,降压方剂可以根据患者具体病情调节组成,相对于组成成分固定的中成药更符合中医辨证施治的理论。

3.降压西药加穴位贴敷　如用中药贴敷于神阙,吴茱萸研末醋调贴敷涌泉,临床治疗中都取得了不错的疗效。此外,降压西药加针灸、推拿、浴足等非药物治疗,食疗、药膳等传统疗法结合西药治疗在临床上也取得了不错的疗效。

目前,中西医结合治疗高血压在控制血压、改善症状和减轻或逆转靶器官损害等方面均已取得可喜的成果,体现了优势互补。中西医结合治疗高血压一方面可以迅速治疗病理变化,另一方面可以在根本上大幅度改善高血压患者的血脂、血液流变学变化及血压状况,值得在临床上大规模推广。

虽然实践表明,中西医结合治疗是高血压病治疗的最佳方略,但临床上应注意几个关键问题:①把握中西医治疗理念的差异,客观评价中西医疗效。②坚持中药与西药的配伍应用。③讲求辨病治疗与辨证论治相结合。④科学防治靶器官损害。⑤重视高血压病的非药物治疗。

第二节　高血压危象

高血压危象包括高血压急症和高血压亚急症。高血压急症是指原发性或继发性高血压患者,在某些诱因作用下,血压突然和显著升高(一般超过 180/120mmHg),同时伴有进行性心、脑、肾等重要靶器官功能不全的表现。高血压亚急症是指血压显著升高但不伴靶器官损害,患者可以有血压明显升高造成的症状,如头痛,胸闷,鼻出血和烦躁不安等。血压升高的程度不是区别高血压急症与亚急症的标准,区别两者的唯一标准是有无新近发生的急性进行性的严重靶器官损害。高血压急症包括高血压脑病、颅内出血(脑出血和蛛网膜下腔出血)、脑梗死、急性心力衰竭、肺水肿、急性冠状动脉综合征(不稳定型心绞痛、急性非 ST 段抬高和 ST 段抬高心肌梗死)、主动脉夹层动脉瘤、子痫等。应注意的是血压水平的高低与急性靶器官损害的程度并非成正比,而血压上升的速度往往比其绝对值更有意义。

高血压危象以眩晕、头痛、心脑血管意外为其主要临床表现。祖国医学无高血压危象一词,但根据本病的临床表现,高血压危象当属祖国医学"眩晕""头痛""中风"等范畴。有关高血压危象症状的记载,散见于"眩晕""头痛""肝阳""肝风""中风"等论述中。如《素问·至真要大论》述:"诸风掉眩,皆属于肝",被认为是首开高血压危象病因病机论述之先河;《灵枢·海论》言:"髓海不足,则脑转耳鸣";《诸病源候论》说:"肝气胜为血有余,则病目赤善怒,逆则头晕,耳聋不聪";《丹溪心法·头眩》指出"七情郁而生痰动火,随气上厥,此七情致虚而眩晕也";《景岳全书·眩晕》认为,"无虚不作眩";《证治汇补》则说:"以肝上连目系而应与风,故眩为肝风。"以上论述,一方面反映了祖国医学对高血压危象早已有认识,另一方面也说明本病的发生与肝肾两脏关系极为密切,为后世对高血压危象的中医病因病机认识提供了思路。

一、病因与发病机制

(一)病因

紧张、疲劳、寒冷、嗜铬细胞瘤发作、突然停服降压药、摄入较大剂量拟交感类药物、某些心脏或血管手术等为常见的诱发因素,高血压危象在高血压的任何阶段都可发生,有动脉硬化病变的血管更容易痉挛收缩,发生高血压危象;偶可发生在服用优降宁或三环类抗抑郁剂患者,当摄入富含酪氨酸的食物(如奶酪)或饮酒之后亦可发生。

(二)发病机制

目前认为高血压病患者在上述诱发因素的作用下,血液循环中的肾素、血管紧张素Ⅱ、去甲肾上腺素和精氨酸加压素等缩血管物质会突然急剧升高,引起肾脏小动脉收缩。这种情况持续存在,导致压力性多尿,发生循环血量减少。血容量减少又反射性引起血管紧张素Ⅱ、去甲肾上腺素和精氨酸加压素生成增加,使血循环中的血管活性物质和血管毒性物质达到危险水平。小动脉收缩和舒张交替出现,呈"腊肠"改变,小动脉内皮细胞受损,血小板聚集,导致血栓素等有害物质释放形成血栓,引起组织缺血、缺氧,并伴有微血管病性溶血性贫血及血管内凝血,血小板和纤维蛋白迁移,内膜细胞增生,动脉狭窄,血压进一步升高,形成恶性循环。

1. 高血压脑病　包括两个过程,一为功能性改变,即脑血管扩张,过多的脑血流灌注脑组织引起高血压脑病;另一为器质性改变,即动脉壁急性损伤,纤维蛋白样坏死。这两个过程发生在血压极度升高之后,尚无肾素或其他体液因素参与时,经动物和临床研究发现,血压下降时血管扩张,血压上升时血管收缩,通过自动调节机制维持恒定的脑血流量,但当平均动脉压超过180mmHg时调节机制自动丧失,收缩的血管突然扩张,脑血流量过多,液体从血管溢出,导致脑水肿和高血压脑病。脑循环自动调节的平均血压阈值正常为120mmHg,而高血压病患者为180mmHg(平均血压=舒张压+1/3脉压)。在发生急性血管损伤时血压上升的速度比升高的程度更为重要。

2. 小动脉病变　肾脏和其他脏器的动脉及小动脉急性血管病变,内膜损伤,促使血小板聚集,纤维蛋白沉积,内膜细胞增生,微血管血栓形成。

3. 肾损害　严重高血压引起肾血管损害,造成肾缺血,通过肾素-血管紧张素系统,肾素分泌增加,使血管收缩,醛固酮分泌增加,血容量增多,从而使血压进一步升高。

4. 微血管内凝血　微血管溶血性贫血,伴红细胞破碎和血管内凝血。

二、中医病因病机

(一)病因

1.内因

(1)内伤积损：素体阴亏血虚,阳盛火旺,风火易炽,或年老体衰,肝肾阴虚,肝阳偏亢,复因降息失宜,致使阴虚阳亢,气血上逆,或上蒙神窍,发为本病。

(2)禀赋阳盛：素体阳盛、心肝火旺之青壮年,遇怫郁之事而暴怒,气血逆乱,以致突然发病。

2.外因

(1)七情内伤：五志过极,心火暴甚,可引动内风而发卒中,其中以郁怒伤肝为多。平素忧郁恼怒,肝气不舒,郁而化火,久则肝阳暴亢,或引动心火,或气血上冲于脑。

(2)劳倦内伤：烦劳过度,耗气伤阴,易使阳气暴张,引动气血上冲；纵欲过度,房事不节,亦能引动心火,耗伤肾水,水不制火,则阴虚阳亢。

(3)饮食失节：嗜食肥甘厚味,或饮酒过度,致使脾失健运,聚湿生痰,痰湿生热,热极生风动血。

(二)病机

高血压危象的基本病机总为肝肾两经阴阳平衡失调,气血逆乱或瘀阻；病位在肝与肾,与心及络脉密切相关；病理性质多属本虚标实。高血压属"风、火、痰、瘀、虚"五端,虚性病理因素为阴虚；实性病理因素有风、火、痰、瘀。

肝为木脏,主藏血主疏泄,性喜条达,恶抑郁,木性升发,本病患者以中老年人居多,《内经》言："年四十而阴气自半,起居衰矣",若忧郁恼怒太过,肝失疏泄,肝气郁结,气郁化火伤阴,肝阳失制,风阳易动,则肝肾之阴阳平衡失其常度,阴虚于下,阳亢于上,气血逆乱；肾为水脏,主藏精,为阴阳之本,肾中精气充盈则肝有所养,血有所充,若先天不足或年老肾亏致肾精亏耗,肝肾同源,肾阴虚不能上滋肝木,致肝阴不足,阴不敛阳,肝阳上亢,扰乱清窍；肝肾阴虚,肝喜调达之性被抑,失其疏泄则气滞血瘀；肝肾虚损,则阴虚而阳亢,虚火灼津炼血,致阴液不足,脉络涸涩,血行涩滞致血瘀,合而发为本病。

三、临床表现

(一)一般表现

起病迅速,头痛、气短、焦虑,血压显著增高,常以收缩压增高为主。常伴自主神经紊乱症状,如发热、口干、出汗、异常兴奋、皮肤潮红或面色苍白、手足发抖等。

(二)高血压急症患者伴靶器官损害表现

1.神经系统症状　剧烈头痛,未及时治疗者可持续1~2天,伴烦躁不安、兴奋或精神萎靡、嗜睡、木僵、意识模糊,严重时出现不同程度的昏迷。脑水肿颅内高压者出现喷射性呕吐、颈项强直、视物模糊、偏盲、黑矇,严重者可出现暂时性失明、心率变慢。脑实质受损的表现可出现一过性或游走性局限性精神神经症状和体征,如暂时性偏瘫、局限性抽搐、四肢肌肉痉挛、失语和刺激过敏等,严重者出现呼吸困难和循环衰竭。

2.急性肺水肿　血压急剧升高致急性左心室后负荷过重,突然发生呼吸困难、端坐呼吸、发绀、咳嗽、咳粉红色泡沫痰,重者可从鼻腔流出,患者躁动不安,大汗淋漓,有窒息感和濒死感。心率增快,两肺布满湿啰音及哮鸣音。

3.胸痛、腹痛　冠状动脉痉挛可导致心肌缺血,出现心绞痛,严重者发生心肌梗死。主动脉夹层常骤发剧烈胸痛,其特点是多位于胸腹中线处,性质多为撕裂样或切割样。颈动脉受压或剥离可引起头晕、晕厥,严重时可有意识障碍。声带及喉返神经和颈星状神经节受压可出现声嘶,甚至出现 Horner 征。降主动脉夹层动脉瘤可压迫气管、支气管,出现呼吸困难,压迫食管可导致吞咽困难,急性剥离影响肋间动脉或脊髓根大动脉时,可发生截瘫或下半身轻瘫。剥离影响腹腔动脉、肾动脉血流时,可出现腹痛。

4.肾功能损害　血压急剧升高、小动脉收缩障碍影响肾脏血液供应,常出现尿频、尿量增多,部分患者突然少尿甚至无尿。尿中出现蛋白和红细胞,凡 24h 尿蛋白定量≥0.5g 为异常。尿蛋白的多少反映肾功能受损的程度。血尿素氮、肌酐可升高。

5.眼底改变　主要为视网膜小动脉痉挛,严重者可出现视网膜水肿,视网膜脱离或有棉絮状渗出物及出血,患者可出现视物模糊或突然失明。

6.嗜铬细胞瘤危象　极高的血压是其突出的临床表现,降压药物治疗常无效。典型三联征为头痛、心悸和多汗。尚可伴有高血糖、发热、白细胞计数升高、ESR 加快、高基础代谢率、低血钾等。部分患者可出现低血压、休克和高低血压交替出现。

四、诊治要点

(一)诊断

原发性或继发性高血压患者,在某些诱因作用下,血压突然和显著升高(一般超过 180/120mmHg),有血压明显升高造成的症状,如头痛,胸闷,鼻出血和烦躁不安等,同时伴或不伴有进行性心、脑、肾等重要靶器官功能不全的表现,要考虑高血压危象。其中伴有急性的进行性靶器官功能不全者,诊断为高血压急症,否则诊断为高血压亚急症。临床上,若患者收缩压＞220mmHg,和(或)舒张压＞130mmHg,无论有无症状,亦应视为高血压危象;若患者舒张压＞140mmHg,无论有无靶器官功能不全表现,亦应视为高血压急症。应该明确的是,高血压急症中的靶器官损害指的是急性的器官损害,如急性心肌梗死,急性脑出血等,而不是慢性充血性心衰、慢性肾功能不全等,但是慢性靶器官损害急性加重伴中、重度高血压应属高血压急症。

(二)辅助检查

1.化验检查　血生化检查可见血清肌酐升高、心肌酶谱异常等。部分患者空腹血糖升高和尿糖阳性,特别是在血压持续升高的患者中,常伴有糖耐量的改变。尿检可出现蛋白尿。嗜铬细胞瘤患者在持续性高血压或阵发性高血压血压升高时,血浆、尿儿茶酚胺及其代谢产物均升高。

2.心电图检查　部分胸痛患者心电图有缺血性改变。长期高血压患者心电图有左室面高电压等改变,可伴心律失常。

3.X线检查　长期高血压患者胸部X线片可有主动脉型心脏改变。

4.超声心动图检查　长期高血压病患者超声心动图显示室间隔和左心室壁对称性肥厚,主动脉内径增宽;心功能检查示左心室舒张功能、收缩功能异常。怀疑嗜铬细胞瘤者一般首选超声检查,可全方位扫描不受断层限制,且简便、价廉,阳性率可达 $80\%\sim90\%$。但对<2cm的肿瘤不易检出。

5.肾组织活检　肾组织活检可发现肾脏组织及血管的病理变化。

6.眼底检查　视网膜动脉呈弥漫性或局限性强烈痉挛、硬化,可有出血渗出和视盘水肿。

7.CT检查　CT是嗜铬细胞瘤目前常用的定位检查方法之一,配合B超,对可疑部位进行薄层扫描,可以提高检出的阳性率。头颅CT可早期显示颅脑出血的部位、数量、范围。

8.MRI检查　MRI可对肾上腺肿瘤准确定位并显示与周围组织的关系,能很好地显示椎旁组织。

高血压危象需要病史、体检、常规化验和一定的特殊检查来评价其水平及严重程度、有无急性脏器损害。应注意降低血压的紧迫性,不要因为等待检查结果而耽搁降压治疗。

(三)中医辨证要点

1.辨并病　肝肾两经阴阳平衡失调,气血逆乱或瘀阻为高血压危象的基本病机,发病时须辨别其并病。如出现偏身活动不利,言语不利,甚则呕吐、抽搐、神昏,须考虑中风的可能;虚里挛急、疼痛,甚则胸痛彻背,背痛彻心,则考虑合并胸痛或真心痛等可能;小便短少或无,遍身浮肿,两目肿甚,则须参照水肿进行辨证论治。

2.辨标本　高血压危象以肝肾阴虚为本,风、火、痰、瘀为其标。其阴虚多见舌红少苔,两颧潮红,脉细数;标实又有风性主动,火性上炎,痰性黏滞,瘀血留著之不同,临床需辨别之。

五、急救处理

(一)高血压急症的处理

1.一般处理　高血压急症的患者应进入急诊抢救室或加强监护室,持续监测血压;尽快应用适合的降压药;酌情使用有效的镇静药以消除患者恐惧心理;针对不同的靶器官损害给予相应的处理。

2.降压治疗　高血压急症需立即进行降压治疗以阻止靶器官进一步损害。在治疗前要明确用药种类、用药途径、血压目标水平和降压速度等。在临床应用时需考虑到药物的药理学和药代动力学作用,对心排出量、全身血管阻力和靶器官灌注等血流动力学的影响,以及可能发生的不良反应。理想的药物应能预期降压的强度和速度,并能随时调节作用强度。

在严密监测血压、尿量和生命体征的情况下,应视临床情况的不同使用短效静脉降压药物。降压过程中要严密观察靶器官功能状况,如神经系统症状和体征的变化,胸痛是否加重等。由于已经存在靶器官的损害,过快或过度降压容易导致组织灌注压降低,诱发缺血事件。所以起始的降压目标不是使血压正常,而是渐进地将血压调控至不太高的水平,最大程度上防止或减轻心、脑、肾等靶器官损害。

一般情况下,初始阶段(数分钟到 1 小时内)血压控制的目标为平均动脉压的降低幅度不超过治疗前水平的 25%。在随后的 2～6 小时内将血压降至较安全水平,一般为 160/100mmHg 左右。如果可耐受这样的血压水平,临床情况稳定,在以后 24～48 小时逐步降低血压达到正常水平。降压时需充分考虑到患者的年龄、病程、血压升高的程度、靶器官损害和合并的临床状况,因人而异地制定具体的方案。如果患者为急性冠脉综合征或以前没有高血压病史的高血压脑病(如急性肾小球肾炎、子痫所致等),初始目标血压水平可适当降低。若为主动脉夹层动脉瘤,在患者可以耐受的情况下,降压的目标应该低至收缩压 100～110mmHg,一般需要联合使用降压药,并要重视足量 β 受体阻滞剂的使用。降压的目标还要考虑靶器官特殊治疗的要求,如溶栓治疗等。不同临床情况高血压急症的血压控制详见相关章节。

一旦达到初始靶目标血压,可以开始口服药物,静脉用药逐渐减量至停用。在处理高血压急症时,要根据患者具体临床情况做其他相应处理,争取最大程度保护靶器官,并针对已经出现的靶器官损害进行治疗。

(二)高血压亚急症的处理

对高血压亚急症患者,可在 24～48 小时将血压缓慢降至 160/100mmHg。没有证据说明此种情况下紧急降压治疗可以改善预后。许多高血压亚急症患者可通过口服降压药进行控制,如钙通道阻滞剂、转换酶抑制剂、血管紧张素受体阻滞剂、α 受体阻滞剂、β 受体阻滞剂,还可根据情况应用袢利尿剂。初始治疗可以在门诊或急诊室进行,用药后观察 5～6 小时。2～3 天后门诊调整剂量,此后可应用长效制剂控制至最终的靶目标血压。到急诊室就诊的高血压亚急症患者在血压初步控制后,应给予调整口服药物治疗的建议,并建议患者定期去高血压门诊调整治疗。许多患者因为不明确这一点而在急诊就诊后仍维持原来未达标的治疗方案,造成高血压亚急症的反复发生,最终导致严重的后果。具有高危因素的高血压亚急症(如伴有心血管疾病)的患者可以住院治疗。

如果要 1～2 天内降低到目标水平,所选药物应是发挥作用较快、效果肯定者,如美托洛尔、卡托普利、硝苯地平缓释片、氢氯噻嗪等。但要注意避免对某些无并发症但血压较高的患者进行过度治疗。在这些患者中静脉或大剂量口服负荷量降压药可产生副作用或低血压,并可能造成相应损害。

(三)降压药物的选择

1.血管扩张药

(1)硝普钠:直接扩张血管,对动、静脉作用均强,同时降低心脏的前、后负荷。适用于大多数的高血压急症,尤其是合并心力衰竭的患者。其作用时间很短,起效很快,停止滴注 1～2 分钟后,血压即回升。颅内压增高或氮质血症,伴肾功能不全的患者慎用。

(2)硝酸甘油:兼有抗心绞痛及降压作用,适用于合并心肌缺血的患者。剂量敏感性的个体差异大。一般小剂量扩张静脉、大剂量扩张动脉,有时会发生耐受性。颅内高压、青光眼患者禁用。未纠正的血容量过低者,尤其与扩血管药同用时,需谨防直立性低血压的发生。

(3)肼屈嗪:惊厥和子痫患者首选。避免用于其他情况的高血压急症,因可导致持续 12 小时的进行性血压下降,增加脑血流量。

2.钙通道阻滞药

(1)尼卡地平:其血管选择性明显高于其他钙拮抗药,扩张外周血管作用与硝苯地平相近,对冠状动脉的扩张比外周血管更强。心脏抑制作用是硝苯地平的1/10,对心肌传导系统无抑制作用。对急性心功能不全尤其是二尖瓣关闭不全的低心排血量患者尤其适用。也用于围手术期高血压。

(2)地尔硫卓:除扩张血管平滑肌降压外,还能比较明显的扩张包括侧支循环在内的大小冠状动脉。对高血压、冠心病并发哮喘者,肥厚性心肌病等流出道狭窄者为首选药物。由于对心脏有抑制作用,应进行心电图监测,不宜长期静脉用药。

(3)尼莫地平:可通过血脑屏障,但降压作用较弱。多用于有明显脑血管痉挛的蛛网膜下腔出血患者。

3.周围 α 受体抑制药

(1)酚妥拉明:对嗜铬细胞瘤引起的血压升高有特效。由于对抗儿茶酚胺使周围血管扩张,个别患者出现心动过速、血容量不足,甚至严重的直立性低血压。

(2)乌拉地尔:可维持心、脑、肾的血液供应,改善心功能,治疗充血性心力衰竭。适用于除合并妊娠外的大部分高血压危象。

4.速效利尿药　呋塞米或托拉塞米:迅速降低心脏前负荷,改善心力衰竭症状,减轻肺水肿和脑水肿,特别适用于心、肾功能不全和高血压脑病的患者。起效快而强,但超量应用时,降压作用不加强,不良反应反而加重。少数患者可发生低血钾,尤其是老年人。

5.血管紧张素转化酶抑制药　依那普利、贝那普利:适用于高血压亚急症的患者,与祥利尿药联用可增强该药疗效。避免用于严重双侧肾动脉狭窄、血肌酐升高大于 $225\mu mol/L$ 者。

6.α 和 β 受体阻滞药

(1)拉贝洛尔:静注给药时主要作用于 α 受体,同时对 β 受体的阻滞作用可抵消 α 受体阻滞所致的反射性心动过速。适用于除急性心力衰竭外的大部分高血压危象。可口服给药,用于高血压亚急症者1～2小时起效。有严重支气管哮喘者禁用。肝功能异常、有症状的心动过缓、充血性心力衰竭和心脏传导阻滞者慎用。

(2)艾司洛尔:心脏选择性 β 受体阻滞药,作用时间短。在降低动脉压的同时维持正常脑灌注,不增加脑血流量、不增加颅内压。适用于主动脉夹层、高血压脑病、脑卒中和围手术期患者。

7.其他药物　可乐定:中枢交感抑制剂,通常与 α 和 β 受体阻滞药合用。由于有嗜睡等中枢抑制作用,急性脑卒中患者慎用,以免影响对神志的观察。避免用于需要精神状态监测的患者。

(四)其他有关治疗

1.硫酸镁　适用于重症妊娠高血压患者。20%硫酸镁溶液 10～20mL 溶于 10%葡萄糖注射液中缓慢静脉注射。

2.镇静药　对高血压急症患者可能起到稳定情绪的作用,使降压药物发挥更好的疗效。常用地西泮 10mg 静脉注射或苯巴比妥 100mg 肌内注射,也可用 10%水合氯醛 15～20mL 加水 50mL 稀释后保留灌肠,对有抽搐的患者效果较好。

3.脱水药　高血压急症有脑水肿者,用甘露醇 120～250mL 静脉注射,6～8 小时 1 次。有心、肾功能不全者应慎用。

4.强心药、利尿药　高血压伴急性左心衰竭时,强心药及利尿药可应用。但是高血压伴急性心肌梗死,有急性左心衰竭时,24 小时内不可用强心药。

5.手术治疗　嗜铬细胞瘤和夹层动脉瘤应选择相应手术治疗。

六、中医治疗

(一)治疗原则

平肝息风、滋阴潜阳为基本治疗原则。

(二)辨证论治

在确保有效降压的前提下,可选用中医辨证治疗,合并靶器官损害时参照中风、真心痛等内容进行治疗。

1.阴虚阳亢证

主要证候:头晕头胀头痛,烦躁耳鸣,腰膝酸软,脉细数或弦细。

治法:补肾平肝。

方药:天麻钩藤饮加减。阴虚甚者,加生地黄、麦冬、玄参、何首乌、白芍;便秘者,加大黄、芒硝;有化风之势者,加珍珠母、生龙骨、生牡蛎、羚羊角。

2.肝火亢盛证

主要证候:头痛,面红目赤,口苦口干,烦躁易怒,溲黄便秘,舌红苔黄,脉弦数。

治法:清肝泻火,滋肾潜阳。

方药:镇肝息风汤加减。口苦目赤、小便黄、便结明显者,加龙胆草、大黄;风动目眩、肢麻者,加牡蛎、珍珠母、龟板、鳖甲、地龙;太阳头痛者,加羌活、蔓荆子、葛根;阳明头痛者,加葛根、白芷;少阴头痛加细辛;少阳头痛者,加柴胡、川芎;厥阴头痛者,加藁本、吴茱萸;太阴头痛者,加苍术;痛剧加虫类药物。

3.肝肾阴虚证

主要证候:口燥咽干,两目干涩,视物模糊,肢麻,或见手足心热,颧红盗汗,舌红少苔,脉细数或弦细。

治法:滋补肝肾,平肝潜阳。

方药:左归饮加减。酌情选用炙鳖甲、知母、黄柏、牡丹皮。心肾不交、失眠健忘多梦者,加夜交藤、酸枣仁、柏子仁、沙参、麦冬、玉竹。

4.痰湿壅盛证

主要证候:头痛昏蒙,胸脘满闷,呕恶痰涎,身重困倦,肢体麻木,苔白腻,脉弦滑或濡滑。

治法:化痰降浊,补肾平肝。

方药:半夏白术天麻汤加减。伴呕吐频繁者,加代赭石、竹茹;伴脘痞纳呆者,加白豆蔻、砂仁;伴肢体沉重苔腻者,加藿香、佩兰、石菖蒲;伴耳鸣重听者,加葱白、郁金、石菖蒲。

5.瘀血阻滞证

主要证候:头痛眩晕,胸痛心悸,肢体麻木,舌质暗红或正常,苔薄,脉细或细涩。

治法:活血通络。

方药:通窍活血汤加减。乏力自汗者,黄芪重用至 30～60g;伴感寒加重,肢冷者,加桂枝、附子;天气变化诱发者,重用川芎加白芷、防风、荆芥、天麻;新近跌扑致瘀者,加苏木、血竭。

(三)其他疗法

1.药枕疗法

(1)将野菊花、灯心草、石菖蒲、晚蚕沙以相同分量混合加工成粗末,制成枕芯后,每日枕着睡觉,药物可以直达头部。有除风祛邪、平衡气血、调节阴阳的作用,有一定的降压功效。

(2)杭菊花、桑叶、野菊花、辛夷各 500g,薄荷、红花各 150g。混合粉碎后另拌入冰片 50g,装入布袋作枕头使用。每剂药可用 3～6 个月。

2.按摩疗法

(1)按摩头部:用两手食指或中指擦抹前额,再用手掌按摩头部两侧太阳穴部位,然后将手指分开,由前额向枕后反复梳理头发,每次 5～10 分钟。此外还有擦腰背、点血压点等方法。

(2)推发:两手虎口相对分开放在耳上发际,食指在前,拇指在后,由耳上发际推向头顶,两虎口在头顶上会合时把头发上提,反复推发 10 次,操作时稍用力。

3.敷贴疗法

(1)吴茱萸 15g,菊花 15g,食蜡适量。前两味药共研细末,加适量食用醋调成糊状,敷于双足涌泉穴,用纱布包扎固定,次晨去除,每天 1 次。适用于肝阳上亢型高血压病。

(2)吴茱萸 30g,川芎 30g,白芷 30g。将上药共研为极细末,用米醋调成糊状,每次取蚕豆大 2 块,分敷于双足涌泉穴,每日换药 1 次。

(3)天麻 10g,白芥子 30g,胆南星、苍术、川芎各 20g,共研细末,装瓶备用。治疗时取药末 20g,用生姜汁适量调成膏状,敷贴于中脘穴及双侧内关穴,每日 1 次。

(4)吴茱萸 10g,川芎 10g,辛夷 10g,冰片 5g,共研细末。用药前将神阙穴(肚脐)擦洗干净,取散粉 4～5g 纳入脐中,外敷敷料胶布固定。

第三节　　低血压

【概说】

低血压可分为急性和慢性两大类,急性低血压指血压由正常或较高的水平突然明显地下降,其主要表现为晕厥与休克两大临床综合征。慢性低血压又名原发性低血压,常见于体质较弱的人,女性多见,并可有家族遗传的倾向。不少原发性低血压者无明显症状,仅在体检时被发现,这种情况并无重要临床意义。但有些人因血压低而产生明显症状并影响工作,如自觉头晕,头痛,甚至晕厥,疲乏,心悸,气短,心前区不适等,就需要进行必要的治疗。所以我们定义慢性低血压为长期收缩压≤90mmHg 和(或)舒张压≤60mmHg 而伴有症状。但老年人由于动脉硬化,需要较高的收缩压来保证脑及其他重要脏器的正常灌注,故老年人收缩压≤

100mmHg 时即为低血压。本篇主要讨论慢性低血压。

低血压与中医"眩晕"、"虚劳"、"心悸"等病有关,低血压所致晕厥又属"厥证"、"脱证"范畴。

【病因病理】

低血压的发生,多因先天不足或后天失养,或劳倦伤正,或失血耗气,或久病缠绵,脏腑虚损等诸般因素所致。

心主血脉,肺主气,血之运行有赖气的推动。心肺气虚,则气血不能上奉于脑,故虚而作眩。《灵枢·口问》云"故上气不足,脑为之不满,耳为之苦鸣,头为之苦倾,目为之眩"即是。气虚日久,渐至阳虚,清阳不升亦可发为眩晕晕厥,且阳虚致血脉滞涩,不能上达可加重眩晕等症。

脾主运化,为气血化生之源,升降之枢。脾胃虚损致中气不足,气血两虚,气虚则无以上奉,血虚则脑失所养,清阳不升。《证治汇补》云"血为气配,气之所丽,以血为荣、凡吐衄崩漏产后之阴,肝家不能收摄荣气,使诸血失道妄行,此眩晕生于血虚也"即说明脾虚气血两亏亦可为低血压眩晕等症。

肾为先天之本,藏精生髓,为真阴元阳之所。先天不足、肾阴不充或老年肾亏皆可致肾精亏耗,髓海不足,则脑为之不满,上下俱虚,发为虚损、眩晕诸症,如《灵枢·海论》所言"髓海不足,则脑转耳鸣,胫酸眩冒,目无所见,懈怠安卧"即是。临床上又有多脏俱虚并存者,如心脾两虚、脾肾双亏、心肾皆损者。

总之,本病低血压以气血亏虚,脏腑功能低下,髓海不足表现为主,出现头晕、耳鸣、肢软乏力,倦怠气短,甚或形成精神委顿,四末不温,腰膝酸软,不欲饮食等症。

【诊断】

(一)诊断依据

本病诊断较为容易,凡成年人肱动脉血压低于 90/60mmHg,即可诊断为低血压。典型症状为头昏、眩晕,可有反复发作史,常伴神疲乏力,不耐劳作。

(二)分型诊断

产生低血压的原因很多,常见有:

1.原发性低血压　　多见于女性体质虚弱者,一般无症状。

2.继发性低血压　　慢性消耗性疾病、内分泌性疾病如肾上腺皮质功能不全、脑垂体功能低下等,心脏疾病如主动脉瓣和二尖瓣狭窄、心肌炎、缩窄性心包炎等均可引起。

3.高原性低血压

4.体位性低血压　　如患者直立位收缩压较卧位下降 50mmHg,舒张压下降 20～30mmHg,有肯定的诊断价值。其中特发性者除直立位血压降低症状外,其心率无改变,伴尿失禁、尿频、排尿困难、阳痿、腹泻或便秘、少汗或无汗等自主神经功能障碍症状,及说话缓慢、写字手颤或笨拙、协调动作欠灵活、步态不稳等躯体神经症状。继发性者除血压降低症状外,可伴有原发疾病症状或体征及用药史,结合针对原发病的实验室检查可明确诊断。

5.慢性低血压　　诊断主要依据是:低血压及神经症症状而无器质性病变或营养不良表现,并可与其他原因所致低血压相鉴别。

【鉴别诊断】

原发性低血压即体质性低血压,多发于体质较瘦弱的人,女性多见,可有家族遗传倾向,血压低者多无自觉症状,往往于体检中发现。本病需与内分泌性低血压及心血管疾病所致继发性低血压相鉴别。内分泌性低血压包括慢性肾上腺皮质功能减退症,糖尿病体位性低血压,醛固酮减少(高肾素型),嗜铬细胞瘤,垂体前叶功能减退症,慢性肾上腺皮质功能减退症等。心血管疾病所致低血压包括:重度主动脉瓣狭窄,急性心肌梗死,急性肺源性心脏病,心包压塞,急性心衰所致休克等。可通过临床症状体征结合检查肾功能,血、尿皮质醇,17-羟皮质类固醇,血浆 ACTH、醛固酮、血管紧张素肾素系列,血、尿儿茶酚胺,心脏彩超,心电图,全胸片等进行鉴别诊断。

【并发症】

老年人低血压会增加中风与心肌梗死的风险。因为随着年龄增大,人的血管硬化程度会不断加重,特别是脑动脉与冠状动脉硬化,可使其调节血流的功能逐渐减弱甚至丧失,此时只有维持一定的血压才能保证有效灌注。当血压过低时,血流缓慢,脑动脉和冠状动脉的血流量减少,导致供血、供氧不足,同时,血流变缓还容易引致栓塞,从而诱发中风或心肌梗死。

【中医证治枢要】

(一)辨证多属虚证,"损者益之,虚者补之"当为治疗总则

低血压多表现为头晕目眩,心悸气短,神疲懒言,失眠健忘等一系列症状,以虚为多。如气血俱虚,气阴两虚,心阳不振,脾肾两虚等。通过益气养血,滋阴壮阳,健脾益胃,养心安神,重建人体阴阳平衡,恢复和协调各脏功能,多可得到满意疗效。

(二)辨证施治为主,适当加用具有升压药理作用的单味中药

据现代药理研究表明,麻黄碱、人参皂苷、甘草次酸、黄芪甲苷、陈皮苷、辛弗林等均有升压作用;党参、黄芪有增强细胞免疫的作用,能促进淋巴细胞转化,并可增进食欲;生脉散有升高血压,强心及改善循环作用,并能调节神经-体液-内分泌,增强机体的免疫力和防御能力。在辨证施治的基础上适当选加含上述成分的单味中药可明显提高疗效。

【辨证施治】

低血压中医证候表现以虚为主,病变脏腑多与心脾肝肾关系密切,故在治疗上重点调理心脾肝肾的功能失调与调补气血阴阳之不足,现归纳为五个证型分述如下:

(一)分型施治

1.心脾两虚

主症:头晕目眩,倦怠乏力,失眠多梦,心悸气短,食少纳呆,腹胀便溏,面色无华,舌质淡,苔薄白,脉细弱。

治法:益气健脾、养心安神。

处方:归脾汤加减。

枳壳 10g　党参 10g　黄芪 10g　炒白术 10g　茯苓 10g　龙眼肉 10g　远志 10g　当归 10g　陈皮 10g　炙甘草 10g　炒枣仁 10g

阐述:方中党参、黄芪、白术、甘草补气健脾;远志、龙眼肉、茯苓、当归、炒枣仁养心安神;陈

皮理气舒脾,使之补而不滞。全方共奏益气健脾、养心安神之功。方中党参、枳壳等具有升高血压的药理作用。

2.气阴不足

主症:头晕目眩,心悸气短,神疲乏力,心烦失眠,自汗盗汗,少气懒言,口干咽燥,尿赤,舌偏红,脉细弱无力。

治法:益气养阴、安神定志。

处方:生脉饮加味。

党参 10g　黄芪 10g　黄精 10g　生地 10g 麦冬 10g　五味子 10g　白芍 10g　远志 10g 甘草 10g　黄连 3g

阐述:方中党参、黄芪、甘草益气;生地、麦冬、白芍滋阴养血;五味子、远志安神定志;黄连清热泻火,以防补气助热伤阴,全方共奏益气养阴,安神定志之功,生脉饮本身具有升高血压的药理作用。

3.痰湿中阻

主症:头晕目眩,头重如蒙,胸脘满闷,恶心纳呆,神疲多寐,舌苔白腻,脉濡滑。

治法:燥湿祛痰、健脾和胃。

处方:二陈汤加味。

陈皮 10g　半夏 10g　茯苓 10g　枳实 10g　青皮 10g　竹茹 10g　菖蒲 10g　郁金 10g 白术 10g　炙甘草 10g

阐述:方中陈皮、半夏、茯苓燥湿祛痰;炙甘草、白术健脾益气;枳实、青皮理气和胃降逆;菖蒲、郁金开窍化痰,全方共奏燥湿化痰,健脾和胃之功,方中枳实、青皮具有升高血压的药理作用。

4.肝肾亏虚

主症:头晕目眩,耳聋耳鸣,多梦健忘,口干眼涩,腰膝酸软,舌淡红,苔薄白,脉沉细。

治法:滋补肝肾、养血填精。

处方:六味地黄丸加减。

熟地 15g　山药 15g　山萸肉 10g　菟丝子 30g　枸杞子 10g　当归 10g　白芍 15g　沙参 15g　麦冬 10g　鹿角胶 10g

阐述:方中熟地、山药、山萸肉、菟丝子、鹿角胶补肾填精;沙参、麦冬、枸杞子、当归、白芍滋阴养血柔肝,全方共奏滋补肝肾,养血填精之功。

5.心肾阳虚

主症:头晕目眩,心悸气短,神疲乏力,少气懒言,形寒肢冷,腰膝酸软,舌淡,苔薄白,脉沉细。

治法:温补心肾、益气助阳。

处方:金匮肾气丸加减。

附子 10g　肉桂 6g　熟地 15g　山萸肉 10g　山药 15g　黄芪 20g　党参 15g　仙灵脾 10g　枸杞子 10g　甘草 10g

阐述:方中熟地、山萸肉、山药、枸杞子补肾益心;附子、肉桂、仙灵脾温阳;黄芪、党参、炙甘草补气助阳,全方共奏温补心肾,益气助阳之功。

(二)中成药

1.生脉注射液

适应证:气阴两虚证。

用法:本品 60ml 加入 0.9％氯化钠注射液 250ml 中静滴,每日 1 次,14 天为一疗程,疗程间间隔 7 天。

2.参麦注射液

适应证:气阴两虚证。

用法:本品 60ml 加入 0.9％氯化钠注射液 500ml 中静滴,每日 1 次,10 天为一疗程,疗程间间隔 3～5 天。

3.参附注射液

适应证:气阳不足证。

用法:本品 50～100ml 加入 NS 250～500ml 中静滴,每日 1 次,10 天为一疗程,疗程间间隔 3～5 天。

4.生脉饮

适应证:气阴两虚证。

用法:本品 20ml 口服,每日 3 次,气虚甚者加黄芪口服液 10ml、每日 3 次,阴虚甚者加杞菊地黄口服液 10ml、每日 3 次,阳虚甚者加金匮肾气丸 6g、每日 3 次。

5.黄杨宁

适应证:各型均可。

用法:本品 1mg,每日 3 次。

6.驴胶补血颗粒

适应证:气血两虚证。

用法:本品 1 包,每日 3 次。

(三)针灸

1.体针

(1)主穴:晕听区、四神聪、风池、印堂

配穴:心脾两虚配心俞、脾俞、胃俞、气海、足三里;髓海不足配肾俞、关元、太溪;健忘失眠配内关、神门、三阴交。

双侧取穴:常规针刺,用补法,留针 30 分钟,四神聪、气海、关元、足三里、三阴交可针后加温和灸 10 分钟,每日 1 次,6 日为一疗程。

(2)取百会穴:针与皮肤成 15°角,百会透四神聪,艾条灸百会,以百会穴最热但能耐受为度,7 日为一疗程,共 2～4 个疗程,疗程间休息 2 天。

2.灸法　取百会穴,温和灸法,距百会 3cm 处,每次 15 分钟,每日 1 次,10 天为一疗程。

3.耳压　用王不留行籽胶粘于双侧耳穴的心、头兴奋点和敏感区,按摩各 60 次,餐后睡前各 1 次,5～7 日更换 1 次。

【特色经验探要】

（一）低血压以虚为主，也存在实的一面

如陆芷青认为，低血压究其原因，有虚有实，虚者有气虚与血虚之异，实者乃停痰、宿饮、风、火为患。他认为虚为病之本，实为病之标。其中血虚停饮者，临床屡见不鲜。凡血虚者，眼结膜色淡；饮停者，上下眼睑呈灰烟黑色，此两者为诊断之依据。究其病因病机，盖因脾虚血弱，肝失条达，以致肝气愤郁，痰饮内停，肝之阳亢夹饮上逆，脾之清气虚陷不升，遂为眩晕。并以联珠饮治疗，该方乃四物汤合苓桂术甘汤组成。又如赵绍琴认为，要强调脉、舌、色、证、化验检查等全方面综合分析，辨证施治，而不是片面地看到本病就认为是虚证，既要注意正虚的一面，又不能忽视邪实的一面。并曾用升降散调畅气机，配合疏肝郁、清肝热等药治疗肝胆郁热之本病，获得满意疗效。

（二）治疗低血压在补益气血时要注重气与血的关系

治疗低血压多加用振奋阳气之品，如麻黄、桂枝，或于各证型中加入人参、甘草。气能生血，但过于补气则易生火，过于补血则有滋腻碍胃之弊。故补气与补血应相互配合，补气以助血行，滋补阴血以抑补气温阳药之燥，两者不可偏废。

【西医治疗】

（一）一般处理

睡眠时头部垫高 20～25cm，有助于起床时的血压调节，直立时要慢慢逐步站起，久病卧床者必须逐渐起坐活动，然后下地活动。反复多次发作者可在下肢用绷带缠扎或穿弹力长袜，或束腹以减少身体下部血液积滞。

（二）扩容

在饮食中增加食盐摄入量，但注意在老年人可引起水肿甚至心力衰竭。地塞米松能增加血容量，开始 0.75mg 每天 2 次，当已矫正低血压，改为 0.75mg 每天 1 次。也可以用激素如 9-α 氟可的松，每次 0.5～1mg 口服，每天 2 次，还可以用醋酸氟氢可的松，通常用量是每天口服 0.1～0.2mg。亦有试用甘草浸膏者。鼻腔吸入脑垂体后叶粉等治疗方法均可能有一定的价值。

（三）针对原发病治疗

直立性低血压系由血管内容量降低引起者，应予纠正血容量。如系肾上腺或垂体功能不全所致者，须用适量激素替代治疗。而与周围神经病或特发性疾病有关的直立性低血压须对症处理。特发性直立性低血压有自主神经病变者释放去甲肾上腺素量少，β 受体过度兴奋，故可由 β 受体阻滞剂以增高血压，尤其用其具有内源性拟交感作用类，如吲哚洛尔。部分自主神经病变者可用抑制前列腺素生成的药物如消炎痛或非甾体类消炎药，使患者对去甲肾上腺素的加压反应增强。拟交感神经作用药如 Paredrine 或麻黄素也用于治疗，但效果不肯定。α 受体激动药，如口服管通（盐酸米多君）2.5mg，每日 3 次。管通是目前临床应用的唯一一种口服 α₁ 肾上腺素能兴奋剂，可提高血管平滑肌的张力和预防四肢血液蓄积而改善低血压，广泛应用于原发性低血压和体位性低血压的治疗，对脑血栓患者的低血压亦有轻度提升作用。单胺氧化酶抑制剂等也曾用于治疗体位性低血压。

【中西医优化选择】

大部分不伴有症状的低血压患者不需要特殊治疗,可通过适当增强有氧运动,改善生活方式等方法对血压进行调节。如低血压伴有头晕、头痛、黑矇、晕厥、乏力、心悸等症状时西医治疗作用有限,尤其某些药物如激素、β受体阻滞剂、消炎痛等的副作用亦不可忽视。且长期用药后,由于药物作用之受体敏感性下降,也将使疗效随之降低。

中医的辨证重视从整体角度上治疗低血压的症状,通过长期的临床研究观察,总结出了一系列行之有效的治法方药,并研制出多种疗效可靠、不良反应小的中成药,在很大程度上弥补了西药的不足。中药注射剂如生脉注射液、参附注射液等不仅有升压作用,而且在血压升高后能稳定维持。药理研究生脉散可调节血压、改善微循坏,提高机体抗病力。中药治疗低血压可明显改善临床症状,提高患者对低血压的耐受性。中医药治疗低血压具有作用平和、疗效确切、不良反应小等特点,更易于为患者接受,且大大提高了治愈率。一般来说,单独采用中医疗法治疗本病即可收到良好效果,若病情较急重或单用中药疗效不显时,中西医结合治疗本病,可减少西药用量,降低西药不良反应,并可显著改善症状,提高远期疗效。

【饮食调护】

低血压患者临床常见头晕、头痛、心悸、乏力,严重者甚至引起晕厥,影响了患者日常生活及工作。平时应教育患者注意营养,摄入足够热量,饮食应做到高维生素、高蛋白及低脂,并适当补充盐分。

可以适当食补,进食药膳如气血两虚者可用羊肝汤煮散,脾不健运者可用参山薏苡仁粥,心肾不交者可用天麻炖鸡汤。

避免吃有降压作用的食物,如芹菜、山楂、苦瓜、绿豆、海带、大蒜等。

第六章　心搏骤停与心脏性猝死

心搏骤停是指心脏射血功能和有效循环的突然停止。心搏骤停发生后，由于脑血流突然中断，10秒左右患者即可出现意识丧失，经及时救治可获存活，否则将发生生物学死亡，罕见自发逆转者。导致心搏骤停最常见的原因为快速型室性心律失常（心室颤动和室性心动过速），其次为缓慢性心律失常或心室停顿，较少见的为无脉性电活动（PEA）。

心脏性猝死是指急性症状发作后1小时内发生的以意识突然丧失为特征的、由心脏原因引起的自然死亡。无论是否有心脏病，死亡的时间和形式均未能预料。心搏骤停常是心脏性猝死的直接原因。美国每年约有30万人发生心脏性猝死，占全部心血管病死亡人数的50%以上，而且是20～60岁男性的首位死因。减少心脏性猝死对降低心血管病死亡率有重要意义。

本病属于中医学"飞尸"、"尸厥"、"猝死"、"暴死"等范畴。

一、病因和发病机制

【病因】

心搏停止为心电图上无电活动，无脏器灌注，血压和脉搏不能测出，其原因包括严重广泛的心肌缺血，心室破裂，严重高血钾（血清 K^+ ＞7mEq/L）或高血镁使心肌细胞膜过度极化。心搏骤停的原因主要分为心源性心搏骤停与非心源性心搏骤停，大多由于心血管疾病引起。

（一）心源性心搏骤停

多由心脏结构异常所致。绝大多数心脏性猝死发生在有器质性心脏病的患者，如冠心病、肥厚型心肌病、心脏瓣膜疾病、心肌炎、非粥样硬化性冠状动脉异常、浸润性病变等。

在西方国家，心脏性猝死中约80%由冠心病及其并发症引起，而这些冠心病患者中约75%有心肌梗死病史。心肌梗死后LVEF降低是心脏性猝死的主要预测因素；频发性与复杂性室性期前收缩的存在，亦可预示心肌梗死存活者发生猝死的危险。各种心肌病引起的心脏性猝死占5%～15%，是冠心病易患年龄前（＜35岁）心脏性猝死的主要原因，如肥厚梗阻型心肌病、致心律失常型右室心肌病。此外有离子通道病，如长QT综合征、Brugada综合征等。

（二）非心源性心搏骤停

主要病因有严重的电解质紊乱、酸碱平衡失调，其他因素有严重创伤、窒息、电击、溺水、自缢等。

【发病机制】

心搏骤停和心脏性猝死的发病机制是各种心脏结构异常加之某些触发性因素与功能性改变,可影响心肌的稳定性,诱发致命性心律失常,从而使心肌的电生理、机械功能和生化代谢异常,引起心搏骤停。

(一)心电功能异常

心搏骤停为心脏疾病引起,80%患者由于心电功能异常,20%患者为机械收缩功能丧失,也可因循环衰竭或通气障碍引起明显的呼吸性酸中毒(心肺骤停)。不论心或肺何者先行衰竭,两者通常密切相关。心电功能异常为心脏猝死的最常见机制。

(二)电机械分离

电机械分离指有心电除极而无机械收缩,其原发机制为心脏破裂、急性心脏压塞、心脏整体缺血、急性心肌梗死、心腔内肿瘤或血栓阻塞以及慢性心力衰竭。

(三)循环休克

循环休克有许多原因,包括有效循环血容量降低(如由于大量失血、严重烧伤、胰腺炎使第三空间液体大量丧失),周围血管张力丧失使静脉回流减少(如败血症、过敏性休克、深低温、中枢神经系统损伤、药物或麻醉过量);或心室充盈或心室排出受阻(如心脏压塞、肺动脉巨大栓塞、张力性气胸),但舒张期动脉压过低为导致冠脉血流不足,心肌电不稳定和心搏停止的常见原因。

二、病理

(一)致命性快速心律失常

致命性快速心律失常心脏性猝死主要为致命性快速心律失常所致,它们的发生是冠状动脉血管事件、心肌损伤、心肌代谢异常和(或)自主神经张力改变等因素相互作用引起的一系列病理生理异常的结果。但这些因素相互作用产生致死性心律失常的最终机制尚无定论。

(二)严重缓慢性心律失常和心室停顿

严重缓慢性心律失常和心室停顿是心脏性猝死的另一重要原因。其电生理机制是当窦房结和(或)房室结功能异常时,次级自律细胞不能承担起心脏的起搏功能,常见于病变弥漫累及心内膜下浦肯野纤维的严重心脏疾病。

(三)非心律失常性心脏性猝死

非心律失常性心脏性猝死所占比例较少,常由心脏破裂、心脏流入和流出道的急性阻塞、急性心脏压塞等导致。

(四)无脉性电活动

无脉性电活动过去称电机械分离,是引起心脏性猝死的相对少见的原因,其定义为心脏有持续的电活动,但没有有效的机械收缩功能,常规方法不能测出血压和脉搏。可见于急性心肌梗死时心室破裂、大面积肺梗死时。

三、临床表现

（一）临床分期

心脏性猝死的临床经过可分为四个时期，即前驱期、终末事件期、心搏骤停与生物学死亡。不同患者各期表现有明显差异。

1.前驱期　在猝死前数天至数月，患者可出现胸痛、气促、疲乏、心悸等非特异性症状。但亦可无前驱表现，瞬即发生心搏骤停。

2.终末事件期　指心血管状态出现急剧变化到心搏骤停发生前的一段时间，自瞬间至持续1小时不等。心脏性猝死所定义的1小时，实质上是指终末事件期的时间在1小时内。由于猝死原因不同，终末事件期的临床表现也各异。典型的表现包括：严重胸痛、急性呼吸困难、突发心悸或眩晕等。若心搏骤停瞬间发生，事先无预兆，则绝大部分是心源性的。在猝死前数小时或数分钟内常有心电活动的改变，其中以心率加快及室性异位搏动增加最为常见。因心室颤动猝死的患者，常先有室性心动过速。另有少部分患者以循环衰竭发病。

3.心搏骤停　心搏骤停后，脑血流量急剧减少，可导致意识突然丧失，伴有局部或全身性抽搐。心搏骤停刚发生时，脑中尚存少量含氧的血液，可短暂刺激呼吸中枢，出现呼吸断续，呈叹息样或短促痉挛性呼吸，随后呼吸停止。皮肤苍白或发绀，瞳孔散大，由于尿道括约肌和肛门括约肌松弛，可出现二便失禁。

4.生物学死亡　从心搏骤停至发生生物学死亡时间的长短取决于原发病的性质，以及心搏骤停至复苏开始的时间。心搏骤停发生后，大部分患者将在4～6分钟内开始发生不可逆脑损害，随后经数分钟过渡到生物学死亡。心搏骤停发生后，立即实施心肺复苏和尽早除颤，是避免发生生物学死亡的关键。心脏复苏成功后死亡的最常见的原因是中枢神经系统的损伤，其他常见原因有继发感染、低心排血量及心律失常复发等。

（二）体征

1.意识突然丧失或伴有短暂抽搐，抽搐常为全身性，多发生于心脏停搏后10秒内，有时伴眼球偏斜。

2.心音消失。

3.大动脉搏动消失，脉搏扪不到，血压测不出。

4.呼吸断续，呈叹息样，以后即停止，多发生在心脏停搏后20～30秒内。

5.昏迷，多发生于心脏停搏30秒后。

6.瞳孔散大，多在心脏停搏后30～60秒出现。但此期尚未到生物学死亡。如予及时恰当的抢救，有复苏的可能。

四、实验室及其他检查

1.心室颤动或扑动，约占91%；

2.心电机械分离，有宽而畸形、低振幅的QRS，频率20～30次/分，不产生心肌机械性收缩；

3.心室静止,呈无电波的一条直线,或仅见心房波。心室颤动超过 4 分钟仍未复律,几乎均转为心室静止。

五、诊断与鉴别诊断

【诊断】

1.主要症状和体征　①意识突然丧失；②大动脉(如颈动脉和股动脉)搏动消失；③心音消失。

2.次要症状和体征　①呼吸呈喘息样,继而停止；②瞳孔散大；③发绀。

3.心电图检查　①心室颤动；②慢而无效的室性自身节律；③心室停顿。

心搏骤停的诊断较早而可靠的临床征象是意识突然丧失伴大动脉搏动消失。在拍喊患者以判断意识是否存在的同时,触摸其颈动脉有无搏动,若两者均消失,即可诊断,应立即施行心肺复苏术。

成人以心音消失、血压测不出诊断心搏骤停并不可靠。对怀疑心搏骤停患者反复听诊或测血压,会浪费宝贵时间,延误复苏。从瞳孔变化判断心搏骤停的可靠性也较小,瞳孔缩小不能除外心搏骤停,尤其是应用过阿片制剂或老年病人,瞳孔显著扩大也不一定发生在心搏骤停时,当心排出量显著降低、严重缺氧、应用某些药物包括神经节阻滞剂以及深度麻醉时,瞳孔也可扩大。

【鉴别诊断】

1.血管抑制性晕厥　其短暂的意识丧失要与心搏骤停相鉴别。血管抑制性晕厥多见于年轻体弱的女性,系各种刺激(思虑、紧张、疼痛)导致外周血管扩张所产生的一时性大脑缺血症状。发作前有头晕、眼花、恶心、呕吐等胆碱能神经兴奋的先驱症状,发作时血压下降,心律减慢,卧位及头低位可自行恢复。

2.癫痫　大发作时表现为突然意识丧失,全身强直性抽搐伴呼吸停顿,应与心搏骤停相鉴别。但此时能听到心音,摸到脉搏,测到血压,能追溯到既往发作病史。

六、中医病因病机

中医学认为本病因宗气外泄,心脏脏真逆乱于外,真气耗散；或邪实气机闭阻,升降痞隔,阴阳偏竭不交,气机离决,神散而成。其病位在心,涉及肺、脾、肾,病机为虚实夹杂。

1.真气耗散　久患心胸隐疾,气机失调于内,或正虚内损于中,精气衰竭而未尽,复伤外在虚邪贼风,内虚相搏,使"阴气竭于内,而阳气阻隔于外,二气壅闭"；或情志抑甚,气机厥逆,少阳生气不发,气机闭阻,心神失助,伏逆不出,开合之机骤停,猝使肺肾气厥精竭,心脑气散,神散而成。

2.邪实内闭　心脑脏器突为痰瘀、邪毒之邪所闭阻,脑之神机与心脏脏真之气相互对接受阻,枢机闭死或失散而致。或痰瘀内闭心脉,或气逆血冲,逆犯心之神机,开合之枢骤止,心气闭绝,血滞脉阻,神机化灭而成。

七、中医诊断及病证鉴别

根据突发意识丧失、面色苍白、口唇发绀、呼吸停止、小便失禁、四肢厥冷、脉绝等即可诊断为"飞尸"、"尸厥"、"猝死"、"暴死"。

1.厥证　厥证是指由于阴阳失调,气机逆乱所引起的,以突然昏倒、不省人事、四肢厥冷为主要表现的一种病证。发病前常有先兆;而后突然发生昏仆,不知人事;病情轻重不同。其中尸厥与本病的心跳、呼吸骤停相似,其他类型的厥证则与心搏骤停不同。

2.痫证　痫证是一种反复发作性神志异常的病证,临床以精神恍惚,甚则突然仆倒,昏不知人,口吐涎沫,两目上视,四肢抽搐,或口中如作猪羊叫声,移时苏醒后如常人为特征。本病可有意识丧失,昏不知人,但根据痫证典型的发病特点可以进行鉴别。

3.痉证痉　证是指筋脉失养或热甚动风所引起的项背强直,四肢抽搐,甚至角弓反张为主要临床表现的一种病证。心搏骤停可伴有抽搐,但与痉证的疾病性质和预后不同。

八、治疗

【治疗思路】

心搏骤停的生存率很低,根据不同的情况,其生存率在5%～60%之间。抢救成功的关键是尽早进行心肺复苏(CPR)和尽早进行复律治疗。抢救要及时,争分夺秒进行心肺复苏,迅速建立有效的人工循环和气体交换;高级生命支持;复苏成功后维持有效的循环及支持对症处理为主。中医在心肺复苏中的主要切入点在复苏后,临床上根据各期病情变化采用中西医结合治疗,各自发挥优势,可以不同程度地减少并发症的发生,促进脑复苏,提高生存质量。

【西医治疗】

心肺复苏又分初级心肺复苏和高级心肺复苏,可按照以下顺序进行。

(一)识别心搏骤停

当患者意外发生意识丧失时,首先需要判断患者的反应,观察皮肤颜色,有无呼吸运动,可以拍打或摇动患者,并大声问"你还好吗?"如判断患者无反应时,应立即开始初级心肺复苏,并以最短时间判断有无脉搏(10秒钟内完成),确立心搏骤停的诊断。

(二)呼救

在不延缓实施心肺复苏的同时,应设法(打电话或呼叫他人打电话)通知急救医疗系统(EMS)。

(三)初级心肺复苏

初级心肺复苏即基础生命支持(BLS)。一旦确立心搏骤停的诊断,应立即进行初级心肺复苏。其主要措施包括开通气道、人工呼吸和人工胸外按压,简称为AB三步曲。首先应该保持正确的体位,仰卧在坚固的平面上,在患者的一侧进行复苏。

1.开通气道　保持呼吸道通畅是成功复苏的重要一步,可采用仰头抬颏法开放气道。方法是:术者将一手置于患者前额用力加压,使头后仰,另一手的示、中两指抬起下颏,使下颌尖、耳垂的连线与地面呈垂直状态,以通畅气道。应清除患者口中的异物和呕吐物,患者义齿松动应取下。

2.人工呼吸　开放气道后,先将耳朵贴近患者的口鼻附近,感觉有无气息,再观察胸部有无起伏动作,最后仔细听有无气流呼出的声音。若无上述体征可确定无呼吸,应立即实施人工通气,判断及评价时间不应超过 10 秒。

首先进行 2 次人工呼吸,每次持续吹气时间 1 秒以上,保证足够的潮气量使胸廓起伏。无论是否有胸廓起伏,2 次人工通气后应该立即胸外按压。

气管内插管是建立人工通气的最好方法。当时间或条件不允许时,可以采用口对口、口对鼻或口对通气防护装置呼吸。口对口呼吸是一种快捷有效的通气方法,施救者呼出气体中的氧气足以满足患者需求,但首先要确保气道通畅。施救者用置于患者前额的手拇指与示指捏住患者鼻孔,吸一口气,用口唇把患者的口全罩住,然后缓慢吹气,每次吹气应持续 1 秒以上,确保呼吸时有胸廓起伏。施救者实施人工呼吸前,正常吸气即可,无需深吸气。无论是单人还是双人进行心肺复苏时,按压和通气的比例为 30:2,交替进行。上述通气方式只是临时性抢救措施,应争取马上气管内插管,以人工气囊挤压或人工呼吸机进行辅助呼吸与输氧,纠正低氧血症。

3.胸外按压　是建立人工循环的主要方法,胸外按压时,血流产生的原理比较复杂,主要是基于胸泵机制和心泵机制。通过胸外按压可以使胸内压力升高和直接按压心脏而维持一定的血液流动,配合人工呼吸可为心脏和脑等重要器官提供一定含氧的血流,为进一步复苏创造条件。

人工胸外按压时,患者应仰卧平躺于硬质平面,救助者跪在其旁。若胸外按压在床上进行,应在患者背部垫以硬板。胸外按压的部位是胸骨下半部,双乳头之间。用一只手掌根部放在胸部正中双乳头之间的胸骨上,另一手平行重叠压在手背上,保证手掌根部横轴与胸骨长轴方向一致,保证手掌用力在胸骨上,避免发生肋骨骨折,不要按压剑突。按压时肘关节伸直,依靠肩部和背部的力量垂直向下按压,按压胸骨的幅度为 3~5cm,按压后使胸廓恢复原来位置,按压和放松的时间大致相等。放松时双手不要开胸壁,按压频率为 100 次/分。在胸外按压中应努力减少中断,尽量不超过 10 秒钟,除外一些特殊操作,如建立人工气道或者进行除颤。

胸外按压的并发症主要包括:肋骨骨折、心包积血或心脏压塞、气胸、血胸、肺挫伤、肝脾撕裂伤和脂肪栓塞。应遵循正确的操作方法,尽量避免并发症发生。

不推荐进行胸前叩击,因有可能使心律恶化,如使室性心动过速加快,转为心室纤颤,或转为完全性心脏阻滞,或引起心脏停搏。

4.除颤　心脏体外电除颤是利用除颤仪在瞬间释放高压电流经胸壁到心脏,使得心肌细胞在瞬间同时除极,终止导致心律失常的异常折返或异位兴奋灶,从而恢复窦性心律。由于心室颤动是非创伤心搏骤停患者中最常见的心律失常,可以在 EMS 到达之前,进行一段时间CPR(例如 5 个循环或者大约 2 分钟)后。

(四)高级心肺复苏

高级心肺复苏即高级生命支持(ALS),是在基础生命支持的基础上,应用辅助设备、特殊技术等建立更为有效的通气和血运循环，主要措施包括气管插管建立通气、除颤转复心律成为血流动力学稳定的心律、建立静脉通路并应用必要的药物维持已恢复的循环。心电图、血压、脉搏血氧饱和度、呼气末 $PaCO_2$ 测定等必须持续监测，必要时还需要进行有创血流动力学监测，如动脉血气分析、动脉压、中心动脉压、肺动脉压等。

1.通气与氧供　如果患者自主呼吸没有恢复，应尽早行气管插管，充分通气的目的是纠正低氧血症，予吸入氧浓度 100%。院外患者通常用面罩、简易球囊维持通气，医院内的患者常用呼吸机，潮气量为 6～7mL/kg 或 500～600mL，然后根据血气分析结果进行调整。

2.电除颤、复律与起搏治疗　心搏骤停时最常见的心律失常是心室颤动。及时的胸外按压和人工呼吸虽可部分维持心脑功能，但极少能将心室颤动转为正常心律，而迅速恢复有效的心律是复苏成功至关重要的一步。终止心室颤动最有效的方法是电除颤，时间是治疗心室颤动的关键，每延迟除颤 1 分钟，复苏成功率下降 7%～10%。心脏停搏与无脉电活动，电除颤均无益。

除颤电极的位置：放在患者裸胸的胸骨外缘前外侧部。右侧电极板放在患者右锁骨下方，左电极板放在与左乳头齐平的左胸下外侧部。其他位置还有左右外侧旁线处的下胸壁，或者左电极放在标准位置，其他电极放在左右背部上方。如采用双向波电除颤可以选择 150～200J，如使用单向波电除颤应选择 360J。一次电击无效应，继续胸外按压和人工通气，5 个周期的 CRP 后（约 2 分钟）再次分析心律，必要时再次除颤。

心搏骤停后电除颤的时间是心肺复苏成功最重要的决定因素。电除颤虽然列为高级复苏的手段，但如有条件应越早进行越好，并不拘泥于复苏的阶段，提倡在初级心肺复苏中即行电复律治疗。

起搏治疗：对心搏停止患者，不推荐使用起搏治疗，而对有症状心动过缓患者，则考虑起搏治疗。如果患者出现严重症状，尤其是当高度房室传导阻滞发生在希氏束以下时，则应该立即施行起搏治疗。如果患者对经皮起搏没有反应，则需要进行经静脉起搏治疗。

3.药物治疗　心搏骤停患者在进行心肺复苏时应尽早开通静脉通道。周围静脉通常选用肘前静脉或颈外静脉，手部或下肢静脉效果较差，尽量不用。中心静脉可选用颈内静脉、锁骨下静脉和股静脉。如果静脉穿刺无法完成，某些复苏药物可经气管给予。

（1）肾上腺素是 CPR 的首选药物，可用于电击无效的心室颤动及无脉室速、心脏停搏或无脉性电生理活动。常规给药方法是静脉推注 1mg，每 3～5 分钟重复 1 次，可逐渐增加剂量至5mg。血管升压素与肾上腺素作用相同，也可以作为一线药药，只推荐使用一次，40U 静脉注射。严重低血压可以给予去甲肾上腺素、多巴胺、多巴酚丁胺。

（2）碳酸氢盐：复苏过程中产生的代谢性酸中毒通过改善通气常可得到改善，不应过分积极补充碳酸氢盐纠正。心搏骤停或复苏时间过长者，或早已存在代谢性酸中毒、高钾血症患者可适当补充碳酸氢钠，初始剂量 1mmol/kg，在持续心肺复苏过程中每 15 分钟重复 1/2 量，最好根据动脉血气分析结果调整补给量，防止产生碱中毒。

（3）抗心律失常药：给予 2～3 次除颤加 CPR 及肾上腺素之后仍然是心室颤动或无脉室速，考虑给予抗心律失常药。常用药物胺碘酮，可考虑用利多卡因。利多卡因，给予 1～1.5mg/kg，静脉注射，如无效可每 3～5 分钟重复一次，如果总剂量达到 3mg/kg 仍不能成功除颤,下一步可给予胺碘酮或溴苄胺治疗。胺碘酮首次 150mg 缓慢静脉注射(大于 10 分钟),如无效,可重复给药总量达 500mg,随后 10mg/(kg·d)维持静脉滴注;或者先按 1mg/min 持续静脉滴注 6 小时,然后可 0.5mg/min 持续静脉滴注,每日总量可达 2g,根据需要可维持数天。

对于一些难治性多形性室速、尖端扭转型室速、快速单形性室速或心室扑动(频率＞260 次/分)及难治性心室颤动,可试用静脉 β 受体阻滞剂。美托洛尔每隔 5 分钟,每次 5mg,静脉注射,直至总剂量 15mg;艾司洛尔 0.5mg/kg,静脉注射(1 分钟),继以 50～300μg/min 静脉维持。由急性高钾血症触发的难治性心室颤动的患者可给予 10％葡萄糖酸钙 5～20mL,注射速率为 2～4mL/min。异丙肾上腺素或心室起搏可能有效终止心动过缓和药物诱导的室性心动过速。当心室颤动(VF)或无脉室性心动过速(VT)心搏骤停与长 QT 间期的尖端扭转型室速(TDP)相关时,可以 1～2g 硫酸镁,稀释后静脉推注 5～20 分钟,或 1～2g 硫酸镁加入50～100mL 液体中静脉滴注。

缓慢性心律失常、心室停顿的处理不同于心室颤动。给予基础生命支持后,应尽力设法稳定自主心律,或设法起搏心脏。常用药物为肾上腺素每隔 3～5 分钟静注 1mg 及阿托品 1～2mg 静脉注射。在未建立静脉通道时,可选择气管内给药,2mg 溶于 10mL 生理盐水中。心脏停搏或慢性无脉性电活动患者,考虑阿托品,用量为 1mg,静脉注射,可每 3～5 分钟重复使用(最大总量为 3 次或 3mg)。若有条件,缓慢性心律失常施行临时性人工心脏起搏,例如体外心脏起搏或床旁经静脉心内膜起搏等。上述治疗的同时,应积极寻找可能存在的可逆性病因,如低血容量、低氧血症、心脏压塞、张力性气胸、药物过量、低体温及高钾血症等,并给予相应治疗。

(4)其他药物:经过心肺复苏使心脏节律恢复后,应着重维持稳定的心电与血流动力学状态。儿茶酚胺不仅能较好地稳定心脏电活动,而且具有良好的正性肌力和外周血管作用。其中肾上腺素为首选药,升压时最初剂量 1μg/min,根据血流动力学调整,剂量范围 1～10μg/min。去甲肾上腺素明显减少肾和肠系膜血流,现已较少应用。当不需要肾上腺素的变时效应时,可考虑使用多巴胺或多巴酚丁胺,多巴胺建议剂量范围 5～20μg/(kg·min),剂量大于 10μg/(kg·min)时,可出现体循环及腹腔脏器血管收缩;多巴酚丁胺是一较强的增强心肌收缩力的药物,无明显血管收缩作用,剂量范围 5～20μg/(kg·min)。心搏骤停时纤溶治疗的作用不确定,但怀疑肺栓塞的患者可考虑使用。

(五)复苏后处理

复苏后处理即延续生命支持(PLS)。PLS 的处理原则和措施包括维持有效的循环和呼吸功能,特别是脑灌注,预防再次心搏骤停,维持水、电解质和酸碱平衡,防治脑水肿、急性肾衰竭和继发感染等,其中重点是脑复苏,开始有关提高长期生存和神经功能恢复治疗。

1.维持有效循环　应进行全面的心血管系统及相关因素的评价,仔细寻找引起心搏骤停的原因,尤其是否有急性心肌梗死发生及电解质紊乱存在,并作及时处理。如果患者血流动力学状态不稳定,则需要评估全身循环血容量状况和心室功能。对危重患者常需放置肺动脉漂浮导管进行有创血流动力学监测。为保证血压、心脏指数和全身灌注,输液,并使用血管活性药(如去甲肾上腺素)、正性肌力药和增强心肌收缩力(米力农)等。

2.维持呼吸　自主循环恢复后,患者可有不同程度的呼吸系统功能障碍,一些患者可能仍然需要机械通气和吸氧治疗。PEEP 对肺功能不全合并左心衰的患者可能很有帮助,但需注意此时血流动力学是否稳定。临床上可以依据动脉血气结果和(或)无创监测来调节吸氧浓度、PEEP 值和每分通气量。持续性低碳酸血症(低 $PaCO_2$)可加重脑缺血,因此,应避免常规使用高通气治疗。

3.防治脑缺氧和脑水肿　亦称脑复苏。脑复苏是心肺复苏最后成功的关键。在缺氧状态下,脑血流的自主调节功能丧失,脑血流的维持主要依赖脑灌注压,任何导致颅内压升高或体循环平均动脉压降低的因素均可减低脑灌注压,从而进一步减少脑血流。对昏迷患者应维持正常的或轻微增高的平均动脉压,降低增高的颅内压,以保证良好的脑灌注。主要措施包括:

(1)降温:复苏后的高代谢状态或其他原因引起的体温增高可导致脑组织氧供需关系的明显失衡,从而加重脑损伤。所以心搏骤停复苏后,应密切观察体温变化,积极采取降温退热措施。体温以 33～34℃为宜。

(2)脱水:应用渗透性利尿剂配合降温处理,以减轻脑组织水肿和降低颅压,有助于大脑功能恢复。通常选用 20％甘露醇(1～2g)、25％山梨醇(1～2g)或 30％尿素(0.5～1g)快速静脉滴注(2～4 次/日)。联合使用呋塞米(首次 20～40mg,必要时增加至 100～200mg 静脉注射)、25％白蛋白(20～40mL 静脉滴注)或地塞米松(5～10mg,每 6～12 小时静脉注射)有助于避免或减轻渗透性利尿导致的"反跳现象"。在脱水治疗时,应注意防止过度脱水,以免造成血容量不足,难以维持血压的稳定。

(3)防治抽搐:通过应用冬眠药物控制缺氧性脑损害引起的四肢抽搐以及降温过程的寒战反应。但无需预防性应用抗惊厥药物。可选用双氢麦角毒碱 0.6mg、异丙嗪 50mg 稀释于 5％葡萄糖液 100mL 内静脉滴注;亦可应用地西泮 10mg 静脉注射。

(4)高压氧治疗:通过增加血氧含量及弥散,提高脑组织氧分压,改善脑缺氧,降低颅内压。有条件者应早期应用。

(5)促进早期脑血流灌注:抗凝以疏通微循环,用 CCB 解除脑血管痉挛。

4.防治急性肾衰竭　如果心搏骤停时间较长或复苏后持续低血压,则易发生急性肾衰竭。原有肾脏病变的老年患者尤为多见。心肺复苏早期出现的肾衰竭多为急性肾缺血所致,其恢复时间较肾毒性者长。由于通常已使用大剂量脱水剂和利尿剂,临床可表现为尿量正常甚至增多,但血肌酐升高(非少尿型急性肾衰竭)。

防治急性肾衰竭时应注意维持有效的心脏和循环功能,避免使用对肾脏有损害的药物。若注射呋塞米后仍然无尿或少尿,则提示急性肾衰竭。此时应按急性肾衰竭处理。

5.其他　及时发现和纠正水电解质紊乱和酸碱失衡,防治继发感染。对于肠鸣音消失和机械通气伴有意识障碍患者,应该留置胃管,并尽早地应用胃肠道营养。

【中医治疗】

(一)辨证论治

1.气阴两脱

证候:神萎倦怠,面色苍白,气短,肢体厥冷,尿少,舌深红或舌淡,苔少,脉虚数或脉微、伏。

治法:益气养阴。

方药:生脉散加减。

药用人参、麦冬、五味子。可予参麦注射液静脉滴注。兼瘀者可加丹参、当归;阴虚甚者可合炙甘草汤以滋阴养血,益气复脉;气虚明显者,生脉散合保元汤,以补养心气,鼓动心脉;兼有瘀者合丹参饮以活血复脉。

2.阳气暴脱

证候:神志恍惚,默默不语,面色苍白,肢体厥冷,舌淡润,脉微欲绝或伏而难寻。

治法:回阳固脱。

方药:通脉四逆汤加减。

药用甘草、干姜、附子等。可予参附注射液静脉滴注。寒凝血阻者可加桂枝、当归;气虚外脱急者合红参大补元气,以振奋心阳,益气复脉;阴寒凝滞甚者加炙麻黄、细辛助附子温经散寒,宣通寒凝;气脱伤阴者加麦门冬、五味子、黄精以益气生津,滋阴敛气复脉。

3.阴阳俱脱

证候:面色苍白,冷汗不止,四肢厥冷,呼吸气微,舌淡,脉微欲绝。

治法:益气养阴,回阳固脱。

方药:参附汤合生脉散加减。可予参麦注射液、参附注射液静脉滴注。

汗出亡阳者加煅龙骨、煅牡蛎等;舌质紫黯,瘀血甚者,加丹参、红花、赤芍;偏于气虚阳脱者,重用人参,加黄芪、炙甘草益气强心,桂枝、仙灵脾、巴戟天温补肾阳;偏于阴虚而脱者,加五味子、乌梅养阴收敛,黄精、熟地滋阴养血。

4.痰瘀毒蒙窍

证候:神志恍惚,气粗息涌,喉间痰鸣,或气息低微,面晦或赤,口唇黯红,舌质隐青,苔厚浊,脉沉实或伏。

治法:豁痰化瘀解毒,开窍醒神。

方药:菖蒲郁金汤加减。

药用菖蒲、栀子、竹叶、丹皮、郁金、连翘、灯心、木通、淡竹沥、紫金片等。可予醒脑静或清开灵注射液静脉滴注。痰热甚者加胆南星、猴枣散以清热化痰;痰涎壅塞喉间甚者用苏合香丸以辛香解郁开窍;四肢厥冷者加制附子、桂枝,细辛以温阳散寒通脉。

(二)急救治疗

痰瘀毒蒙窍,用清开灵或双黄连注射液静脉滴注。阳虚暴脱,用参附注射液静脉注射或滴注。气阴两脱,用参脉注射液静脉注射或滴注。兼有气滞血瘀者,可用灯盏花素或血必净静脉滴注。

九、转归、预防与调护

心搏骤停复苏成功的患者,其预后取决于抢救是否及时、心功能的状态和心电活动类型。急性心肌梗死早期的原发性心室颤动,为非血流动力学异常引起者,经及时除颤易获复律成功。急性下壁心肌梗死并发的缓慢性心律失常或心室停顿所致的心搏骤停,预后良好。相反,急性广泛前壁心肌梗死合并房室或室内阻滞引起的心搏骤停,预后往往不良。继发于急性大面积心肌梗死及血流动力学异常的心搏骤停,即时死亡率高达 59%～89%,心脏复苏往往不易成功。即使复苏成功,亦难以维持稳定的血流动力学状态。其心室颤动的复发率亦很高;或由于严重的血流动力学障碍所致继发的心室停搏、缓慢心律失常、无脉搏性电活动,对复苏措施反应差。严重非心脏病变引起心搏骤停如恶性肿瘤、败血症、器官衰竭、终末期肺部疾病和严重中枢神经系统的疾病等致命性或晚期性疾病,复苏成功率极低,预后不良。如急性中毒、电解质紊乱、酸中毒、低氧血症等,由于暂时性的代谢紊乱所引起的心搏骤停,如能消除诱发因素,则预后较佳。

心脏性猝死的预防,很关键的一步是识别高危人群。鉴于大多数心脏性猝死发生在冠心病患者,减轻心肌缺血、预防心肌梗死或缩小梗死范围等措施应能减少心脏性猝死的发生率。除冠心病急性心肌梗死外,由任何其他原因所致的严重的基本病变以及有过心搏骤停史患者也是心脏性猝死的高危因素,是重点的预防对象。

第七章 心脏瓣膜病

心脏瓣膜病是指各种原因,如炎症、退行性改变、缺血坏死、黏液样变性、先天发育畸形等引起的心脏瓣膜结构(瓣叶、瓣环、腱索及乳头肌)或功能的异常,造成单个或多个瓣口的狭窄及(或)关闭不全,导致心脏血流动力学变化,并出现一系列临床综合征。心室和主动脉、肺动脉根部严重扩张也可产生相应瓣膜的相对性关闭不全。瓣膜狭窄,使心腔压力负荷增加;瓣膜关闭不全,使心腔容量负荷增加。这些血流动力学改变可导致心房或者心室结构及功能的改变,最终导致心力衰竭、心律失常等。病变可以累及一个瓣膜,也可以累及多个瓣膜,后者称为多瓣膜病。风湿炎症导致的瓣膜损害称为风湿性心脏病,简称风心病。主累及40岁以下的人群,随着生活水平的提升,风湿性心脏病的发病率正在逐年降低,但是仍然是我国最为常见的瓣膜病。另外,黏液样变性及老年瓣膜钙化退行性改变所致的心脏瓣膜病也日益增多。心脏瓣膜病最常累及二尖瓣及主动脉瓣,而三尖瓣和肺动脉瓣则较少见。本病归属于中医"心痹"范畴。如《素问·痹论》说:"脉痹不已,复感于邪,内舍于心。""心痹者,脉不通,烦则心下鼓,暴上气而喘。"

一、病因病机

1.西医

(1)病因

1)先天发育异常:是心脏发育过程中不完全或畸形而引起的心脏瓣膜病,常并发房室间隔缺损或大血管异常等。常见的先天性心瓣膜病有先天性二尖瓣狭窄、先天性主动脉瓣狭窄、先天性主动脉瓣关闭不全、先天性二尖瓣关闭不全和先天性三尖瓣狭窄。

2)获得性心瓣膜病:引起心脏瓣膜病的获得因素很多,常见的有风湿性心瓣膜病、感染性心内膜炎、黏液样变性心瓣膜病、老年退行性心瓣膜病、全身系统性疾患所致的心瓣膜病、外伤及理化因素等。

(2)病理:正常瓣膜质地柔软,二尖瓣瓣口面积 $4\sim6cm^2$,主动脉瓣瓣口面积$\geqslant3.0cm^2$。二尖瓣瓣口面积减小至 $1.5\sim2.0cm^2$ 为轻度狭窄,$1.0\sim1.5cm^2$ 为中度狭窄,$<1.0cm^2$ 为重度狭窄。主动脉瓣瓣口面积$>1.0cm^2$ 为轻度狭窄,$0.75\sim1.0cm^2$ 为中度狭窄,$<0.75cm^2$ 则为重度狭窄。无论瓣膜狭窄或关闭不全,均可引起血流动力学改变,导致心脏负荷增加,相应的房室肥大,最终出现心功能不全,肺循环和体循环瘀血。

1)二尖瓣狭窄:二尖瓣狭窄的最常见病因为风湿热。单纯二尖瓣狭窄约占风心病的

25％,2/3 的患者为女性。约半数的患者没有急性风湿热史,但多有反复链球菌扁桃体炎或咽峡炎病史。急性风湿热后,至少需 2a 才开始形成明显的二尖瓣狭窄,多次发作急性风湿热较一次发作出现狭窄早。二尖瓣狭窄伴有二尖瓣关闭不全占 40％,主动脉瓣常同时受累。先天性畸形或结缔组织病,如系统性红斑狼疮心内膜炎为二尖瓣狭窄的罕见病因。风湿热可导致二尖瓣不同部位的粘连与融合,可致二尖瓣狭窄,可见于:a.瓣膜交界处。b.瓣叶游离缘。c.腱索。d.以上部位的结合。上述病变导致二尖瓣开放受限,瓣口横截面积减少。狭窄的二尖瓣呈漏斗状,瓣口则常呈鱼口状。瓣叶钙化沉积有时可累及瓣环,瓣环显著增厚。如果风湿热主要导致腱索的挛缩和粘连,而瓣膜交界处的粘连很轻,则主要表现为二尖瓣关闭不全。慢性二尖瓣狭窄可导致左心房扩大及左心房壁钙化,尤其在合并房颤时易形成附壁血栓。

病理生理改变可分为 3 期:a.左房代偿期:二尖瓣狭窄时,舒张期左房内血液进入左室障碍,左房内瘀积血液过多,压力升高,继而左房发生代偿性的扩张及肥厚,左房收缩力增强,使血液通过瓣口的流速增快,以维持正常心脏排血量。b.左房失代偿期:左房压升高致肺静脉压升高,导致肺瘀血、肺顺应性减低。当肺部毛细血管压超过 4.0kPa 时,可致急性肺水肿、低氧血症等。c.右心受累期:由于左房压和肺静脉压的持续升高,引起肺小动脉反应性收缩,最终导致肺小动脉硬化,肺血管阻力增高,继而肺动脉压力升高,加重右心室后负荷,出现右心室肥厚、扩大,最终导致右心衰竭。

二尖瓣狭窄患者的肺动脉高压产生于:a.升高的左心房压的被动后传。b.左心房和肺静脉高压触发肺小动脉收缩(即反应性肺动脉高压)。c.长期严重的二尖瓣狭窄可能导致肺血管床的器质性闭塞性改变。

2)二尖瓣关闭不全:正常心脏二尖瓣瓣叶面积约为瓣口面积的 2.5 倍,瓣叶可以严密地闭合。瓣叶、瓣环、腱索和乳头肌 4 部分任何一个结构发生异常或者功能失调,均可导致二尖瓣的关闭不全。慢性炎症、纤维化瘢痕使瓣叶变硬、缩短、变形,或腱索粘连、融合、变粗等变化而导致瓣膜不能正常关闭,病程久者可发生钙化使关闭不全加重。

a.急性。收缩期左心室射出的部分血流经关闭不全的二尖瓣瓣膜口反流至左心房,与肺静脉进入左心房的血液汇总。在舒张期又充盈左心室,致左心房和左心室容量负荷骤增,左心室尚且来不及代偿,其急性扩张能力有限,左心室舒张末压急剧上升。左心房压也急剧升高,可导致肺瘀血,甚至肺水肿。之后可致肺动脉高压和右心衰。由于左心室扩张程度有限,所以即使左心室收缩功能正常或增加,左心室总的心搏量增加也不足以代偿向左心房的反流,心搏量和心排出量还是明显减少。

b.慢性。左心室对慢性容量负荷过度的代偿表现为左心室舒张末期容量增大,根据 Frank-Starling 机制使左心室心搏量增加;代偿性离心性肥大,左心室收缩期将部分血液排入低压的左心房,室壁应力下降快,利于左心室的排空。因此,在代偿期左心室总的心搏量明显增加,射血分数亦可完全正常。二尖瓣关闭不全患者通过收缩期的左室完全排空来实现代偿,可多年维持正常心搏量。但如果二尖瓣关闭不全持续存在并继续加重,使左室舒张末期容量进行性增加,左室功能出现恶化,一旦心排出量降低即可出现相应的症状。二尖瓣关闭不全时,左心房的顺应性增加,左心房也随之扩大。在较长的代偿期,同时扩大的左心房和左心室可适应容量负荷的增加,左心房压和左心室舒张末压可不致明显上升,肺瘀血可以不出现。持续严重的过度容量负荷最终可导致左心衰竭,左心房压和左心室舒张末压明显上升,导致肺瘀血、肺动脉高压及右心衰竭的发生。因此,二尖瓣关闭不全主要累及左心房和左心室,最终将影响右心。

3)主动脉瓣狭窄:风心病主动脉狭窄大多同时伴随主动脉瓣关闭不全及二尖瓣病变。瓣膜交界处粘连融合,瓣叶的纤维化、僵硬,瓣膜的挛缩变形可以加重瓣膜的损害,导致钙质沉着和进一步的纤维化,进而造成瓣膜口狭窄。

对于慢性主动脉瓣狭窄所导致的压力负荷增加,左心室的主要代偿机制是通过进行性室壁向心性肥厚以平衡左心室的收缩压升高,以维持正常收缩期室壁应力和左心室的心排出量。左心室肥厚使其顺应性降低,引起左心室舒张末压增高,因而使左心房的后负荷增加,左心房代偿性肥厚。肥厚的左心房在舒张末期强有力的收缩有利于使僵硬的左心室充盈,从而使左心室舒张末容量增加,达到左心室有效收缩时所需要的水平,以维持正常的心搏量。左心房的有力收缩也使肺静脉和肺毛细血管免于持续的血管内压力升高。左心室舒张末容量直至失代偿病程的晚期才增加。最终由于室壁应力增高、心肌纤维化和缺血等导致左心室功能的衰竭。

严重的主动脉狭窄可以引起心肌缺血。其机制为:①左心室壁增厚、心室收缩压升高和射血时间延长,增加心肌氧耗。②左心室肥厚,心肌毛细血管密度相对减少。③舒张期心腔内压力增高,压迫心内膜下的冠状动脉。④左心室舒张末压升高致舒张期主动脉-左心室压差降低,减少冠状动脉的灌注压。后两者可以减少冠状动脉的血流。同时,运动增加心肌工作和氧耗,心肌缺血亦会加重。

4)主动脉瓣关闭不全:主动脉瓣先天畸形、炎症和退行性改变引起瓣叶缩短、回缩以及升主动脉的结缔组织病或者炎症导致升主动脉扩大等均可造成主动脉瓣的关闭不全。

①急性:舒张期血流从主动脉反流回左心室,左心室同时接纳左心房的血流,左心室容量负荷急剧增加。左心室的急性代偿性扩张以适应容量过度负荷的能力有限,如反流量大,左心室舒张压急剧上升,可导致左心房压增高和肺瘀血的出现,甚至导致肺水肿。如舒张早期左心室压很快上升,超过了左心房压,二尖瓣可能在舒张期提前关闭,防止左心房压过度升高和肺水肿的发生。由于急性者左心室舒张末容量仅能有限地增加,即使左心室收缩功能正常或增加,并有代偿性心动过速,心排出量仍然减少。

②慢性:P左心室对慢性容量负荷过度的代偿反应为左心室舒张末期容量增加,使总的左心室心搏量增加;左心室扩张,不至于因为容量负荷的过度而明显增加左心室的舒张末期压力;心室重量大大增加使左心室壁厚度与心腔半径的比例不变,有利于室壁应力维持正常。另一种代偿机制为运动时外周阻力降低和心率增快同时伴有舒张期的缩短,使反流减轻。失代偿的晚期心室收缩功能显著降低,直至发生左心衰竭。左心室心肌重量增加使心肌耗氧量增多,主动脉舒张压降低使冠状动脉血流减少,二者引起心肌缺血,促使左心室心肌功能的进一步恶化。

5)联合瓣膜病变:联合瓣膜病变是指两个或者两个以上的瓣膜同时发生病变。其总的血流动力学异常较各瓣膜单独损害者更为严重,常常以某一瓣膜病变表现为突出,且相互影响。两个体征轻的瓣膜损害可以产生明显的症状。各瓣膜的损害程度不等时,严重者所致血流动力学异常和临床表现突出,常掩盖轻的损害。当各个瓣膜的损害大致相等的时候,上游瓣膜损害较下游者更为显著。例如,二尖瓣和主动脉瓣的联合病变时,二尖瓣对血流动力学和临床表现更为有影响。二尖瓣狭窄合并主动脉瓣狭窄时,二尖瓣狭窄的舒张期杂音和主动脉瓣狭窄的收缩期杂音均减弱,但病情加重,易导致左心房衰竭或左心室衰竭。二尖瓣关闭不全合并主动脉瓣关闭不全时,左心室舒张期容量将大大增加,左心室极易扩大和发生衰竭,收缩期反流进入左心房的血流量加大,容易导致左心房的失代偿。二尖瓣关闭不全合并主动脉瓣狭窄时,可以加重二尖瓣的反流,并且使左心室向主动脉的搏出量减少更为明显,使左心房失代偿及肺瘀血的发生提前。总之,联合瓣膜病血流动力学的异常和临床表现常常取决于损害瓣膜的组合形式和各个瓣膜损害的各自相对的严重程度。

2.中医   中医认为,本病病因病机与机体正气盛衰,风寒湿热之邪侵袭肌表,瘀血、水饮、痰浊等有密切的关系。《素问·痹论》:"诸痹不已亦益内也",即认识到关节肿痛与内脏病变的关系。益内,就是指痹病传入五脏六腑,其中常见表现是"内舍于心"即为心痹。

(1)正气虚弱:由于先天禀赋不足,素体亏虚,或后天失养,或年老体虚,而致正气不足,气血亏虚,腠理不密,外卫不固,或摄生不慎,风寒湿热之邪乘虚而侵。正不敌邪,以致外邪得以深入,内舍于心而成心痹。

(2)外邪侵袭:风寒湿热之邪侵入皮肤、经络、关节等处,久留不去或反复侵袭,而致由表入里,内舍于心,耗损心气,邪阻心脉,致正气受损,心脉痹阻。

(3)心血瘀阻:心主血,血行于脉中。若风寒湿热之邪客于脉中,而致血行不畅,瘀血由之而生。

(4)心肺气虚:肺主气而司呼吸,气行则血行。肺气虚,不能行血气而营养周身,营血化生不足,则气血亏虚,乃至心气阴两虚,日久则阳气亦虚。

(5)阳虚水泛:久病阳气虚弱而不能温养心脉,心阳虚衰;或脾肾阳虚,运化及气化功能失调,而生水饮、痰浊,凌心则心悸,射肺则咳喘,泛溢肌肤则致水肿。

总之,本病病位主要在心、心脉,常涉及肾、脾、肺三脏。基本病机为正虚邪入、痹阻心脉,本虚标实。虚主要是阴(血)阳(气)亏虚,实则以瘀血、水饮、痰浊为主。早期或慢性期感邪时,以风寒湿热邪痹阻肌腠、筋脉及关节为主。心脉痹阻后,心血瘀滞常与心肺气虚并见。日久不愈,则以阳虚及瘀血、水饮、痰浊三者并见为主要病变,可见心悸、胸痹、心衰病等。本病严重时可见心气、心阳暴脱及阴盛格阳之危候。

二、临床表现

1.二尖瓣狭窄

(1)症状:一般在二尖瓣中度狭窄(瓣口面积<1.5cm^2)时方有明显症状。

1)呼吸困难:劳力性呼吸困难为最常见的早期症状。患者首次呼吸困难发作常以运动、精神情绪紧张、感染、性交、妊娠或心房颤动为诱因,随狭窄加重,出现静息时呼吸困难、端坐呼吸和夜间阵发性呼吸困难,甚至发生急性肺水肿。

2)咯血

①突然大咯血,颜色鲜艳,通常见于严重二尖瓣狭窄,可为首发症状。支气管静脉同时流

入体循环静脉和肺静脉,当肺静脉压力突然升高时,壁薄的支气管静脉破裂引起大咯血,咯血后肺静脉压减低,咯血可自止。多年后支气管静脉壁增厚,而且随着病情的进展肺血管阻力增加及右心功能不全使咯血的发生频率降低。

②痰中带血丝或血痰,与支气管炎肺瘀血或肺毛细血管破裂有关。

③急性肺水肿时咳大量粉红色泡沫状痰。

④肺栓塞时咯血量较大,多为暗红色黏稠血痰。

3)咳嗽:常见,尤冬季明显,有的患者在平卧时干咳,可能与支气管黏膜瘀血水肿、增大的左房压迫左主支气管有关。当并发支气管或肺部感染的时候,咳嗽、咯脓性或黏液样痰。

4)声嘶:较少见,由于扩大的肺动脉和左心房压迫左喉返神经所致。

(2)体征:重度二尖瓣狭窄常有"二尖瓣面容",双颧绀红,口唇轻度发绀。

1)二尖瓣狭窄的心脏体征。

①望诊心尖搏动正常或不明显。

②心尖区可闻及第一心音增强和开瓣音,提示前叶柔顺、活动度较好;如果瓣叶钙化僵硬,则第一心音减弱消失。

③心尖区有舒张中晚期低调的隆隆样杂音,呈递增性,局限,不传导,左侧卧位时较明显,用力呼气或体力活动后更清楚。常可触及舒张期震颤。窦性心律时,由于舒张晚期心房收缩促使血流加速,使杂音增强,心房颤动时则没有。

2)肺动脉高压和右心室扩大的心脏体征:右心室扩大时心前区心尖搏动弥散,肺动脉高压时肺动脉瓣区第二心音亢进或伴有分裂。当肺动脉扩张引起相对性肺动脉瓣关闭不全时,可在胸骨左缘第二肋间闻及舒张早期吹风样杂音,称为 Graham Steell 杂音。右心室扩大伴相对性三尖瓣关闭不全时,出现三尖瓣区全收缩期吹风样杂音,吸气时增强。

3)其他体征:右心衰竭时可以出现颈静脉怒张、肝颈静脉回流征阳性、肝肿大压痛、下肢水肿、腹水和发绀等表现。右心室扩大伴有三尖瓣关闭不全时,可有肝脏搏动。

2.二尖瓣关闭不全

(1)症状

1)急性:轻度二尖瓣反流仅有轻微的劳力性呼吸困难。乳头肌断裂等引起严重反流时,很快发生急性左心衰竭,甚至引起急性肺水肿、心源性休克的发生。

2)慢性:轻慢性二尖瓣关闭不全的无症状期可达 20a 之久。严重反流伴有心排出量减少,首先出现的突出症状是疲乏无力,呼吸困难等肺瘀血的症状则出现较晚。

(2)体征

1)慢性:心尖搏动:呈高动力型,左室增大时向左下方移位。心音:风心病时瓣叶缩短,重度的关闭不全时,导致心尖部第一心音减弱。当二尖瓣脱垂和冠心病时第一心音则多正常。由于左心室射血时间缩短,A2 提前,第二心音分裂增宽。严重反流时可闻及第三心音。二尖瓣脱垂时可以听到收缩中期咯嚓音。心脏杂音:瓣叶挛缩所致的二尖瓣关闭不全(如风心病),有自第一心音后立即开始,且与第二心音同时终止的全收缩期高调的吹风样一贯性杂音,在心尖区最为明显。杂音可向左腋下及左肩胛下区传导。后叶异常时,如后内乳头肌功能异常、后叶脱垂、后叶腱索断裂,杂音则向胸骨左缘和心底部传导。冠心病乳头肌功能失常时可有收缩早期、中期、晚期或全收缩期的杂音。腱索断裂时杂音可似海鸥鸣或乐音性。反流严重时,心尖区可闻及紧随第三心音之后的舒张期隆隆样杂音。

2)急性:心尖搏动为高动力型。肺动脉瓣第二心音亢进。非扩张的左心房强有力收缩所致心尖区第四心音常常可以闻及。由于收缩末期左室房压差减少,心尖区反流性杂音于第二心音前终止,并非全收缩期杂音,低调,递减型,不如慢性二尖瓣不全者响。严重反流也可出现心尖区第三心音和短促的舒张期的隆隆样杂音。

　　3.主动脉瓣狭窄

　　(1)症状:出现较晚。呼吸困难、心绞痛和晕厥为典型的主动脉狭窄常见的三联征。

　　1)呼吸困难:劳力性呼吸困难为肺瘀血引起的常见首发症状,见于90%的有症状患者。进而可发生阵发性夜间呼吸困难、端坐呼吸,严重者有急性肺水肿表现。

　　2)心绞痛:见于60%的有症状患者,多为劳力性,休息后缓解。多由心肌缺血所致,极少数可由瓣膜的钙质栓塞冠状动脉引起。部分患者同时患有冠心病,进一步加重了心肌缺血。

　　3)晕厥或黑蒙:见于1/3的有症状患者。多于直立、运动中或运动后即刻发生,少数在休息时发生,由于脑缺血引起。其机制为:a.运动时周围血管扩张,而狭窄的主动脉瓣口限制了心排出量的相应增加。b.运动导致心肌缺血加重,使左心室收缩功能降低,心排出量减少。c.运动时左心室收缩压急剧上升,过度激活室内压力感受器通过迷走神经传入纤维过度兴奋血管减压反应导致外周血管的阻力降低。e.休息时晕厥可由于心律失常(心房颤动、房室阻滞或心室颤动)导致心排出量骤然减少所致。e.运动后即刻发生者,为突然体循环静脉回流减少,影响心室充盈,导致左心室心搏量进一步减少。以上均可引起体循环动脉压下降,脑循环灌注压降低,甚至发生脑缺血。

　　4)其他症状:主动脉瓣狭窄晚期的患者可以出现明显的虚弱、疲乏、周围性发绀等表现。右心衰时可出现肝肿大、心房颤动、三尖瓣反流等。

　　(2)体征

　　1)心音:心尖部第一心音正常。如果主动脉瓣钙化僵硬,则第二心音主动脉瓣成分减弱或消失。由于左心室射血时间的延长,第二心音中主动脉瓣成分延迟,严重狭窄者可呈逆分裂的情况。肥厚的左心房强有力收缩可产生明显的第四心音。先天性主动脉瓣狭窄或瓣叶活动度尚正常者,可在心尖区和胸骨左、右缘听到主动脉瓣喷射音,不随呼吸而改变,如果瓣叶钙化僵硬,则喷射音消失。

　　2)收缩期喷射性杂音:典型杂音为吹风样、粗糙、递增-递减型,在胸骨右缘第2或左缘第3肋间最响,向颈动脉,也可向胸骨左下缘传导,常伴震颤。老年人钙化性主动脉瓣狭窄者,为钙化的瓣叶振动所引起,杂音在心底部,粗糙,高调成分可传导至心尖区,呈乐音性。狭窄越重,杂音越长。当左心室衰竭或心排出量减少时,杂音可消失或减弱。杂音强度随每搏间的心搏量不同而改变,长舒张期之后,心搏量增加,杂音增强。

　　3)其他:重度狭窄可以有收缩压降低,脉压减小,脉搏短细等,后期可见心衰体征。

　　4.主动脉关闭不全

　　(1)症状

　　1)急性:轻者可无症状,重者出现低血压和急性左心衰竭。

2）慢性：可多年无症状，甚至可耐受运动。最先的主诉为与心搏量增多有关，如心悸、心前区不适、头部强烈搏动感等症状。晚期左室功能失代偿而出现呼吸困难等左心室衰竭的表现。心绞痛较主动脉瓣狭窄时少见。常有体位性头昏，晕厥罕见。

（2）体征

1）急性：收缩压、舒张压和脉压正常或舒张压稍低，脉压常稍增大。无明显的周围血管征。心尖搏动正常，心动过速常见。二尖瓣舒张期提前部分关闭，导致第一心音减低。第二心音肺动脉瓣成分增强。常见第三心音。主动脉瓣舒张期杂音较慢性者短而调低，是由于左心室舒张压上升使主动脉与左心室间压差很快下降所致。

2）慢性

①血管：收缩压升高，舒张压降低，而导致脉压增大。周围血管征常见，包括点头征、颈动脉和桡动脉扪及水冲脉、毛细血管搏动征、股动脉枪击音、股动脉双期杂音等。主动脉根部扩大者，在胸骨旁右第 2、第 3 肋间可扪及收缩期搏动。

②心尖搏动：向左下移位，并且呈心尖抬举性搏动。

③心音：第一心音减弱，由于收缩期前二尖瓣部分关闭引起。第二心音主动脉瓣成分减弱或消失。左心室心搏量增多突然扩张已扩大的主动脉，心底部可闻及收缩期喷射音。由于舒张早期左心室快速充盈增强，心尖区常有第三心音。

④心脏杂音：主动脉关闭不全的杂音与第二心音同时开始，为舒张早期高调叹气样递减型杂音，坐位并前倾或深呼气时易听到。轻度反流时，杂音限于舒张早期，呈高音调；中度或重度反流时，为全舒张期粗糙样杂音。杂音为乐音性时，提示瓣叶脱垂、穿孔或撕裂。由主动脉瓣损害所致者，杂音在胸骨左中下缘明显；升主动脉扩张引起者，杂音在胸骨右上缘更为清楚，并向胸骨左缘传导。老年人的杂音有时在心尖区最响。心底部常有主动脉瓣收缩期喷射样杂音，强度为 2/6～4/6 级，较粗糙，可伴有震颤，与左心室心搏量增加和主动脉根部扩大有关。重度反流者，常在心尖部听到舒张中晚期隆隆样杂音（Austin-Flint 杂音）。与器质性二尖瓣狭窄的杂音鉴别要点是 Austin-Flint 杂音不伴有第一心音亢进、开瓣音和心尖区舒张期震颤。

5.联合瓣膜病变 多个瓣膜损害时，总的血流动力学异常较各个瓣膜单独损害者更为严重，两个体征轻的瓣膜损害可出现较为明显的症状。但往往联合瓣膜病的联合存在常常使单个瓣膜病变的典型体征发生改变，从而给疾病的诊断带来了困扰。如二尖瓣狭窄伴主动脉瓣关闭不全可以使二尖瓣狭窄的舒张晚期杂音减弱或者消失，同时主动脉瓣关闭不全的周围血管征变得不明显。二尖瓣狭窄合并主动脉瓣狭窄时主动脉瓣区收缩期杂音减弱，第四心音减弱或者消失，同时心尖区舒张期杂音也可以减弱。临床诊断时需要认真仔细的分析，借用超声心动图检查对心脏瓣膜病的诊断有很高的价值。

6.并发症

（1）心力衰竭：是心脏瓣膜病最为常见的并发症和致死原因，约发生于 70% 的患者。最常见的诱因为呼吸道感染，其次为劳累、心律失常、情绪激动、妊娠等。严重的左心衰竭及严重的二尖瓣狭窄时，常在上述诱因下发生急性肺水肿，表现为严重的呼吸苦难，不能平卧，发绀，濒死感，咳粉红色泡沫痰，满肺干湿啰音，甚至昏迷、死亡。

（2）心律失常：尤以心房颤动最为常见，尤其是二尖瓣狭窄和左房大显著者。房性早搏为房颤的前奏,开始为阵发性的房颤和房扑,后转为持续性房颤。之后可诱发或者加重心衰,易形成心房内血栓,引起动脉栓塞。

(3)栓塞:最常见于二尖瓣狭窄伴有房颤的患者。左房扩大和瘀血易形成左房内血栓,脱落后则可引起动脉栓塞,最为常见的是脑栓塞。房颤和右心衰时,在周围静脉、右房可以形成血栓,脱落后造成肺动脉栓塞。

(4)感染性心内膜炎:近年来,随着器械检查和静脉输液机会的增多,感染性心内膜炎有增多的趋势,但多见于狭窄并不严重而炎症尚未静止者。瓣膜增厚、变形、狭窄严重且合并房颤反而少见。

(5)肺部感染:较为常见,并且可以诱发或者加重心力衰竭。

三、实验室及其他检查

1.二尖瓣狭窄

(1)X射线检查:左心房增大,后前位见左心缘变直,右心缘可见双房影,左前斜位可见左心房使左主支气管上抬,右前斜位可见增大的左房压迫食管下段而后移。其他X线片征象包括主动脉结缩小、右心室增大、肺动脉干和次级肺动脉扩张;可见肺瘀血、间质性肺水肿和含铁血黄素沉着等征象。

(2)心电图:轻度二尖瓣狭窄心电图表现可正常。重度二尖瓣狭窄可有"二尖瓣型P波",P波宽度$>0.12s$,呈双峰形,Pv_1终末负性向量增大,提示左房增大。QRS波群示电轴右偏和右心室肥厚表现,可有心房颤动。

(3)超声心动图:为明确和量化诊断二尖瓣狭窄的可靠方法,对于判断病变的轻重、决定手术方法及评价手术的疗效均有很大的价值。M型示:二尖瓣城墙样改变(EF斜率降低,A峰消失),后叶向前移动及瓣叶增厚。二维超声心动图示:典型者舒张期前叶呈圆拱状,后叶活动度减少,交界处粘连融合,瓣口面积缩小和瓣叶增厚。彩色多普勒血流显像示缓慢而渐减的血流通过二尖瓣。经食管超声有利于左心房及左心耳附壁血栓的检出。超声心动图还可对房室大小、室壁厚度和运动、肺动脉压、心室功能、其他瓣膜异常和有无先天性畸形等方面提供信息。

(4)心导管检查:如果症状、体征与超声心动图测定和计算二尖瓣口面积不一致,在考虑介入或手术治疗时,应经心导管检查同步测定肺左心室压和毛细血管压以确定跨瓣压差和计算瓣口面积,正确判断狭窄的程度。

2.二尖瓣关闭不全

(1)X射线检查:急性者X射线检查示:心影正常或左心房轻度增大伴明显肺瘀血,甚至肺水肿征。慢性重度反流患者常见左心房及左心室增大,左心室衰竭时可见间质性肺水肿和肺瘀血征。二尖瓣环钙化为粗而致密的C形阴影,在左侧位或右前斜位可见。

(2)心电图:急性者心电图正常,窦性心动过速常见。慢性重度二尖瓣关闭不全可出现左心房增大,部分有非特异性ST-T改变和左心室肥厚,少数有右心室肥厚征,心房颤动常见。

(3)超声心动图:M型和二维超声心动图不能确定二尖瓣关闭不全的诊断。彩色多普勒和脉冲式多普勒超声血流显像可于二尖瓣心房侧和左心房内探及收缩期反流束,诊断二尖瓣关闭不全的敏感性几乎为100%,且可半定量评估反流的程度。后者测定的左心房内最大反流束面积,>8cm^2 为重度,4～8cm^2 为中度,<4cm^2 为轻度反流。二维超声可以显示二尖瓣装置的形态特征,如瓣叶和瓣下结构融合、缩短增厚和钙化、瓣叶冗长脱垂、连枷样瓣叶、瓣环扩大或钙化、赘生物、室壁矛盾运动和左室扩大等,有助于明确病因。超声心动图还可提供心功能、心腔大小和合并其他瓣膜损害的资料。

(4)放射性核素心室造影:可测定左心室收缩、舒张末容量和运动、静息时射血分数,以判断左心室收缩功能。通过左心室与右心室心搏量之比值评估反流程度,当该比值>2.5 时提示为严重反流。

(5)左心室造影:经注射造影剂行左心室造影,观察收缩期造影剂反流入左心房的量,是半定量反流程度的"金标准"。

3.主动脉瓣狭窄

(1)X射线检查:心影正常或左心室轻度增大,左心房也可能轻度增大,升主动脉根部常见狭窄后扩张。在侧位透视下可见主动脉瓣钙化。晚期可有肺瘀血的征象。

(2)心电图:重度狭窄者有左心房大、左心室肥厚伴 ST-T 继发性改变。可有心房颤动、房室阻滞、室内阻滞(左束支阻滞或左前分支阻滞)或室性心律失常。

(3)超声心动图:是明确诊断和判定狭窄程度的重要方法。M 型诊断本病不敏感且缺乏特异性。二维超声心动图探测主动脉瓣异常十分敏感,有助于显示瓣叶大小、数目、钙化、增厚,收缩期呈圆拱状的活动度、瓣口大小和形状、交界处融合及瓣环大小等,有助于确定狭窄的病因,但不能准确定量狭窄的程度。用连续多普勒测定通过主动脉瓣的最大血流速度,可以计算出平均和峰跨膜压差以及瓣口的面积,所得结果与心导管检查的相关良好。超声心动图还可提供左室肥厚、心腔大小及功能等多种信息。

(4)心导管检查:最常用的方法是通过左心双腔导管进行同步测定左心室和主动脉压,或用单腔导管从左心室外撤至主动脉连续记录压力曲线。计算左心室-主动脉收缩期峰值压差,根据所得压差可计算出瓣口的面积。<0.75cm^2 为重度狭窄,0.75～1.0cm^2 为中度狭窄,>1.0cm^2 为轻度狭窄。如果以压差判断,峰压差达 9.3kPa 或平均压差>6.7kPa 为重度狭窄。

4.主动脉瓣关闭不全

(1)X射线检查

1)急性:心脏大小正常。除原有主动脉根部扩大或主动脉夹层外,无主动脉扩大表现。常有肺水肿或肺瘀血征。

2)慢性:左心室增大,呈靴形心,或伴有左心房增大。即使为主动脉瓣膜的病变造成的关闭不全,升主动脉继发性扩张仍比主动脉狭窄时明显,并可累及整个主动脉弓。严重的瘤样扩张提示 Marfan 综合征或中层囊性坏死;左心衰竭时有肺瘀血征。同时,透视下可见主动脉和左室搏动明显增加。

(2)心电图:慢性者常见左心室肥厚劳损。急性者常见窦性心动过速和非特异性 ST-T 改变。

(3)超声心动图:M 型显示舒张期二尖瓣前叶或室间隔纤细扑动,为主动脉瓣关闭不全的可靠诊断征象,但敏感性低(43%)。急性者可见二尖瓣期前关闭,舒张期主动脉瓣纤细扑动为瓣叶破裂的特征。彩色多普勒和脉冲式多普勒血流显像在主动脉瓣的心室侧可探及全舒张期反流束,为目前最敏感的确定主动脉瓣反流方法,并且可以通过计算反流血量与搏出血量的比例,判断其严重程度。二维超声可显示瓣膜和主动脉根部的形态改变,帮助确定病因。

(4)磁共振显像:诊断主动脉疾病如夹层极为准确。可目测主动脉瓣反流射流情况,可靠的半定量反流程度,并能定量反流量及反流分数。

(5)其他:左心导管检查示左心室增大,舒张末期容积增加。造影可见造影剂反流入左心室,并且可以估测反流量及左室的功能。

四、诊断及鉴别诊断

1.诊断

(1)二尖瓣狭窄:心尖区有舒张期隆隆样杂音伴X射线或心电图示左心房增大,即诊断为二尖瓣狭窄,超声心动图检查可进一步确诊。当心尖区杂音不肯定时,用钟形胸件或运动后左侧卧位听诊杂音响度增加。当快速心房颤动心排出量减低时,心尖区舒张期杂音可明显减弱以至于不能闻及,心室率减慢,心功能改善时杂音又可出现。

(2)二尖瓣关闭不全:急性者,如突然发生呼吸困难,心尖区出现收缩期杂音,X射线心影不大而肺瘀血明显和有病因可寻者,如感染性心内膜炎、二尖瓣脱垂、急性心肌梗死、人工瓣膜置换术后和创伤,诊断不难。慢性者,心尖区有典型杂音(Ⅲ级以上粗糙全收缩期杂音)伴左心房、室增大,诊断可以成立,超声心动图有助于进一步诊断。

(3)主动脉瓣狭窄:典型主动脉狭窄杂音(主动脉瓣区喷射性收缩期杂音)时,较易诊断。如合并关闭不全和二尖瓣损害,多为风心病。单纯主动脉瓣狭窄,>65岁者,以退行性老年钙化性病变多见;16~65岁者,以先天性二叶瓣钙化可能性大;<15岁者,以单叶瓣畸形多见。确诊有赖于超声心动图检查。

(4)主动脉瓣关闭不全:主动脉瓣第二听诊区舒张早期递减型吹风样杂音,伴有左室大和伴周围血管征,可诊断为主动脉瓣关闭不全。急性重度反流者早期出现左心室衰竭,X射线示心影正常而肺瘀血明显。慢性如果合并主动脉瓣或二尖瓣狭窄,支持风心病诊断。超声心动图可以帮助确诊。

2.鉴别诊断

(1)二尖瓣狭窄:心尖区舒张期隆隆样杂音尚可见于如下情况,应注意鉴别:

1)经二尖瓣口的血流增加:大量左至右分流的先天性心脏病(如室间隔缺损、动脉导管未闭)、严重二尖瓣反流和高动力循环(如贫血、甲状腺功能亢进症)时,心尖区可有短促的隆隆样舒张中期杂音,常紧随于增强的第三心音后。为相对性二尖瓣狭窄,即为功能性的二尖瓣狭窄。

2)Austin-Flint杂音:见于严重的主动脉瓣关闭不全者。

3)左房黏液瘤:发生于左房的良性肿瘤。瘤体在舒张期阻塞二尖瓣口,产生随体位改变的舒张期杂音,其前有肿瘤扑落音。瘤体常可导致二尖瓣关闭不全。其他临床表现有发热、贫血、关节痛、血沉增快和体循环栓塞等表现。超声心动图可见左房内有云雾状光团往返于左房与二尖瓣口之间。

（2）二尖瓣关闭不全

1）三尖瓣关闭不全：为全收缩期杂音，胸骨左缘第4、第5肋间最清楚，右心室显著扩大时可传导至心尖区，但不向左腋下传导。杂音在吸气时明显，常伴肝收缩期搏动和颈静脉收缩期搏动。

2）室间隔缺损：为全收缩期杂音，在胸骨左缘第4肋间最为清楚，不向腋下传导，常伴有胸骨旁收缩期震颤。

3）相对二尖瓣关闭不全：由于各种原因导致的左心室扩张，二尖瓣明显扩大，造成二尖瓣关闭时不能完全闭合而出现血流反流，表现为心尖部的收缩期吹风样杂音。见于高血压性心脏病、扩张性心肌病、心肌炎及贫血性心脏病等。这类杂音的性质较为柔和，没有明显的传导。原发病改善后，杂音可以减轻。

4）二尖瓣脱垂综合征：由于收缩期中一或二瓣叶脱入左心房，引起瓣膜关闭不全。心尖区或其内侧可闻及收缩中晚期喀嚓音，紧接喀嚓音可以听到收缩期杂音。M型超声心动图可见二尖瓣于收缩中晚期向后移位呈"吊床样"波形；二维超声图像可见二尖瓣叶于收缩期突向左心房，并且超过瓣环水平。

（3）主动脉瓣狭窄：主动脉瓣狭窄的杂音如传导至胸骨左下缘或心尖区时，应与二尖瓣关闭不全、三尖瓣关闭不全或室间隔缺损的全收缩期杂音相区别。此外，还应与胸骨左缘的其他收缩期喷射性杂音鉴别。

1）梗阻性肥厚型心肌病：因左心室非对称性肥厚所导致的左主流出道梗阻，可以发生与主动脉瓣狭窄相似的血流动力学的改变，在胸骨左缘第4肋间通常可闻及收缩期杂音。该杂音最响部位不在主动脉瓣第一听诊区，不向颈部传导；主动脉瓣区第二心音正常。超声心动图显示左室壁不对称性肥厚，左室流出道狭窄，室间隔明显肥厚。

2）主动脉扩张：可见于各种原因如高血压、梅毒等所导致的主动脉扩张。在胸骨右缘第2肋间可以闻及短促的收缩期杂音，主动脉瓣区第二心音亢进或正常，没有第二心音分裂。超声心动图可帮助明确诊断。

3）肺动脉瓣狭窄：在胸骨左缘第2肋间可闻及粗糙而响亮的收缩期杂音，常伴收缩期喷射音，肺动脉瓣区第二心音减弱分裂，主动脉瓣区第二心音正常，有心室肥厚及增大，肺动脉主干呈狭窄后扩张。

（4）主动脉瓣关闭不全

1）梅毒性主动脉瓣关闭不全：本病发病年龄较晚，杂音最响部位多在胸骨右缘第2肋间，梅毒血清反应阳性，X线检查示主动脉明显扩张。

2）肺动脉瓣关闭不全：常为肺动脉高压所致。颈动脉搏动正常，肺动脉瓣区第二心音亢进，胸骨左缘第2～4肋间可闻及舒张期杂音，吸气时增强，没有周围血管征。心电图示右心室和右心房肥大，X线示肺动脉主干突出。

3）主动脉窦瘤破裂：常破裂入右心，在胸骨左下缘有连续性杂音，有进行性右心功能衰竭，突发性胸痛，主动脉造影及超声心动图检查可以帮助确诊。

4)冠状动静脉瘘:为连续性杂音,但也可在主动脉瓣区听到舒张期杂音,主动脉造影可见主动脉与冠状静脉窦,右心房、右心室或肺动脉总干之间有交通。

五、治疗

手术是治疗瓣膜病的主要方法。对于失去手术机会和不愿意进行手术治疗的患者,常采用对症治疗的原则。中西医内科治疗的重点是预防风湿即感染性心内膜炎的反复发作,避免心脏瓣膜的损害进一步加重,积极防治各种并发症。对心功能代偿期、早期心衰、风心病合并风湿活动及手术后的患者,采用中医药扶正固本、祛邪外出等治法有一定的作用。对有严重并发症的患者,应在西医治疗的基础上。根据中医辨证论治原则并重用活血化瘀、温阳利水等方法中西医结合治疗,对于恢复心脏功能、减轻症状、控制病情发展、提高生活质量等有一定的效果。

1.西医治疗

(1)二尖瓣狭窄

1)一般治疗

①有风湿活动者应给予抗风湿治疗。应格外注意预防风湿热复发,一般应坚持至患者40岁甚至终生应用苄星青霉素120万U,每4周肌注1次。

②预防感染性心内膜炎的发生。

③无症状者避免剧烈体力活动,每6~12个月复查1次。

④呼吸困难者应减少体力活动,低盐饮食,口服利尿剂,避免和控制诱发急性肺水肿的因素,如急性感染、贫血等。

2)并发症的处理。

①大量咯血:应取坐位,防止窒息,用镇静剂,静脉注射利尿剂,血管扩张剂等以降低肺静脉压。

②急性肺水肿:处理原则与急性左心衰所致的肺水肿相似。但应注意:a.避免使用以扩张小动脉为主、减轻心脏后负荷的血管扩张药,而应选用扩张静脉系统、减轻心脏前负荷为主的硝酸酯类药物。b.不宜使用正性肌力药:正性肌力药物对二尖瓣狭窄的肺水肿无益,仅在心房颤动伴快速心室率时可静注毛花苷C,以减慢心室率。

③心房颤动:治疗目的为控制心室率,争取恢复和保持窦性心律,预防血栓栓塞的发生。

急性发作伴快速心室率,如血流动力学稳定,可先静注毛花苷C,以减慢心室率,如仍未能很好地控制心室率,应联合经静脉使用β受体阻滞剂、地尔硫草、维拉帕米等来控制;如血流动力学不稳定,出现肺水肿、心绞痛、休克或晕厥时,应立即电复律,如复律失败,应尽快用药来减慢心室率。

慢性心房颤动:a.如心房颤动病程<1a,左房直径<60mm,无高度或完全性房室传导阻滞和病态窦房结综合征患者,可以选择电复律或药物转复,成功恢复窦性心律后需要长期口服抗心律失常药物,预防或者减少复发。复律之前3周和成功复律之后的4周时间内需要服用抗凝药物(华法林),以预防栓塞。b.如果患者不宜复律,或者复律失败,或复律后不能维持窦性

心律且心室率较快,则可以口服 β 受体阻滞剂,控制静息心室率在 70 次/mm 左右,活动心率在 90 次/min 左右。如心室率控制不满意,可加用地高辛,每日 0.125~0.25mg。c.如无禁忌证,应长期服用华法林,以预防血栓栓塞的发生。

④右心衰竭:限制钠盐摄入,用洋地黄制剂,慎用利尿剂。

⑤抗凝治疗:二尖瓣狭窄合并房颤患者极易发生血栓栓塞,若无禁忌,无论是阵发性还是持续性房颤,均可口服华法林抗凝,是国际标准化比值(INR)在 2~3,预防血栓形成或栓塞事件的发生。

3)介入和手术治疗:为治疗本病的有效方法。当二尖瓣口有效面积<1.5cm²,且伴有症状,尤其症状进行性加重时,应用介入或手术方法扩大瓣膜口面积,以减轻狭窄。如肺动脉高压明显,即使症状轻,也应给予早期干预。

①经皮球囊二尖瓣成形术:为缓解单纯二尖瓣狭窄的首选方法。系将球囊导管从股静脉经房间隔穿刺而跨越二尖瓣,用生理盐水和造影剂各半混合液体充盈球囊,分离瓣膜交界处的粘连融合从而扩大瓣口。对于瓣叶(尤其是前叶)活动度好,无明显钙化,瓣下结构无明显增厚的患者效果更好。对于高龄,伴有严重冠心病,妊娠伴严重呼吸困难;因其他严重的肺、肾、肿瘤等疾病不宜手术或拒绝手术以及外科分离术后再狭窄的患者也可选择该疗法。禁忌证:近期有血栓栓塞史、伴有重度二尖瓣关闭不全、右房明显增大、脊柱畸形患者。术前可用经食管超声探查有无左心房血栓,对于有血栓或慢性房颤的患者应在术前充分用华法林抗凝。

②闭式分离术:目前较少应用。经开胸手术,将扩张器由左心室心尖部插入二尖瓣口以分离瓣膜交界处的粘连融合,适应证和效果与经皮球囊二尖瓣成形术相似。

③直视分离术:适于瓣叶严重钙化、左心房内有血栓、病变累及腱索和乳头肌的二尖瓣狭窄患者。在体外循环下,直视分离融合的交界处、乳头肌和腱索,去除瓣叶的钙化斑,清除左心房内血栓。直视分离术较闭式分离术解除瓣口狭窄的程度大,因而血流动力学改善更好。手术死亡率<2%。

④人工瓣膜置换术:适应证为:瓣叶和瓣下结构严重钙化、挛缩、畸形,不宜做分离术者;二尖瓣狭窄合并明显关闭不全者,后者不能用成形手术解决者。手术应在有症状而无严重肺动脉高压时考虑。严重肺动脉高压会增加手术的风险,但非手术禁忌,术后多有肺动脉压力下降。人工瓣膜置换术手术死亡率(3%~8%)和术后并发症均高于分离术。此术后存活者,心功能恢复较好。

(2)二尖瓣关闭不全

1)急性:治疗目的是降低肺静脉压,增加心排出量和纠正病因。内科治疗一般为术前过渡措施,尽可能在床旁 Swan-Ganz 导管血流动力学的监测指导下进行治疗。静滴硝普钠可以通过扩张小动静脉,降低心脏前后负荷,减轻肺瘀血来减少反流,增加心排出量。静注利尿剂则可降低前负荷。外科治疗为治疗本病的根本措施,视病因、反流程度、病变性质和对药物治疗的反应,采取紧急、择期或选择性手术(人工瓣膜置换术或修复术)。部分患者经药物治疗后症状基本得到控制而进入慢性代偿期。

2)慢性

①内科治疗

a.无症状,无须治疗。应该定期随访,增加心脏排血量。

b.有症状,应该避免劳累,限制钠盐的摄入,可以适当应用利尿剂、洋地黄。用血管紧张素转换酶抑制剂(ACEI),可以减轻左室容积,能够缓解症状。

c.合并心房颤动,需要长期的抗凝治疗。

②外科治疗:为恢复瓣膜关闭完整性的根本措施,应该在发生不可逆的左心室功能不全之前施行,否则术后预后不佳。慢性二尖瓣关闭不全的手术适应证有:i.重度二尖瓣关闭不全伴心功能 NYHA Ⅲ 或 Ⅳ 级的患者。ii.心功能 NYHA Ⅱ 级伴心脏大,左室收缩末期的容量指数(LVESVI)>30mL/m²。iii.重度二尖瓣关闭不全,左室收缩及舒张末期内径增大,LVESVI 高达 60mL/m²,左室射血分数(LVEF)减低,虽然没有症状也应考虑手术治疗。二尖瓣严重关闭不全,术前 LVESVI 正常(<30mL/m²)的患者,术后左心室功能正常;而 LVESVI 显著增加者(>90mL/m²),围术期死亡率增加,术后心功能则较差;LVESVI 中度增加者(30~90mL/m²)常能耐受手术,术后心功能可能减低。

手术方法有瓣膜修补术和人工瓣膜置换术 2 种。

a.瓣膜修补术:如瓣膜损坏较轻,瓣环有扩大,瓣叶无钙化,但瓣下腱索无严重增厚者可行瓣膜修复成形术。瓣膜修复术死亡率低,能获得长期的临床改善,作用比较持久。术后发生血栓栓塞和感染性心内膜炎少,不需要长期抗凝,左心室功能恢复较好。手术死亡率为 1%~2%。LVEF≤0.15~0.20 时为禁忌。与换瓣相比,较早和较晚期均可考虑瓣膜修补手术。

b.人工瓣膜置换术:瓣下结构病变严重,瓣叶钙化,感染性心内膜炎或合并二尖瓣狭窄者必须进行人工瓣膜置换术。反复栓塞或感染性心内膜炎感染控制不满意或合并心衰药物治疗不满意的患者提倡尽早做换瓣手术,真菌性心内膜炎应在栓塞或心衰发生之前行换瓣手术。目前换瓣手术死亡率约为 5%。多数患者术后症状和生活质量改善,心脏大小和左心室重量减少,肺动脉高压减轻,较内科治疗存活率改善明显,但心功能改善不如二尖瓣狭窄和主动脉瓣换瓣术满意。不宜换瓣:左心室重度扩张(左心室舒张末内径 LVEDD≥80mm,左心室舒张末容量指数 LVEDVI≥300mL/m²)或严重左心室功能不全(LVEF≤0.30~0.35)。

(3)主动脉瓣狭窄

1)内科治疗:主要目的为确定狭窄程度,同时观察狭窄的进展情况,为有手术指征的患者选择合理手术时间。治疗措施包括:a.预防感染性心内膜炎;如为风心病合并风湿活动患者,应预防风湿热。b.无症状的轻度狭窄患者无需治疗,每 2a 复查 1 次,应包括超声心动图定量测定。中和重度狭窄的患者需要每 6~12 个月复查 1 次,应避免剧烈体力活动或过度的精神紧张。一旦出现症状,需要外科治疗。c.如有频发房性期前收缩,应予抗心律失常药物,以预防心房颤动。主动脉狭窄患者不能耐受心房颤动,一旦出现,应及时转率为窦性心律。其他可导致血流动力学后果或症状的心律失常也应积极治疗。d.心绞痛可试用硝酸酯类药物。e.心力衰竭者应限制钠盐摄入,可用洋地黄类药物及硝酸酯类药物以缓解症状,慎用利尿剂、ACEI 及 β 受体阻滞剂。过度利尿可因低血容量致心排血量减少和左心室舒张末压降低,发生直立性低血压。不可以使用作用于小动脉的血管扩张剂,以防血压过低。

2)外科治疗:人工瓣膜置换术为治疗成人主动脉狭窄的重要方法。重度狭窄(瓣口面积<0.75cm² 或平均跨瓣压差>0.7kPa)伴心绞痛、心力衰竭或晕厥症状为手术的主要指征。无症状的重度狭窄患者,如伴有明显左心室功能不全和(或)进行性心脏增大,也应考虑手术。严重左心室功能不全、高龄、合并冠心病或主动脉瓣关闭不全,可能增加手术和术后晚期死亡风险,但不是手术禁忌证。手术死亡率≤5%。有冠心病者,需同时做冠状动脉旁路移植术。术后的远期预后优于主动脉关闭不全和二尖瓣疾病的换瓣患者。直视下瓣膜交界处分离术,适用于儿童和青少年的非钙化性先天性主动脉瓣严重狭窄,甚至包括无症状的患者。

3)经皮球囊主动脉瓣成形术:经股动脉逆行将球囊导管推送至主动脉瓣,用造影剂与生理盐水各半的混合液体充盈球囊,裂解钙化结节,伸展主动脉瓣叶和瓣环,解除瓣叶和分离融合交界处,减轻狭窄及症状。尽管此技术的中期结果不是十分令人满意(操作死亡率为3%,1a死亡率为45%),但它主要的治疗对象为高龄、手术高危患者和有心力衰竭的患者,因此在不适于手术治疗的严重钙化性主动脉瓣狭窄的患者仍可改善左心室的功能及症状,适应证包括:a.严重主动脉瓣狭窄伴心源性休克者。b.严重主动脉瓣狭窄需急诊非心脏手术治疗,因心力衰竭而具极高手术危险的患者。c.严重主动脉狭窄的妊娠妇女。d.严重主动脉瓣狭窄,拒绝外科手术的患者。与经皮球囊二尖瓣成形不同,经皮球囊主动脉瓣成形的临床应用范围局限。

4)经皮主动脉瓣植入术:介入瓣膜植入术是经股动脉或者心尖部通过特别的传输系统将瓣膜送入主动脉瓣区,释放后植入主动脉瓣,是近几年国际上出现的一种微创技术。在一些不适宜外科手术的高龄患者中,如极高龄、慢性肺部疾患、贫血、肿瘤、肾衰竭等,是很好的治疗方法。

(4)主动脉瓣关闭不全

1)急性:严重的急性主动脉瓣关闭不全患者可以发生急性左心功能不全、肺水肿等而导致死亡,应该尽早采用手术治疗。外科治疗(人工瓣膜置换术或主动脉瓣修复术)是治疗本病的根本措施。内科治疗一般仅为术前准备过渡措施,应尽量在 Swan-Granz 导管床旁血流动力学监测下进行,目的为降低肺静脉压,增加心排出量,稳定血流动力学。静滴硝普钠对降低前后负荷、改善肺瘀血、增加排血量和减少反流量有益。也可酌情经静脉使用正性肌力药物和利尿剂。血流动力学不稳定的患者,如严重肺水肿,应该立即手术。主动脉夹层即使伴轻、中度反流,也需紧急手术。活动性感染性心内膜炎患者,争取在完成7~10d强有力的抗生素治疗后进行手术治疗。创伤性或人工瓣膜功能障碍者,应该根据病情采取紧急或择期手术。个别药物可完全控制病情,心功能代偿良好的患者,手术可延缓。但真菌性心内膜炎所致者,无论反流轻重,几乎都需要早日手术。

2)慢性

①内科治疗。

a.无症状的轻、中度反流者,应限制重体力活动,并每1~2年随访1次,应包括超声心动图检查。在有严重主动脉瓣关闭不全和左心室扩张者,即使没有明显的症状,应该使用血管紧张素转换酶抑制剂,以延长心功能正常和无症状时期,推迟手术时间。

b.积极预防感染性心内膜炎,风心病患者如有风湿活动应预防风湿热。

c.梅毒性主动脉炎应予全疗程的青霉素治疗。

d.左室收缩功能不全出现心力衰竭时应避免过度体力劳动及剧烈运动,限制钠盐摄入,用利尿剂和血管紧张素转换酶抑制剂,必要时可加用洋地黄类药物。

e.舒张压>90mmHg的患者应用降压药。

f.心绞痛应用硝酸酯类药物。

g.积极治疗心律失常和纠正心房颤动,主动脉瓣关闭不全患者耐受这些心律失常的能力较差。

h.如有感染应及早积极控制。

②外科治疗:人工瓣膜修复术,目前较少应用。人工瓣膜置换术为目前治疗严重主动脉瓣关闭不全的主要方法,应在不可逆的左心室功能不全发生之前进行,而又不过早期手术风险。无症状(心绞痛或呼吸困难)和左心室功能正常的严重反流无须手术,但需要密切随访。下列情况的严重关闭不全应给予手术治疗:a.有症状和左心室功能不全者。b.无症状伴左心室功能不全者,经系列无创检查(放射性核素心室造影、超声心动图等)显示持续或进行性左心室收缩末期容量增加或静息射血分数降低的患者应手术;如左心室功能测定为不恒定的异常或临界值,应密切随访。c.有症状而左心室功能正常者,先试用内科治疗,如无改善,不宜拖延,应尽早施行手术。手术的禁忌证为:$LVEF \leqslant 0.15 \sim 0.20$,$LVEDD \geqslant 80mm$ 或 $LVEDVI \geqslant 300mL/m^2$。术后存活者大部分有明显的临床改善,左心室重量和心脏大小减少,左心室功能有所恢复,但恢复程度不如主动脉瓣狭窄者,术后远期存活率往往也低于后者。部分病例(如感染性心内膜炎、创伤所致瓣叶穿孔)可行瓣膜修复术。主动脉根部扩大者,如 Marfan 综合征,需要进行主动脉根部带瓣人工血管移植术。

(5)联合瓣膜病。内科治疗与单瓣膜损害者相同。手术治疗为其治疗的主要措施。多瓣膜人工瓣膜置换术死亡危险高,预后不良,所以术前确诊和明确相对严重程度对治疗决策是至关重要的。例如,严重二尖瓣狭窄可掩盖并存的主动脉瓣疾病,手术仅纠正前者,将致左心室负荷剧增,引起急性肺水肿,同时会增加手术死亡率。左心人工瓣膜置换术时,如果不对明显受累的三尖瓣做相应手术,术后临床改善欠佳。继发于主动脉瓣关闭不全的二尖瓣关闭不全的患者,轻者于主动脉瓣置换术后可缓解,重者则需要做瓣环成形术。因此,术前应用心血管造影和左、右心导管检查以明确诊断。有些情况,例如三尖瓣损害在手术中方可确诊。

当前关于瓣膜病手术指征的共识总括起来为:①所有瓣膜性心脏病心力衰竭(NYHAⅡ级及以上)。②有症状的重度瓣膜病变患者,如心绞痛者、主动脉瓣狭窄伴有晕厥均必须进行手术置换或修补瓣膜。因为有充分证据表明,手术治疗是有益和有效的,可提高长期存活率。

2.中医治疗

(1)辨证论治

1)心肺瘀阻证:心悸气短,胸痛憋闷,或咯血咯痰,两颧紫红,甚则面色瘀暗、唇色紫暗,舌质瘀暗或有瘀点,脉细数或结、代。

治法:行气活血化瘀。

方药:血府逐瘀汤加减。若兼气阴不足者,合用生脉散;若兼有心阳不足者,加桂枝甘草汤。

2)气血亏虚证:心悸气短,动则尤甚,头晕目眩,身困乏力,面色无华,舌淡苔薄白,脉细弱。

治法:益气养血,宁心安神。

方药:归脾汤加减。

3)气阴两虚证:心悸气短,倦怠无力,面色无华,头晕目眩,动则汗出,自汗或者盗汗,夜寐不宁,口干,舌质红或者淡红,苔薄白,脉细数无力或促、结、代。

治法:益气养阴,宁心复脉。

方药:炙甘草汤加减。若心悸汗出者,去桂枝,加煅龙骨、煅牡蛎、柏子仁以止悸敛汗;夜寐不宁者,加酸枣仁、夜交藤以养心安神;尿少水肿者加茯苓、葶苈子、泽泻以利水消肿。

4)气虚血瘀证:心悸气短,头晕乏力,面白或暗,口唇青紫,自汗,甚者颈脉怒张,胁下痞块,舌有瘀点瘀斑,脉细涩或结代。

治法:益气养心,活血通脉。

方药:独参汤合桃仁红花煎加减。若胸满闷痛,夹有痰浊,苔浊腻者,合用瓜蒌薤白半夏汤。

5)心肾阳虚证:心悸,喘息不能平卧,颜面肢体水肿,或伴有胸水、腹水,脘痞腹胀,形寒肢冷,小便短少,大便溏泻,舌体胖大,质淡,苔薄白,脉沉细无力或者结代。

治法:温补心肾,化气行水

方药:参附汤合五苓散加减。若亡阳欲脱者,可用参附汤回阳固脱。

(2)常用中药制剂

1)血府逐瘀口服液:功效:活血化瘀,行气止痛。适用于心肺瘀阻证。用法:10mL,日3次,口服。

2)通心络胶囊:功效:益气活血,通络止痛。适用于气虚血瘀证。用法:2~4粒,日3次,口服。

3)归脾丸:功效:益气健脾,养血安神。适用于气血亏虚证。用法:8~10粒,日3次,口服。

4)生脉注射液:功效:益气养阴,复脉固脱。适用于气阴两虚证。用法:2~4mL,日1次,肌内注射。或20~60mL加入5％葡萄糖注射液250mL,日1次,静脉滴注。

5)参附注射液:功效:回阳救逆,益气固脱。适用于心肾阳虚证。用法:2~4mL,日1次,肌内注射。或20~60mL加入5％葡萄糖注射液250mL,日1次,静脉滴注。

六、预防与调护

重点是防止风湿热的发生、反复发作及并发症的出现。平素起居要有规律,谨避风寒和潮湿阴冷,防止风湿热的发生。对于已有瓣膜病损者,应该做到积极预防风湿活动、链球菌感染及感染性心内膜炎。避免和控制诱发、加剧风心病的因素,积极防治各种并发症。心功能处于代偿期,可适度散步,练气功、太极拳等户外活动,同时需要避免过度劳累及剧烈运动;年轻妇女患者做好计划生育工作,避免妊娠增加心脏负荷,促使病情加重。心功能失代偿者,应该适当限制体力活动,以休息为主。饮食清淡而富有营养,勿摄入过多食盐,不宜食用油炸燥热食品,戒烟酒,忌辛辣,宜少吃多餐,多食水果蔬菜。树立战胜疾病的信心,保持心情舒畅,有利于保护心脏功能、减缓心脏瓣膜的进一步损害。

第八章　感染性心内膜炎

感染性心内膜炎是指因细菌、真菌和其他微生物(如病毒、立克次体、衣原体、螺旋体等)直接感染而产生心瓣膜或心室壁内膜的炎症,有别于由于风湿热、类风湿、系统性红斑性狼疮等所致的非感染性心内膜炎。过去将本病称为细菌性心内膜炎,由于不够全面现已不沿用。感染性心内膜炎典型的临床表现,有发热、心脏杂音、贫血、栓塞、皮肤病损、脾肿大和血培养阳性等。

【病因】

(一)中医

本病多见于先天禀赋不足,或久病体虚,或饮食不节,或房劳过度,或情志失调,耗伤气血阴精,导致正气不足,卫外不固,温热毒邪乘虚而入。或经卫传气血,由表及里;也可直中气分,或直达营血,热的营阴,迫血妄行,甚至逆传心包,变生危证。病至后期,余邪未尽,阴液已伤,热邪恋于阴分,或阴虚血涩,瘀血内停,或虚热内扰心神,湿热之邪,耗气伤阴,气阴两虚,气血不足,心失所养,则诸证丛生。

(二)西医

急性感染性心内膜炎常因化脓性细菌侵入心内膜引起,多由毒力较强的病原体感染所致。金黄色葡萄球菌占50%以上。亚急性感染性心内膜炎在抗生素应用于临床之前,80%为非溶血性链球菌引起,主要为草绿色链球菌的感染。近年来由于普遍地使用广谱抗生素,致病菌种已明显改变,几乎所有已知的致病微生物都可引起本病,同一病原体可产生急性病程,也可产生亚急性病程。且过去罕见的耐药微生物病例增加。草绿色链球菌发病率在下降,但仍占优势。金黄色葡萄球菌、肠球菌、表皮葡萄球菌、革兰阴性菌或真菌的比例明显增高。厌氧菌、放线菌、李斯特菌偶见。两种细菌的混合感染时有发现。真菌尤多见于心脏手术和静脉注射麻醉药物成瘾者中。长期应用抗生素或激素、免疫抑制剂、静脉导管输给高营养液等均可增加真菌感染的机会。其中以念珠菌属、曲霉菌属和组织胞浆菌较多见。

在心瓣膜病损、先天性心血管畸形或后天性动静脉瘘的病变处,存在着异常的血液压力阶差,引起血液强力喷射和涡流。血流的喷射冲击,使心内膜的内皮受损、胶原暴露,形成血小板-纤维素血栓。涡流可使细菌沉淀于低压腔室的近端、血液异常流出处受损的心内膜上。正常人血流中虽时有少数细菌自口腔、鼻咽部、牙龈、检查操作或手术等伤口侵入引起菌血症,大多为暂时的,很快被机体消除,临床意义不大。但反复的暂时性菌血症使机体产生循环抗体,尤其是凝集素,它可促使少量的病原体聚集成团,易黏附在血小板-纤维素血栓上而引起感染。

主动脉瓣关闭不全时常见的感染部位为主动脉瓣的左室面和二尖瓣腱索上;二尖瓣关闭

不全时感染病灶在二尖瓣的心房面和左房内膜上;室间隔缺损则在右室间隔缺损处的内膜面和肺动脉瓣的心室面。然而当缺损面积大到左、右心室不存在压力阶差或合并有肺动脉高压使分流量减少时则不易发生本病。在充血性心力衰竭和心房颤动时,由于血液喷射力和涡流减弱,亦不易发生本病。

也有人认为是受体附着的作用,由于某些革兰阳性致病菌,如肠球菌、金黄色葡萄球菌,表皮球菌等,均有一种表面成分与心内膜细胞表面的受体起反应而引起内膜的炎症。

【分类】

(一)急性感染性心内膜炎

急性感染性心内膜炎或称急性细菌性心内膜炎,主要是由于致病力强的化脓菌(如金黄色葡萄球菌、溶血性链球菌、肺炎球菌等)引起。通常病原体是在身体某部位发生感染,如化脓性骨髓炎、痈、产褥热等,当机体抵抗力降低时,细菌入血引起脓毒血症、败血症并侵犯心内膜。主要侵犯二尖瓣和主动脉瓣,引起急性化脓性心瓣膜炎,在受累的心瓣膜上形成赘生物。疣状赘生物主要由脓性渗出物、血栓、坏死组织和大量细菌菌落混合而形成的。疣状赘生物体积庞大、质地松脆、灰黄或浅绿色,破碎后形成含菌性栓子,可引起心、脑、肾、脾等器官的感染性梗死和脓肿。受累瓣膜可发生破裂、穿孔或腱索断裂,引起急性心瓣膜功能不全。此病起病急,病程短,病情严重,患者多在数日或数周内死亡。

(二)亚急性感染性心内膜炎

亚急性感染性心内膜炎也称为亚急性细菌性心内膜炎,主要由于毒力相对较弱的草绿色链球菌所引起(约占75%),还有肠球菌、革兰阴性杆菌、立克次体、真菌等均可引起此病。这些病原体可自感染灶(扁桃体炎、牙周炎、咽喉炎、骨髓炎等)入血,形成菌血症,再随血流侵入瓣膜;也可因拔牙、心导管及心脏手术等医源性操作致细菌入血侵入瓣膜。临床上除有心脏体征外,还有长期发热、点状出血、栓塞病状、脾肿大及进行性贫血等迁延性败血症表现。病程较长,可迁延数月,甚至1年以上。

【临床表现】

(一)人工瓣膜感染性心内膜炎

人工瓣膜感染性心内膜炎(PVE)的发病率占2.1%左右,较其他类型心脏手术者高2～3倍。双瓣膜置换术后PVE较单个瓣膜置换术后PVE发生率高,其中主动脉瓣的PVE高于二尖瓣的PVE,这可能由于主动脉瓣置换手术的时间较长,跨主动脉瓣压力差大,局部湍流形成有关。对术前已有自然瓣膜心内膜炎者,术后发生PVE的机会增加5倍。机械瓣和人造生物瓣PVE的发生率相同约2.4%。机械瓣早期PVE发生率高于人造生物瓣。PVE的病死率较高,约50%。早期PVE(术后2个月以内)病死率又高于后期PVE(术后2个月后)。前者病原体主要为葡萄球菌,占40%～50%,包括表皮葡萄球菌、金黄色葡萄球菌。类白喉杆菌、其他革兰阴性杆菌、霉菌也较常见。自从术前预防性给予抗生素治疗后,发生率有所下降。后期PVE与自然瓣心内膜炎相似,主要由各种链球菌(以草绿色链球菌为主)、肠球菌、金葡菌引起,其中表皮葡萄球菌比早期PVE的表皮葡萄球菌对抗生素敏感。真菌(最常见为白色念珠菌,其次为曲霉菌),革兰阴性杆菌,类白喉杆菌也非少见。

人造瓣膜心内膜炎的临床表现与天然瓣膜心内膜炎相似,但作为诊断依据的敏感性和特异性不高。因为术后的菌血症、留置各种插管、胸部手术创口、心包切开综合征、灌注后综合征和抗凝治疗等均可引起发热、出血点、血尿等表现。95％以上患者有发热、白细胞计数增高约50％，贫血常见，但在早期 PVE 中皮肤病损很少发生。脾肿大多见于后期 PVE 中。有时血清免疫复合物滴定度可增高，类风湿因子可阳性，但血清学检查阴性者不能除外 PVE 的存在。

约50％患者出现返流性杂音。人造生物瓣心内膜炎主要引起瓣叶的破坏，产生关闭不全的杂音，很少发生瓣环脓肿。而机械瓣的感染主要在瓣环附着处，引起瓣环和瓣膜缝着处的缝线脱落裂开，形成瓣周漏而出现新的关闭不全杂音及溶血，使贫血加重，瓣环的弥漫性感染甚至使人造瓣膜完全撕脱。当形成瓣环脓肿时，容易扩展至邻近心脏组织，出现与自然瓣心内膜炎相似的并发症。在 PVE 的早期，瓣膜尚无明显破坏时，可无杂音，因而不能因未闻及杂音而延误诊断。当赘生物堵塞瓣膜口时可引起瓣膜狭窄的杂音。体循环栓塞可发生于任何部位，在真菌性 PVE 中（尤其是曲霉菌引起者），栓塞可能是唯一的临床发现。皮肤片状出血在早期PVE 中不具有诊断意义，因为手术时经过人工心肺机转流后亦可见到。PVE 的其他并发症与天然瓣心内膜炎一样，也可有心功能不全、栓塞、心肌脓肿、菌性动脉瘤等。人造瓣膜关闭音强度减弱、X 线透视见到人造瓣膜的异常摆动和移位，角度＞7。及瓣环裂开所致的双影征。二维超声心动图发现赘生物的存在都有助于诊断。血培养常阳性。若多次血培养阴性，须警惕真菌或立克次体感染及生长缓慢的类白喉杆菌感染的可能。PVE 的致病菌常来自医院，故容易具有耐药性。

（二）葡萄球菌性心内膜炎

葡萄球菌性心内膜炎起病多数急骤，病情险恶，故多呈急性型，仅少数为亚急性型。通常由耐青霉素 G 的金黄色葡萄球菌引起。较易侵袭正常的心脏，常引起严重和迅速的瓣膜损害，造成主动脉瓣和二尖瓣返流。多个器官和组织的转移性感染和脓肿的出现，在诊断中有重要意义。

（三）肠球菌性心内膜炎

肠球菌性心内膜炎多见于前列腺和泌尿生殖道感染的患者，它对心脏瓣膜的破坏性大，多有明显的杂音，但常以亚急性的形式出现。

（四）真菌性心内膜炎

真菌性心内膜炎由于广谱抗生素、激素和免疫抑制剂应用增多，长期使用静脉输液，血管和心腔内导管的留置，心脏直视手术的广泛发展以及有些国家静脉注射麻醉药物成瘾者的增多，真菌性心内膜炎的发病率逐渐增加，约50％发生于心脏手术后。致病菌多为念珠菌、组织胞浆、曲霉菌属或麴菌。真菌性心内膜炎起病急骤，少数较隐匿，栓塞的发生率很高。赘生物大而脆，容易脱落，造成股动脉、髂动脉等较大动脉的栓塞。发生在右侧心内膜炎可以引起真菌性肺栓塞。巨大赘生物若阻塞瓣膜口，形成瓣膜口狭窄，可出现严重的血流动力障碍。真菌性心内膜炎可出现皮肤损害，如组织胞浆菌感染者可出现皮下溃疡，口腔和鼻部黏膜的损害，若进行组织学检查，常有重要的诊断价值。曲霉菌属的感染，尚可引起血管内弥散性凝血。

（五）累及右饲心脏的心内膜炎

累及右侧心脏的心内膜见于左向右分流的先天性心脏病和人造三尖瓣置换术后、尿路感染和感染性流产。行心脏起搏、右心导管检查者和正常分娩也可引起。近年来有些国家由于静脉注射麻醉药成瘾者增多,右侧心脏心内膜炎的发病率明显增加达5%～10%。药瘾者大多原无心脏病,可能与药物被污染、不遵守无菌操作和静脉注射材料中的特殊物质损害三尖瓣有关。细菌多为金黄色葡萄球菌,其次为真菌,酵母菌、铜绿假单胞菌、肺炎球菌等,革兰阴性杆菌也可引起。右侧心脏感染性心内膜炎多累及三尖瓣,少数累及肺动脉瓣。赘生物多位于三尖瓣、右心室壁或肺动脉瓣。赘生物碎落造成肺部炎症,肺动脉分支败血症性动脉炎和细菌性肺梗死。若金黄色葡萄球菌引起者,梗塞部位可转变为肺脓肿。因为临床表现主要在肺部,故脾肿大、血尿和皮肤病损少见。患者可有咳嗽、咯痰、咯血、胸膜炎性胸痛和气急。可有三尖瓣关闭不全的杂音,由于右房和右室间的压力阶差很小(除在有器质性心脏病伴肺动脉高压者外),三尖瓣收缩期杂音短促且很轻,很柔和,易与呼吸音混合或误认为血流性杂音,但深吸气时杂音强度增加则高度提示有三尖瓣返流存在。累及肺动脉瓣者可听到肺动脉瓣返流所致的舒张中期杂音。心脏扩大或右心衰竭不常见。胸部X线表现为两肺多发生结节状或片段状炎症浸润,可引起胸腔积液、肺脓肿或坏死性肺炎,还可导致脓气胸。右侧心脏心内膜炎最常见的是肺动脉瓣关闭不全和由反复发作的败血症性肺动脉栓塞引起的呼吸窘迫综合征。不能控制的败血症,严重右心衰竭和左侧瓣膜同时受累是少见的死亡原因。若及早诊断,早期应用抗生素或手术治疗,及时处理并发症,单纯右侧心脏感染性心内膜炎的预后良好。

(六)感染性心内膜炎的复发与再复发

感染性心内膜炎的复发与再次复发是指抗生素治疗结束后6个月内或治疗时期感染征象或血培养阳性再现,复发率5%～8%。早期复发多在3个月以内。可能由于深藏于赘生物内的细菌不易杀尽之故或在治疗前已有较长的病程或先前的抗生素治疗不够充分,因而增加了细菌的抗药性和有严重的并发症,如脑、肺的栓塞。亦可能由于广谱抗生素应用出现双重感染。

在最初发作治愈6个月以后,感染性心内膜炎所有的心脏表现和阳性血培养再现称为再发。通常由不同的细菌或真菌引起。再发的病死率高于初发者。

(七)实验室检查

1.血培养 有75%～85%患者血培养阳性。阳性血培养是诊断本病的最直接的证据,而且还可以随访菌血症是否持续。病原体从赘生物不断地播散到血中,且是连续性的,数量也不一,急性患者应在应用抗生素前1～2小时内抽取2～3个血标本,亚急性者在应用抗生素前24小时采集3～4个血标本。先前应用过抗生素的患者应至少每天抽取血培养共3天,以期提高血培养的阳性率。取血时间以寒战或体温骤升时为佳,每次取血应用更换静脉穿刺的部分,皮肤应严格消毒。每次取血10～15ml,在应用过抗生素治疗的患者,取血量不宜过多,培养液与血液之比至少在10：1左右。因为血液中过多的抗生素不能被培养基稀释,影响细菌的生长。常规应作需氧和厌氧菌培养,在人造瓣膜置换、较长时间留置静脉插管、导尿管或有药瘾者,应加做真菌培养。观察时间至少2周,当培养结果阴性时应保持到3周,确诊必须2次以上血培养阳性。一般作静脉血培养,动脉血培养阳性率并不高于静脉血。罕见情况下,血培养阴性患者,骨髓培养可阳性。培养阳性者应作各种抗生素单独或联合的药物敏感试验,以便指导治疗。

2.血常规检查 红细胞和血红蛋白降低,后者大多在60～100g/L。偶可有溶血现象。白细胞计数在无并发症的患者可正常或轻度增高,有时可见到左移。红细胞沉降率大多增快。半数以上患者可出现蛋白尿和镜下血尿。在并发急性肾小球肾炎,间质性肾炎或大的肾梗塞时,可出现肉眼血尿,脓尿以及血尿素氮和肌酐的增高。肠球菌性心内膜炎常可导致肠球菌菌尿,金黄色葡萄球菌性心内膜炎亦然,因此作尿培养也有助于诊断。

3.心电图检查　一般无特异性。在并发栓塞性心肌梗死、心包炎时可显示特征性改变。在伴有室间隔脓肿或瓣环脓肿时可出现不全性或完全性房室传导阻滞,或束支传导阻滞和室性期前收缩。颅内菌性动脉瘤破裂,可出现"神经源性"的 T 波改变。

4.放射性检查　放射影像学检查胸部 X 线检查仅对并发症如心力衰竭、肺梗死的诊断有帮助,当置换人造瓣膜患者发现瓣膜有异常摇动或移位时,提示可能合并感染性心内膜炎。

计算机化 X 线断层显像(CT)或螺旋 CT 对怀疑有较大的主动脉瓣周脓肿时有一定的诊断作用。但人造瓣膜的假影及心脏的搏动影响了其对瓣膜形态的估价,且依赖于造影剂和有限的横断面使其临床应用受限。磁共振显像(MRI)因不受人造瓣膜假影的影响,当二维超声心动图不能除外主动脉根部脓肿时,可起辅助作用,然而费用较贵。

5.超声心动图检查　瓣膜上的赘生物可由超声心动图探得,尤在血培养阳性的感染性心内膜炎中起着特别重要的作用,能探测到赘生物所在部位、大小、数目和形态。经胸壁二维超声心动图对早期诊断生物瓣 PVE 很有价值,对机械瓣 PVE 则略差。因为它能将前者的瓣膜形态很好显示出来,易于检出生物瓣上的赘生物,而对机械瓣的赘生物则因其超声回声表现为多条且多变反射而难以确定,且仅能检出直径 2～3mm 的赘生物,对瓣膜上稀松的钙化或假性赘生物有时较难鉴别。

近来发展的经食管二维超声心动图显著地优于经胸壁二维超声心动图。90％的病例可发现赘生物,能检出更小的直径在 1～1.5mm 的赘生物。不受机械瓣造成的回声的影响,更适用于肺气肿、肥胖、胸廓畸形。大大地提高了诊断率。还能探测瓣膜破坏的程度或穿孔,腱索的断裂,连枷的二尖瓣或三尖瓣,感染性的主动脉瘤和因感染的主动脉瓣返流引起二尖瓣前叶心室面内膜损害所致的二尖瓣瘤,以及各种化脓性心内并发症,发现主动脉根部或瓣环脓肿、室间隔脓肿、心肌脓肿、化脓性心包炎等。并有助于判定原来的心脏病变,对瓣膜返流的严重程度和左室功能的评估,可作为判断预后和确定是否需要手术的参考。

6.心导管检查和心血管造影　对诊断原有的心脏病变尤其是合并有冠心病很有价值外,尚可估价瓣膜的功能。有人通过心导管在瓣膜的近、远端取血标本,测定细菌计数的差别,认为可确定本病感染的部位。但心导管检查和心血管造影可能使赘生物脱落引起栓塞,或引起严重的心律失常,加重心力衰竭,须慎重考虑,严格掌握适应证。

7.放射性核素　放射性核素[67]Ga 心脏扫描对心内膜炎的炎症部位和心肌脓肿的诊断有帮助,但需 72 小时后才能显示阳性,且敏感性特殊性明显差于二维超声心动图,且有较多的假阴性,故临床应用价值不大。

8.血清免疫学检查　亚急性感染性心内膜炎病程长达 6 周者,50％类风湿因子呈阳性,经抗生素治疗后,其效价可迅速下降。有时可出现高 γ 球蛋白血症或低补体血症,常见于并发肾小球肾炎的患者,其下降水平常与肾功能不良保持一致。约有 90％患者的循环免疫复合物 CIC 阳性,且常在 $100\mu g/ml$ 以上,比无心内膜炎的败血症患者高,具有鉴别诊断的价值,血培养阴性者尤然。但要注意系统性红斑狼疮、乙型肝炎表面抗原阳性患者及其他免疫性疾病中 CIC 血清水平也可大于 $100\mu g/ml$。

其他检查尚有真菌感染时的沉淀抗体测定、凝集素反应和补体结合试验。金黄色葡萄球菌的胞壁酸抗体测定等。

【诊断与鉴别诊断】

(一)临床诊断要点

1.对患有心瓣膜病、先天性心血管畸形或人造瓣膜置换术的患者,有不明原因发热达 1 周以上,应怀疑本病的可能,并立即作血培养,如兼有贫血、周围栓塞现象和杂音出现,应考虑本病的诊断。

2.临床上反复短期使用抗生素,发热时常反复,尤其有瓣膜杂音的患者,应警惕本病的可能,及时进行超声心动图检查,对诊断本病很有帮助。阳性血培养具有决定性诊断价值,并为抗生素的选择提供依据。

3.对不能解释的贫血、顽固性心力衰竭、卒中、瘫痪、周围动脉栓塞、人造瓣膜口的进行性阻塞和瓣膜的移位、撕脱等均应注意有否本病存在。在肺炎反复发作,继之以肝大,轻度黄疸最后出现进行性肾功能衰竭的患者,即使无心脏杂音,亦应考虑有右侧心脏感染性心内膜炎的可能。

4.结合化验检查。

(二)鉴别诊断

由于本病的临床表现多样,常易与其他疾病混淆。

1.以发热为主要表现而心脏体征轻微者须与伤寒、结核、上呼吸道感染、肿瘤、胶原性疾病等鉴别。

2.在风湿性心脏病基础上发生本病,经足量抗生素治疗而热不退,心力衰竭不见好转,应怀疑合并风湿活动的可能。此时应注意检查心包和心肌方面的改变,如心脏进行性增大伴奔马律、心包摩擦音或心包积液等。但此两病也可同时存在。

3.发热、心脏杂音、栓塞表现有时亦须与心房黏液瘤相鉴别。

【治疗】

(一)中医辨证施治

1.热毒炽盛、血瘀阻脉

治法:清热解毒,凉血活血。

方药:清营汤合五味消毒饮加减。药用犀角(可用水牛角代)、生地、玄参、麦冬、金银花、连翘、黄连、黄芩、公英、丹参、紫花地丁、丹皮、赤芍药。

感染性心内膜炎多为毒力较强的致病菌感染,心内膜细菌赘生物生成,或伴有多处转移性脓肿,出现严重的毒血症状。中医治疗一应清解热毒、控制感染;二应活血凉血、防止赘生物生成。故方用犀角、生地清热凉血;玄参、麦冬清热解毒养阴;金银花、连翘、黄芩、黄连、公英、紫花地丁大剂清热解毒,气营两清,控制感染;丹参、丹皮、赤芍药活血凉血,一利于血分热毒散解,二则活血散血之性有助于防止心内膜血小板沉积,赘生物形成,高热、大便秘结者,加大黄清热解毒,泻下热结。即使无大便秘结,也可加用大黄,使郁结热毒自大便而解;神昏谵语者,送服安宫牛黄丸清热解毒,辛凉开窍;惊厥抽搐者,加钩藤、地龙清热平肝熄风。

2.气阴两虚、热毒内结

治法:益气养阴,清热解毒。

方药:生脉散合济生解毒汤加减。药用人参、五味子、麦冬、金银花、连翘、当归、赤芍药、玄参、蒲公英、紫花地丁、红花、黄芩。

此型多见于素体正虚心内膜感染者。邪毒感入,易伤气耗阴。方中人参补元气、益心气;五味子甘温而酸,固护心阴;麦冬、玄参清热养阴;金银花、连翘、蒲公英、紫花地丁、黄芩清热解毒,控制感染;当归、赤芍药、红花活血化瘀,通心脉;诸药合用,对控制感染、预防心力衰竭、防止心内膜赘生物生成,皆可望收到较好效果。皮肤瘀斑、斑点者,加丹参、丹皮、茜草活血化瘀通络;胸闷、气急、喘息者,为心力衰竭之症,可加桑白皮、葶苈子、车前子、益母草合方中生脉散强心活血利水。

3.阴虚火旺

治法:滋阴清热。

方药:清骨散加减。药用银柴胡、胡黄连,秦艽、鳖甲、地骨皮、青蒿、知母、生甘草。

方中银柴胡清虚劳骨蒸之热;胡黄连、知母、地骨皮入阴分而退虚火;青蒿、秦艽善透伏热,使邪从外解;鳖甲滋阴潜阳,并能引诸药入阴分以清热;甘草调和诸药。共成滋阴清热之剂。心悸失眠者,加酸枣仁、夜交藤以养心安神;盗汗自汗者,加煅牡蛎、浮小麦、糯稻根,以固表止汗;倦怠懒言者,加黄芪、太子参以益气。

4.气阴两虚、血脉瘀滞

治法:益气养阴,活血祛瘀。

方药:六味地黄汤合补阳还五汤加减。药用黄芪、熟地黄、赤芍药、丹皮、川芎、桃仁、红花、山茱萸、山药、茯苓、泽泻、当归、地龙。

此型多为心内膜炎症已被基本控制,但仍可有潜伏病灶,原有心内膜损害已不再发展,疤痕形成,心内膜上仍可有附壁血栓,其脱落可造成多发性梗塞,因温热邪毒伤气耗阴,血脉不利,故治宜益气养阴,活血化瘀。方中黄芪益气;六味地黄汤滋补心肾之阴;桃仁、红花、赤芍药、丹皮、地龙、当归、川芎养血活血,祛瘀通络。诸药相合共奏益气养阴,活血祛瘀之效。心悸怔忡、失眠多梦明显者,可加酸枣仁、柏子仁,珍珠母养心重镇安神;自汗盗汗重者,可加五味子,牡蛎以敛汗。

(二)简易方治疗

1.亚急性细菌性心内膜炎方:忍冬藤、紫花地丁、蒲公英、野菊花、大青叶、板兰根、大蓟、小蓟、连翘、黄芩、甘草,主治亚急性细菌性心内膜炎出现发热及皮肤瘀点者。

2.金银花、连翘、紫花地丁、黄连、黄芩,栀子、菖蒲、郁金、丹皮、麦冬、生地、当归、川芎、党参、丹参、桂枝、甘草,同时服用太乙紫金锭1～2g,1日二次,主治感染性心内膜炎。

3.三黄汤:黄芩15～20g,黄连10g,黄柏10g,生石膏20～30g,每日一剂,水煎服,对气分热盛或热入营血均适用。

4.黄连10g,蒲公英30g,大青叶30g,水煎服,每日一剂或每日二剂,适用于气分热盛症。

5.黄芩15g、紫花地丁30g、连翘15g,水煎服,每日一剂或二剂,对气分热盛或热入营血均适用。

6.地黄玄参膏:熟地黄、当归、栀子、黄柏、知母、山萸肉、白芍药、生地、玄参、肉苁蓉、麦冬、天花粉、天冬、黄芩各 20g,五味子、红花、生甘草各 15g。用麻油煎熬后,再用黄丹、铅粉各半收膏,石膏 120g 搅匀,贴心前区,适用于阴虚内热型患者。

(三)西医治疗

及早治疗可以提高治愈率,但在应用抗生素治疗前应抽取足够的血培养,根据病情的轻重推迟抗生素治疗几小时乃至 1~2 日,并不影响本病的治愈率和预后。而明确病原体,采用最有效的抗生素是治愈本病的最根本的因素。

1.药物治疗　一般认为应选择较大剂量的青霉素类、链霉素、头孢菌素类等杀菌剂,它们能穿透血小板—纤维素的赘生物基质,杀灭细菌,达到根治瓣膜的感染、减少复发的危险。抑菌剂和杀菌剂的联合应用,有时亦获得良好的疗效。疗效取决于致病菌对抗生素的敏感度,若血培养阳性,可根据药敏选择药物。由于细菌深埋在赘生物中为纤维蛋白和血栓等掩盖,需用大剂量的抗生素,并维持血中有效杀菌浓度。有条件时可在试管内测定患者血清中抗生素的最小杀菌浓度,一般在给药后 1 小时抽取,然后按照杀菌剂的血清稀释水平至少 1∶8 时测定的最小杀菌浓度给予抗生素。疗程亦要足够长,力求治愈,一般为 4~6 周。

对疑患本病的患者,在连续送血培养后,立即静脉给予青霉素每日 600 万~1200 万 U,并与链霉素合用,每日 1~2g 肌内注射。若治疗 3 天发热不退,应加大青霉素剂量至 2000 万 U 静脉滴注,如疗效良好,可维持 6 周。当应用较大剂量青霉素时,应注意脑脊液中的浓度,过高时可发生神经毒性表现,如肌阵挛、反射亢进、惊厥和昏迷。此时需注意与本病的神经系统表现相鉴别,以免误诊为本病的进一步发展而增加抗生素剂量,造成死亡。如疗效欠佳宜改用其他抗生素,如半合成青霉素。苯唑西林、阿莫西林、哌拉西林(氧哌嗪青霉素)等,每日 6~12g,静脉给予;头孢噻吩 6~12g/d 或万古霉素 2~3g/d 等。以后若血培养获得阳性,可根据细菌的药敏适当调整抗生素的种类和剂量。为了提高治愈率,一般主张静脉或肌内间歇注射,后者引起局部疼痛,常使患者不能接受。因此亦可将青霉素钾盐日间作缓慢静脉滴注(青霉素钾盐每 100 万 U 含钾 1.5mmol/L,当予以极大剂量时应警惕高钾的发生),同时辅以夜间肌注。

草绿色链球菌引起者仍以青霉素为首选,多数患者单独应用青霉素已足够。对青霉素敏感性差者宜加用氨基醣甙类抗生素,如庆大霉素 12 万~24 万 U/d;妥布霉素 3~5mg(kg·d)或阿米卡星(丁胺卡那霉素)1g/d。青霉素是属细胞壁抑制剂类,和氨基醣甙类药物合用,可增进后者进入细胞内起作用。对青霉素过敏的患者可用红霉素、万古霉素或第一代的头孢菌素。但要注意的是有青霉素严重过敏者,如过敏性休克,忌用头孢菌素类,因其与青霉素可出现交叉变态反应。

肠球菌性心内膜炎对青霉素的敏感性较差,需用 200 万~4000 万 U/d。因而宜首选氨苄西林 6~12g/d 或万古霉素和氨基糖苷类抗生素联合应用,疗程 6 周。头孢菌素对肠球菌作用差,不能替代其中的青霉素。近来一些产 β-内酰胺酶对氨基醣苷类药物耐药的菌株也有所报道,也出现了对万古霉素耐药的菌株。可选用奎诺酮类的环丙沙星、舒巴克坦-氨苄西林(优立新)和亚胺培南(泰能)等药物。

金黄色葡萄球菌性心内膜炎,若非耐青霉素的菌株,仍选用青霉素治疗,1000 万~2000 万

U/d 和庆大霉素联合应用。耐药菌株可选用第一代头孢菌素类,万古霉素、利福平和各种耐青霉素酶的青霉素,如苯唑西林等。治疗过程中应仔细检查是否有必须处理的转移病灶或脓肿,避免细菌从这些病灶再度引起心脏病变处的种植。表皮葡萄球菌侵袭力低,但对青霉素 G 效果欠佳,宜用万古霉素、庆大霉素、利福平联合应用。

革兰阴性杆菌引起的心内膜炎病死率较高,但作为本病的病原菌较少见。一般以 β-内酰胺类和氨基醣苷类药物联合应用。可根据药敏选用第三代头孢菌素,如头孢哌酮 4～8g/d,头孢噻肟 6～12g/d,头孢曲松 2～4g/d。也可用氨苄青霉素和氨基醣甙类联合应用。

铜绿假单胞菌引起者可选用第三代头孢菌素,其中以头孢他啶最优,6g/d。也可选用哌拉西林和氨基糖苷类合用或多糖菌素 B100mg/d,多糖菌素 E150mg/d。

沙雷菌属可用哌拉西林或氨苄西林加上氨基醣苷类药物。厌氧菌感染可用0.5％甲硝唑(灭滴灵)1.5～2g/d,分 3 次静脉滴注,或头孢西丁 4～8g/d。也可选用先锋必(对厌氧菌属中的弱拟杆菌无效)。

真菌性心内膜炎死亡率高达 80％～100％,药物治愈极为罕见,应在抗真菌治疗期间早期手术切除受累的瓣膜组织,尤其是真菌性的 PVE,且术后继续抗真菌治疗才有可能提供治愈的机会。药物治疗仍以二性霉素 B 为优,从每日 0.1mg/kg 开始,逐步增加至每日 1mg/kg,总剂量 1.5～3g。二性霉素 B 的毒性较大,可引起发热、头痛、显著胃肠道反应、局部的血栓性静脉炎和肾功能损害,并可引起神经系统和精神方面的改变。5-氟胞嘧啶(5-FC)是一种毒性较低的抗真菌药物,单独使用仅有抑菌作用,且易产生耐药性。和二性霉素 B 合并应用,可增强杀真菌作用,减少二性霉素 B 的用量及减轻 5-FC 的耐药性。后者用量为每日 150mg/kg 静脉滴注。

立克次体心内膜炎可选用四环素 2g/d 静脉给药治疗 6 周。

对临床高度怀疑本病,而血培养反复阴性者,可凭经验按肠球菌及金黄色葡萄球菌感染,选用大剂量青霉素和氨基醣甙类药物治疗 2 周,同时作血培养和血清学检查,除外真菌、支原体、立克次体引起的感染。若无效,改用其他杀菌剂药物,如万古霉素和头孢菌素。

感染心内膜炎复发时,应再治疗,且疗程宜适当延长。

2.手术治疗　近年来手术治疗的开展,使感染性心内膜炎的病死率有所降低,尤其在伴有明显心力衰竭者,死亡率降低得更为明显。

自然瓣心内膜炎的手术治疗主要是难治性心力衰竭;其他有药物不能控制的感染,尤其是真菌性和抗生素耐药的革兰阴性杆菌心内膜炎;多发性栓塞;化脓性并发症如化脓性心包炎、瓦氏窦菌性动脉瘤(或破裂)、室间隔穿孔、心肌脓肿等。当出现完全性或高度房室传导阻滞时,可给予临时人工心脏起搏,必需时作永久性心脏起搏治疗。

人造瓣膜心内膜炎病死率较自然瓣心内膜炎为高。单用抗生素治疗的 PVE 死亡率为60％,采用抗生素和人造瓣再手术方法可使死亡率降至 40％左右。因此一旦怀疑 PVE 宜数小时内至少抽取 3 次血培养后即使用至少两种抗生素治疗。早期 PVE 致病菌大多侵袭力强,一般主张早期手术。后期 PVE 大多为链球菌引起,宜内科治疗为主。真菌性 PVE 内科药物治疗仅作为外科紧急再换瓣术的辅助手术,应早期作再换瓣术。耐药的革兰阴性杆菌 PVE 亦宜早期手术治疗。其他如瓣膜功能失调所致中、重度心力衰竭,瓣膜破坏严重的瓣周漏或生物瓣膜的撕裂及瓣膜狭窄,和新的传导阻滞出现。顽固性感染,反复周围栓塞,都应考虑更换感染的人造瓣。

绝大多数右侧心脏心内膜炎的药物治疗可收到良效,同时由于右心室对三尖瓣和肺动脉瓣的功能不全有较好的耐受性,一般不考虑手术治疗。对内科治疗无效,进行性心力衰竭和伴有铜绿假单胞菌和真菌感染者常需外科手术,将三尖瓣切除或置换。

为了降低感染活动期间手术后的残余感染率,术后应持续使用抗生素4～6周。

【并发症】

(一)充血性心力衰竭和心律失常

心力衰竭是本病最常见的并发症。早期不发生,但在以后瓣膜被破坏并穿孔,以及其支持结构如乳头肌、腱索等受损,发生瓣膜功能不全,或使原有的功能不全加重,是产生心力衰竭的主要原因。严重的二尖瓣感染引起乳头肌败血性脓肿或二尖瓣环的破坏导致连枷样二尖瓣,造成严重二尖瓣返流,或病变发生在主动脉瓣,导致严重的主动脉瓣关闭不全时尤易发生心力衰竭。另外,感染也可影响心肌,炎症、心肌局部脓肿或大量微栓子落入心肌血管;或较大的栓子进入冠状动脉引起心肌梗死等均可引起心力衰竭。其他少见的心力衰竭原因为大的左向右分流,如感染的瓦氏窦瘤破裂或室间隔被脓肿穿破。

心力衰竭是本病的首要致死原因。主动脉瓣返流引起的心力衰竭可由病变累及二尖瓣造成严重的二尖瓣关闭不全而加剧,甚至演变成难治性心力衰竭,病死率可高达97%。

当感染累及心肌、侵犯传导组织时,可致心律失常。多数为室性期前收缩,少数发生心房颤动。发生在主动脉瓣的心内膜炎或发生主动脉窦的细菌性动脉瘤,则感染可侵袭到房室束或压迫心室间隔引起房室传导阻滞和束支传导阻滞。

(二)栓塞现象

是仅次于心力衰竭的常见并发症。发生率为15%～35%。受损瓣膜上的赘生物被内皮细胞完整覆盖需6个月,故栓塞可在发热开始后数天起至数月内发生。早期出现栓塞的大多起病急,风险大。全身各处动脉都可发生栓塞,最常见部位是脑、肾、脾和冠状动脉。心肌、肾和脾脏栓塞不易察觉,多于尸检中发现,而脑、肺和周围血管栓塞的表现则较明显。

较大的脾栓塞时可突然发生左上腹或左肋部疼痛和脾肿大,并有发热和脾区摩擦音。偶可因脾破裂而引起腹腔内出血或腹膜炎和膈下脓肿。肾栓塞时可有腰痛或腹痛、血尿或菌尿,但较小的栓塞不一定引起症状,尿检查变化亦不多,易被漏诊。脑血管栓塞的发生率约30%,好发在大脑中动脉及其分支,偏瘫症状最常见。肺栓塞多见于右侧心脏心内膜炎,如果左侧心瓣上的赘生物小于未闭的卵圆孔时,则可到达肺部造成肺梗死。发生肺栓死后可有突发胸痛、气急、发绀、咳嗽、咯血或休克等症状,但较小的肺梗塞可无明显症状。在X线胸片上表现为不规则的小块阴影,亦可呈大叶楔形阴影,要注意与其他肺部病变鉴别。冠状动脉栓塞可引起突发胸痛、休克、心力衰竭、严重的心律失常甚至猝死。四肢动脉栓塞可引起肢体疼痛、软弱、苍白而冷、发绀、甚至坏死。中心视网膜动脉栓塞可引起突然失明。本病痊愈后1～2年内仍有有生栓塞的可能,然而并不一定就是复发,需密切观察。

(三)心脏其他并发症

心肌脓肿常见于金黄色葡萄球菌和肠球菌感染,特别是凝固酶阳性的葡萄球菌。可为多发性或单个大脓肿。心肌脓肿的直接播散或主动脉瓣环脓肿破入心包可引起化脓性心包炎、心肌瘘管或心脏穿孔。二尖瓣脓肿及继发于主动脉瓣感染的室间隔脓肿,常位于间隔上部,均可累及房室结和希氏束,引起房室传导阻滞或束支传导阻滞,宜及时作外科手术切除和修补。其他尚有由于冠状动脉栓塞而继发的心肌缺血,由细菌毒素损害或免疫复合物的作用而致的心肌炎等。非化脓性心包炎也可以由于免疫反应,充血性心力衰竭引起。

(四)菌性动脉瘤

以真菌性动脉瘤最为常见。菌性动脉瘤最常发生于主动脉窦,其次为脑动脉、已结扎的动脉导管、腹部血管、肺动脉、冠状动脉等。不压迫邻近组织的动脉瘤本身几无症状,可在破裂后出现临床症状。不能缓解的局限性头痛提示脑动脉有动脉瘤。

(五)神经精神方面

神经精神并发症发生率为 $10\%\sim15\%$。临床表现有头痛、精神错乱、恶心、失眠、眩晕等中毒症状,脑部血管感染性栓塞引起的一系列症状,以及由于脑神经和脊髓或周围神经损害引起的偏瘫、截瘫、失语、定向障碍、共济失调等运动、感觉障碍和周围神经病变。

其他并发症还有免疫复合物引起的间质性肾炎和急性或慢性增殖性肾小球肾炎。

(六)预防

有心瓣膜病或心血管畸形及人造瓣膜的患者应增强体质,注意卫生,及时清除感染病灶。在作牙科和上呼吸道手术或机械操作,低位胃肠道、胆囊、泌尿生殖道的手术或操作,以及涉及感染性的其他外科手术,都应预防性应用抗生素。

在牙科和上呼吸道手术和机械操作时,一般术前半小时至 1 小时给予青霉素 100 万～120 万 U 静脉滴注及普鲁卡因青霉素 80 万 U 肌注,必要时加用链霉素 1g/d,术后再给予 2～3 天。作胃肠道、泌尿生殖系统手术或机械操作时,术前后可选用氨苄西林与庆大联合应用。

第九章　心肌疾病

第一节　原发性心肌病

心肌疾病是指以心肌病变为主要表现的疾病,本病可分为两大类:一类为病因不明的原发性或特发性心肌病,也称心肌病;另一类为病因明确的或与全身疾病有关的继发性或特异性心肌病。原发性心肌病分为三型,在我国以扩张型心肌病最多见,肥厚型次之,限制型罕见。特异型心肌病包括酒精性心肌病,围生期心肌病等炎性或非炎性心肌病。我国的克山病是地方性心肌病,具有独特的流行病学,是心肌病的一个特别类型。

原发性或特发性心肌病,可分3个类型,即扩张型心肌病、肥厚型心肌病、限制型心肌病。心肌病发病率有明显增多趋势,年发病率约为5/10万人,各地区发病率高低不一,可能与环境、文化、生活习惯等有关。

本病属中医学"喘病"范畴。喘病是指由于外感或内伤,导致肺失宣降,肺气上逆或气无所主,肾失摄纳,以致呼吸困难,甚则张口抬肩,鼻翼翕动,不能平卧等为主要临床特征的一种病证。严重者可由喘致脱出现喘脱之危重症候。喘病古代文献也称"鼻息"、"肩息"、"上气"、"逆气"、"喘促"等。

《内经》对喘病有较多论述。如《灵枢·五阅五使》说:"故肺病者,喘息鼻张。"《灵枢·本脏》曰:"肺高则上气肩息咳。"提示喘病以肺为主病之脏,并以呼吸急促、鼻煽、抬肩为特征。《灵枢·五邪》指出:"邪在肺,则病皮肤痛,寒热,上气喘,汗出,喘动肩背。"此外,汉代《伤寒论》、《金匮要略》已经认识到许多疾病,如伤寒、肺痿、肺痈、水气、黄疸、虚劳都可导致喘病,并开始了具体的方药治疗。金元以后,诸多医家充实了内伤诸因致喘的证治。《景岳全书,喘促》说:"实喘者有邪,邪气实也;虚喘者无邪,元气虚也。"指出了喘病的辨证纲领。清·《临证指南医案,喘》说:"在肺为实,在肾为虚。"《类证治裁·喘症》则明确指出"喘由外感者治肺,由内伤者治肾"的治疗原则。这些观点对指导临床实践具有重要意义。

喘病是以症状命名的疾病,既是独立性疾病,也是多种急、慢性疾病过程的症状,若伴发于其他疾病时,应结合其他疾病的证治规律而治疗。

一、病因病机

（一）中医

喘病的病因很复杂，外邪侵袭、饮食不当、情志失调、劳欲久病等均可成为喘病的病因，引起肺失宣降，肺气上逆或气无所主，肾失摄纳便成为喘病。

1.外邪侵袭　外感风寒或风热之邪，未能及时表散，邪蕴于肺，壅阻肺气，肺气不得宣降，因而上逆作喘。

2.饮食不当　恣食生冷、肥甘，或嗜酒伤中，脾失健运，痰浊内生；或急慢性疾患影响于肺，致肺气受阻，气津失布，津凝痰生，痰浊内蕴，上阻肺气，肃降失常，发为喘促。

3.情志失调　捎怀不遂，忧思气结，肝失调达，气失疏泄，肺气痹阻，或郁怒伤肝，肝气上逆于肺，肺气不得肃降，升多降少，气逆而喘。

4.劳欲久病　肺系久病，咳伤肺气，或久病脾气虚弱，肺失充养，肺之气阴不足，以致气失所主而喘促。若久病迁延，由肺及肾，或劳欲伤肾，精气内夺，肺之气阴亏耗，不能下荫于肾，肾之真元伤损，根本不固，则气失摄纳，上出于肺，出多入少，逆气上奔为喘。

若肾阳衰弱，肾不主水，水邪上犯，干肺凌心，肺气上逆，心阳不振，亦可致喘，此属虚中夹实之候。

喘病的病位，主脏在肺和肾，与肝、脾、心有关。因肺为气之主，司呼吸，外合皮毛，内为五脏之华盖，若外邪袭肺，或它脏病气上犯，皆可使肺气壅塞，肺失宣降，呼吸不利而致喘促，或使肺气虚衰，气失所主而喘促。肾为气之根，与肺同司气之出纳，故肾元不固，摄纳失常则气不归元，阴阳不相接续，亦可气逆于肺面为喘。若脾虚痰浊饮邪上扰，或肝气逆乘亦能致喘，则为肝脾之病影响于肺。心气喘满，则发生于喘脱之时。

喘病的病理性质有虚实两类。实喘在肺，为外邪、痰浊、肝郁气逆，肺壅邪气而宣降不利；虚喘当责之肺、肾两脏，因精气不足，气阴亏耗而致肺不主气，肾不纳气。故喘病的基本病机是气机的升降出纳失常，"在肺为实，在肾为虚"。病情错杂者，每可下虚上实，虚实夹杂并见。但在病情发展的不同阶段，虚实之间有所侧重，或互相转化。若肺病及脾，子盗母气，则脾气亦虚，脾虚失运，聚湿生痰，上渍于肺，肺气壅塞，气津失布，血行不利，可形成痰浊血瘀，此时病机以邪实为主，或邪实正虚互见。若迁延不愈，累及于肾，其病机则呈现肾失摄纳，痰瘀伏肺之肾虚肺实之候。若阳气虚衰，水无所主，水邪泛溢，又可上凌心肺，病机则为因虚致实，虚实互见。

因心脉上通于肺，肺气治理调节心血的运行，宗气贯心肺，肾脉上络于心，心肾相互既济，又心阳根于命门之火，心脏阳气的盛衰，与先天肾气及后天呼吸之气皆有密切关系。故本病的严重阶段，肺肾虚极，孤阳欲脱，必致心气、心阳亦惫，心不主血脉，血行不畅而瘀滞，面色、唇舌、指甲青紫，甚则出现喘汗致脱，亡阳、亡阴，则病情危笃。

（二）西医

原发性心肌病发生原因及机制尚未完全清楚，可能与下列因素有关。

1.扩张型心肌病

（1）病毒性心肌炎：近年来病毒性心肌炎增多，尤其 Coxsackie B 病毒对心肌具有亲和力，心肌炎后心肌纤维化、心肌肥大,最后形成心肌病。Cambridge 测定 50 例扩张型心肌病患者的 Coxsackie B 病毒中和抗体,发现扩张型心肌病患者的中和抗体≥1024 者远较对照组为多,并发现病程短于一年及起病时发热者中和抗体明显增高。Wilson 动物实验,实验性 Coxsachie B 病毒性心肌炎,数月后心肌纤维化及小灶性炎细胞浸润,形成心肌病,Burch 用电镜在心肌病患者心肌内发现病毒样颗粒,以上说明,部分心肌病是心肌炎发展的后果。

(2)变态反应:本病部分患者抗病毒抗体增高。常有抑制 T 细胞功能障碍,认为本病是病毒感染后,机体变态反应所致。

(3)高血压:本病中大约 10％血压增高。但血压增高多发生在心力衰竭时,随心力衰竭的控制,血压下降,因而血压增高不是本病的主要因素。

(4)营养不良:门脉性肝硬化患者并发本病者,多于一般人群,生活贫困的居民发病率较高,提示本病与营养有关,机体某些必需氨基酸或微量元素的缺乏,可能是发病因素之一。

扩张型心肌病心脏常增大,心脏扩张以双侧心室最明显,因而称扩张型心肌病,心腔扩张较轻者,心室壁稍增厚,病变发展,扩张加重,心室壁相对变薄,心室壁厚度正常或稍增厚。由于心肌纤维化,心肌收缩无力,射血分值下降,半月瓣口可能出现功能狭窄,左右心室扩张,可致房室瓣口相对性关闭不全,血流反复冲击致房室瓣膜轻度增厚,心肌病变可扩及心内膜,以及心内局部压力的升高局部供血不足,可致心内膜斑状纤维性增厚,约 60％的病例有附壁血栓形成。冠状动脉正常,或有与患者年龄相适应的动脉硬化性病变,光学显微镜下可见程度不等的心肌细胞肥大,排列不等,胞核增大,半数病例有灶性纤维化,电镜下可见肥大的心肌细胞核增大,线粒体数目增多,核糖蛋白、糖元颗粒和肌原纤维增多,提示心肌细胞合成代谢旺盛。扩张型心肌病心腔明显扩张,而心室壁增厚不明显,心室壁软弱,收缩无力,射血分值下降,搏出量减少,心腔内残余血量增多,心室舒张末期压力增高,肺血回流受阻,则肺淤血,左心衰竭。本病大约 1/3 先有左心衰竭,有的起始即为全心衰竭。扩大的心腔中,有附壁血栓形成,因而动脉栓塞常见,由于心肌纤维化可累及起搏及传导系统,易引起心律失常。

2.肥厚型心肌病 是以心肌肥厚为特征。根据左心室流出道有无梗阻可分为梗阻性和非梗阻性肥厚型心肌病,不对称性室间隔肥厚致主动脉瓣下狭窄者称特发性肥厚型主动脉瓣下狭窄(IHSS)。

病因可能因素如下:

(1)遗传:一个家族中可有多人发病,提示与遗传有关。Matsumori 发现本病 HLADR W4 检出率高达 73.3％,对照组检出率极低。HLADR 系统是遗传基因之一,对免疫反应有调节作用,说明本病与遗传有关。

(2)内分泌紊乱:嗜酪细胞瘤患者并存肥厚型心肌病者较多,人类静脉滴注大量去甲肾上腺素可致心肌坏死。动物实验静脉滴注儿茶酚胺可致心肌肥厚。因而有人认为肥厚型心肌病是内分泌紊乱所致。

肥厚型心肌病的主要病变为心肌肥厚,尤其主动脉瓣下部的室间隔和乳头肌最为明显,因而形成左心室流出道梗阻。心室腔常缩小呈 S 形裂隙状,室间隔厚度与左室壁厚度之比＞1.5 时,称为不对称性室间隔肥厚。心肌肥厚的部位也有突出表现在心尖部和心脏其他部位者,心肌细胞肥大,排列紊乱,为本病病理改变之一。当有显著二尖瓣关闭不全时,可有继发性二尖瓣叶增厚。

3.限制型心肌病　本病包括多发生在热带的心内膜纤维化及大多发生在温带的嗜酸细胞心肌病,本病在我国非常少见。

发病原因不明,可继发于全身性淀粉样变性、类肉瘤病、黏多糖病、色素沉着病等,引起心肌浸润性病变,以及心内膜心肌纤维化。嗜酸细胞过多综合征、类癌病综合征、癌转移、放射性损伤等,引起心内膜和心肌病变。限制型心肌病有的呈家族发病,为常染色体显性遗传,RCM伴随房室传导阻滞,并累及骨骼肌。在欧洲以淀粉样变性限制型心肌病多见。在非洲、南美及亚洲部分地区以心内膜心肌纤维化多见。限制型心肌病患者的心脏大小多数正常或轻度增大,病程早期收缩功能正常,由于心内膜心肌病变,室壁僵硬,影响舒张期心室充盈,左、右室均受累,多数右室较重,故发生右、左心衰竭。

二、临床表现

(一)症状与体征

1.扩张型心肌病

(1)临床症状:扩张型心肌病是原发性心肌病中最常见的类型,30～50岁最多见,男多于女,起病缓慢,可有无症状的心脏扩大许多年,或表现各种类型的心律失常,逐渐发展,出现心力衰竭。可先有左心衰竭,心慌、气短、不能平卧。然后出现右心衰竭,肝脏肿大,水肿、尿少。亦可起病即表现为全心衰竭。胸部隐痛或钝痛,典型心绞痛少见。由于心搏出量减少,脑供血不足而头晕或头痛,甚或晕厥。由于心脏内附壁血栓,可致肺、脑、肾、四肢动脉栓塞。心律失常较常见,以异位心律,尤其室性期前收缩多见,心房颤动发生率10%～30%,也可有各种类型程度不等的传导阻滞。心律失常可能是患者唯一表现。可因心律失常或动脉栓塞而突然死亡。

(2)体征:心脏扩大最多见,心尖部第一心音减弱,由于相对性二尖瓣关闭不全,心尖常有收缩期杂音,偶尔心尖部可闻舒张期杂音,心力衰竭加重时杂音增强,心力衰竭减轻时杂音减弱或消失,大约75%患者可闻第三心音或第四心音。10%患者血压增高,可能与心力衰竭时儿茶酚胺分泌增高水钠潴留有关。心力衰竭控制后,血压恢复正常,亦有并存高血压病者。

2.肥厚型心肌病

(1)临床症状:本病男女间有显著差异,大多在30～40岁出现症状,随着年龄增长,症状更加明显,主要症状有:①呼吸困难:劳力性呼吸困难,严重时呈端坐呼吸或阵发性夜间呼吸困难,系由于肥厚的心肌顺应性降低,左心室舒张末期压力增高,进而左房压力增高,产生肺淤血所致。②心绞痛:常有典型心绞痛,劳力后发作。胸痛持续时间较长,用硝酸甘油含化不但无效且可加重。心绞痛的发作,可能由于肥厚的心肌内冠状动脉细支受压心肌供血不足,及心肌肥厚需氧增多所致。③晕厥与头晕:多在劳累时发生,发生机制不详,可能由于左心室顺应性降低,劳累后交感神经的正性肌力作用增强,致左心室顺应性更差,舒张期心室血液充盈更少,左室流出道梗阻加重,心输出量减少,引起脑供血不足所致,也可能是由于过度刺激左心室压力感受器,引起反射性血管扩张。血压下降所致,发生过速或过缓型心律失常时,也可引起晕厥与头晕。④心悸：患者感觉心脏跳动强烈，尤其左侧卧位更明显，可能由于心律失常或心功能改变所致。

（2）常见体征：①心尖部收缩期搏动：由于心肌肥厚，可见搏动增强；左心室顺应性降低，心房收缩增强，血流撞击左心室壁，在心尖部可有收缩期前冲动。第一心音后又有第二次收缩期搏动，形成收缩期双重搏动。②收缩期细震颤：多在心尖部。有收缩期细震颤者，左心室流出道梗阻多较重。③收缩期杂音：在胸骨左下缘或心尖内侧呈粗糙吹风性收缩中晚期杂音，系由于左心室流出道梗阻所致。凡增强心肌收缩力或降低动脉阻力的因素，均可使左心室与主动脉之间压力差增大，杂音增强，凡能降低心肌收缩力或增加动脉阻力的因素，均可使压力阶差减小，杂音减弱。回心血量增多时，杂音减弱。回心血量减少杂音增强。④心尖部收缩期杂音：本病约50％伴有二尖瓣关闭不全，因而心尖部有收缩中晚期杂音或全收缩期杂音。⑤第三心音及第四心音。

3.限制型心肌病　本病青壮年常见，无明显性别差异，病变可局限于左心室，右心室或双心室同时受累。由于病变部位不同，而有不同的临床表现。

（1）右心室病变所致症状体征：起病缓慢、腹胀、腹腔积液（腹水）。由于肝充血肝肿大或由于腹腔积液致腹壁伸张而腹痛。劳力性呼吸困难及阵发性夜间呼吸困难，均可由于放腹腔积液而缓解，说明呼吸困难主要由腹腔积液引起。心前区不适，出于排血量降低而感无力，劳动力下降，半数有轻度咳嗽、咯痰。主要体征：心尖搏动减弱，心界轻或中度扩大。第一心音减弱。胸骨左下缘吹风性收缩期杂音。可闻第三心音。下肢水肿与腹腔积液不相称，腹腔积液量大而下肢水肿较轻。用利尿剂后，下肢水肿减轻或消失，而腹腔积液往往持续存在，颈静脉怒张明显。

（2）左心室病变所致症状和体征：心慌、气短。心尖部吹风样收缩期杂音，少数心尖部有收缩期细震颤。当肺血管阻力增加时，出现肺动脉高压的表现。

（3）双侧心室病变所致症状和体征：表现为右心室及左心室心内膜心肌纤维化的综合征象，但主要表现右心室病变的体征及症状，少数患者突出表现为心律失常，多为房性心律失常，可导致右心房极度扩大，甚至虚脱、死亡，也有患者以慢性复发性大量心包积液为主要表现，常误为单纯心包疾病。

（二）并发症
主要有急性左心衰竭、心源性肝硬化、心源性猝死。

（三）有关检查
1.X线检查

（1）扩张型心肌病：心脏扩大为突出表现，以左心室扩大为主，伴以右心室扩大，也可有左心房及右心房扩大。心力衰竭时扩大明显，心力衰竭控制后，心脏扩大减轻，心力衰竭再次加重时，心脏再次扩大。呈"手风琴效应"。心脏搏动幅度普遍减弱，病变早期可出现节段性运动异常。主动脉正常，肺动脉轻度扩张，肺淤血较轻。

（2）肥厚型心肌病：心脏大小正常或增大，心脏大小与左心室流出道之间的压力阶差呈正比，压力阶差越大，心脏亦越大。心脏左心室肥厚为主，主动脉不增宽，肺动脉段多无明显突出，肺淤血大多较轻，常见二尖瓣钙化。

（3）限制型心肌病：心脏扩大，右房或左房扩大明显，伴有心包积液时，心影明显增大，可见心内膜钙化。

2.心电图

（1）扩张型心肌病：可有各种心律失常，以室性期前收缩最多见，心房纤维颤动次之。不同程度的房室传导阻滞，右束支传导阻滞常见。广泛 ST-T 改变，左心室肥厚，左房肥大，由于心肌纤维化可出现病理性 Q，各导联低电压。

（2）肥厚型心肌病：由于心脏缺血，心肌复极异常，ST-T 改变常见，左心室肥厚及左束支传导阻滞也较多见，可能由于室间隔肥厚与心肌纤维化而出现 Q 波，本病也常有各种类型心律失常。

（3）限制型心肌病：由于心负荷增大，可见二尖瓣型 P 波，心房纤维颤动，房室传导阻滞及束支传导阻滞。

3.超声心动图

（1）扩张型心肌病：左心室明显扩大，左心室流出道扩张，室间隔及左室后壁搏动幅度减弱，二者搏动幅度之和＜13mm。病变早期可有节段性运动减弱，二尖瓣前后叶搏动幅度减弱。二尖瓣开口小，二尖瓣叶可有轻度增厚。右心室及双心房均可扩大，心力衰竭时，二尖瓣可呈类城墙样改变，心力衰竭控制后恢复双峰。

（2）肥厚型心肌病：主要表现有：①室间隔异常增厚，舒张期末的室间隔厚度＞15mm。②室间隔运动幅度明显降低，一般≤5mm。③室间隔厚度/左室后壁厚度比值可达 1.5～2.5∶1，一般认为比值＞1.5∶1 已有诊断意义。④左心室收缩末内径比正常人小。⑤收缩起始时间室间隔与二尖瓣前叶的距离常明显缩小。⑥二尖瓣收缩期前向运动，向室间隔靠近，在第二心音之前终止。⑦主动脉收缩中期关闭，可能由于收缩早期血流速度快，收缩后期由于梗阻加重而血流速度突然减慢，产生吸引作用所致。以上 7 项应综合分析，方能得出正确结论，应注意高血压病，甲状腺功能低下，均可引起类似表现。

（3）限制型心肌病：左、右心房明显扩大。左、右心室腔大小正常，心室壁肥厚，心尖部心室腔闭塞，心肌心内膜结构超声回声密度异常，心室壁活动幅度减低，可见有心腔内血栓及房室瓣关闭不全征象。左室收缩功能正常（射血分数），多普勒超声二尖瓣血流频谱：E 峰增高，DT 减少，E/A 比值增大。

4.心导管检查及心血管造影

（1）扩张型心肌病：冠状动脉造影多无异常，有助于与冠状动脉性心脏病的鉴别。心室造影提示心腔扩大，室壁运动减弱，心室射血分数低下；心力衰竭时可见左、右心室舒张末期压、左心房压和肺毛细血管楔压增高，心搏量、心脏指数减低。

（2）肥厚型心肌病：心导管检查，左心室与左心室流出道之间出现压力阶差，左心室舒张末期压力增高，压力阶差与左心室流出道梗阻程度呈正相关。心血管造影，室间隔肌肉肥厚明显时，可见心室腔呈狭长裂缝样改变，对诊断有意义。

（3）限制型心肌病：右心室心内膜心肌纤维化症，由于右心室顺应性降低，右心室舒张末期压力增高，呈舒张早期下陷，舒张期高原波。右心房及腔静脉压力均增高，左心室心内膜纤维化，肺循环压力升高，心室造影可见心室腔缩小，血流缓慢。

5.放射性核素检查

(1)扩张型心肌病:放射性核素心肌灌注显影,主要表现有心腔扩大,尤其两侧心室扩大,心肌显影呈称漫性稀疏,但无局限性缺损区,心室壁搏动幅度减弱,射血分数降低,放射性核素心肌灌注显影不但可用于诊断,也可用于同缺血性心肌病相鉴别。

(2)肥厚型心肌病:可见心肌室壁局限性增厚,显像剂浓聚,尤以室间隔和心尖明显,心室腔相对缩小。

(3)限制型心肌病:①右心房明显扩大伴核素滞留;②右室向左移位,其心尖部显示不清,左心室位于右心室的左后方,右心室流出道增宽,右心室位相延迟,右心功能降低;③肺部显像较差,肺部核素通过时间延迟;④左心室位相及功能一般在正常范围。

6.心内膜心肌活检

(1)扩张型心肌病:临床表现及辅助检查,均缺乏特异性,近年来国内外开展了心内膜心肌活检,诊断本病敏感性较高,特异性较低。

(2)肥厚型心肌病:心肌细胞畸形肥大,排列紊乱。

(3)限制型心肌病:心内膜心肌活检常可确定诊断。组织学特征主要为心内膜及心内膜下心肌纤维化,可有心肌细胞变性。

三、诊断与鉴别诊断

(一)临床诊断要点

1.扩张型心肌病

(1)充血性心力衰竭的病史。

(2)心脏体征:心界扩大,第一心音减弱,心尖部收缩期杂音,心力衰竭严重者杂音增强,心力衰竭减轻者杂音减弱或消失。常有病理性第三心音。

(3)X线、超声心动图、心脏造影及放射性核素扫描示心脏扩张,而无明显肥厚。

(4)心电图示异位节律,传导阻滞,广泛 ST-T 改变或有异常 Q 波。

(5)动脉栓塞现象。

(6)排除其他心脏病,或其他原因引起的继发性心肌病。

2.肥厚型心肌病 青中年劳力性心绞痛,硝酸甘油不能缓解,有猝死家族史者,应想到本病的可能性,结合体征、心电图、X线、二维超声心动图检查,常可提供诊断依据。心导管检查左心室与左心室流出道间有压力阶差,心血管造影是诊断本病的可靠条件,显示乳头肌和室间隔特征性巨大肥厚,通常为三角形的心室腔,呈狭窄裂缝样改变,心室收缩末心室腔一般呈完全或几乎完全消失征象,造影也能证实二尖瓣反流。

3.限制型心肌病 本病主要表现,静脉压增高,颈静脉怒张,肝肿大、腹腔积液、下肢水肿轻而大量腹腔积液。心脏扩大呈球形,搏动弱,常有房室瓣关闭不全的体征。应与肝硬化、缩窄性心包炎、心内膜弹力纤维增生症相鉴别。

(二)鉴别诊断

1.扩张型心肌病的鉴别诊断

(1)冠心病:当有胸痛、胸闷,心律失常,心电图 ST-T 改变及 Q 波时,两者鉴别困难。尤其

40 岁以上患者,极易误为冠心病。下列条件有助鉴别:①年龄:冠心病多发生在 40 岁以上者,而心肌病以中年人好发。②病史:冠心病往往有心绞痛或心肌梗死史,而心肌病常有心心衰竭史、心慌、气短、下肢水肿。胸部可有刺痛或胸闷不适,有典型心绞痛者约占 10%。③心脏扩大:冠心病在反复心力衰竭后方引起心脏扩大,心肌病时心脏扩大为主要表现,心脏扩大且搏动弱。④超声心动图:冠心病时,心脏扩大不明显,心脏呈局限性搏动减弱,而心肌病心脏显著扩张,心室壁搏动幅度普遍减弱。⑤冠心病易患因素,如高血压、高血脂、高血糖、心肌病少见。⑥放射性核素检查:放射性核素心肌灌注显影,心肌病大多双侧心室均扩大,而冠状病以左心室扩大为主,右心室扩大者较少。⑦冠状动脉造影:是两者鉴别的最可靠条件。扩张型心肌病时,冠状动脉无>50%的狭窄。

(2)高血压性心脏病:心肌病时血压可正常、偏低或升高,心肌病心力衰竭时,由于水钠潴留,血容量增多,组织缺氧,动脉痉挛及儿茶酚胺分泌增多,可导致血压暂时性升高,以舒张压升高为主,心力衰竭纠正后,血压多于数日内降到正常。但心肌病亦可与高血压性心脏病并存。心肌病并存高血压与高血压性心脏病的鉴别,主要依据:①高血压病程,除急进型高血压外,高血压病发展到高血压性心脏病心力衰竭,往往要数年病史。②高血压严重程度,高血压导致高血压性心脏病心力衰竭时,往往有较严重的血压升高。③高血压性心脏病时左心室肥厚扩张,且伴有主动脉增宽。④高血压病时,常有高血压眼底改变及肾脏改变。

(3)风湿性心脏病:心肌病由于左心室扩大,发生相对性二尖瓣关闭不全,可出现收缩期杂音,少数尚有舒张期杂音。X 线检查常有左心房扩大,左心室及右心室扩大,常被误诊为风湿性二尖瓣病。鉴别要点:①心肌病时,杂音在心力衰竭时出现或增强,心力衰竭纠正后杂音减弱或消失。风湿性二尖瓣病,心力衰竭纠正后,杂音增强。②X 线所见,心肌病心脏普遍扩大,搏动普遍减弱、肺淤血程度较轻。风湿性二尖瓣病,肺动脉段突出,肺淤血较重。③心电图心肌病广泛 ST-T 改变,左束支传导阻滞病理性 Q 波。风湿性心脏病少见。④超声心动图;心肌病时心腔普遍扩大,室壁搏动幅度弱,二尖瓣开口小,心力衰竭时三尖瓣呈类城墙样改变,心力衰竭纠正后恢复双峰形,与风湿性二尖瓣狭窄的城墙样改变不同。

(4)心包积液:心肌病时心脏普遍扩大,搏动极弱易误为心包积液,可根据下列条件进行鉴别:①心脏增大,搏动减弱,病程长达半年以上者,以心肌病可能性大。②X 线检查,左心室增大者,提示心肌病。③超声心动图,心脏显著增大而无液性暗区,支持心肌病。④心电图:左室高电压,左室肥厚,束支传导阻滞,异常 Q 波,室性心律失常等提示心肌病。⑤收缩时间间期,PEP 延长,LVET 缩短,PEP/LVET 比值增大,支持心肌病。

(5)克山病:属地方性心肌病,有一定流行地区,以学龄前儿童及生育期女性发病较多。扩张型心肌病属散发性,以中年男性居多。

2.肥厚型心肌病的鉴别诊断

(1)冠状动脉粥样硬化性心脏病:肥厚型心肌病与冠心病均有心绞痛,心电图 ST-T 改变,异常 Q 波及左心室肥厚,因而两病较易误诊。下列几点有助于鉴别:①杂音:肥厚型梗阻性心肌病在胸骨左下缘或心尖内侧可闻喷射性收缩期杂音。乏氏动作使杂音增强,两腿上抬则杂音减弱。可伴有收缩细震颤。冠心病合并室间隔穿孔时或伴乳头肌功能不全时,亦可有收缩期杂音。但系返流性杂音。②冠心病心绞痛,含化硝酸甘油 3～5 分钟内缓解。肥厚型心肌病心绞痛,硝酸甘油无效,甚至加重。③超声心动图:肥厚型心肌病,室间隔厚度＞15mm,室间隔左室后壁比值＞1.5∶1。而冠心病主要表现为室壁节段性运动异常。④心导管检查及冠脉造影可明确诊断。

（2）主动脉瓣狭窄:主动脉瓣狭窄的收缩期杂音多在胸骨右缘第二肋间,杂音向颈部传导,大多伴有收缩期细震颤,主动脉第二心音减弱。X线检查升主动脉有狭窄后扩张,二者不难鉴别。

（3）室间隔缺损:杂音也在胸骨左下缘,但为返流性杂音,超声心动图和心导管检查可明确鉴别。

3.限制型心肌病的鉴别诊断　　应与肝硬化、缩窄性心包炎、心内膜弹力纤维增生症相鉴别。

四、治疗

（一）中医辨证分型治疗

辨证要点:辨病位:凡外邪、痰浊、肝郁气逆所致喘病,病位在肺,为邪壅肺气;久病劳欲所致喘病,病位在肺肾,若自汗畏风,易感冒则属肺虚,若伴腰膝酸软,夜尿多则病位在肾。辨虚实:可以从呼吸、声音、脉象、病势等辨虚实。呼吸深长有余,呼出为快,气粗声高,伴有痰鸣咳嗽,脉象有力者为实喘;呼吸短促难续,深吸为快,气怯声低,少有痰鸣咳嗽,脉象微弱者为虚喘。

喘病的治疗原则是按虚实论治。实喘治肺,治以祛邪利气。应区别寒、热、痰、气的不同,分别采用温宣、清肃、祛痰、降气等法。虚喘治在肺肾,以肾为主,治以培补摄纳。针对脏腑病机,采用补肺、纳肾、温阳、益气、养阴、固脱等法。虚实夹杂,下虚上实者,当分清主次,权衡标本,适当处理。

喘病多由其他疾病发展而来,积极治疗原发病,是阻断病势发展,提高临床疗效的关键。

1.实喘

（1）风寒闭肺

症状:喘息,呼吸气促,胸部胀闷,咳嗽,痰多稀薄色白,兼有头痛,鼻塞,无汗,恶寒,或伴发热,口不渴,舌苔薄白而滑,脉浮紧。

治法:散寒宣肺。

方药:麻黄汤。方中麻黄、桂枝宣肺散寒解表;杏仁、甘草利气化痰。喘重者,加苏子、前胡降逆平喘。若寒痰阻肺,见痰白清稀量多泡沫,加细辛、生姜、半夏、陈皮温肺化痰,利气平喘。若得汗而喘不平,可用桂枝加厚朴杏仁汤和营卫,利肺气。若素有寒饮内伏,复感客寒而引发者,可用小青龙汤发表温里。若寒邪束表,肺有郁热,或表寒未解,内已化热,热郁于肺,而见喘逆上气,息粗鼻煽,咯痰黏稠,并伴形寒身热,烦闷口渴,有汗或无汗,舌质红,苔薄白或黄,脉浮数或滑者,用麻杏石甘汤解表清里,宣肺平喘,还可加黄芩、桑白皮、瓜蒌、葶苈子、射干等以助其清热化痰。

（2）痰热遏肺

症状：喘咳气涌，胸部胀痛，痰多黏稠色黄，或夹血色，伴胸中烦热，面红身热，汗出口渴喜冷饮，咽干，尿赤，或大便秘结，苔黄或腻，脉滑数。

治法：清泄痰热。

方药：桑白皮汤。方中桑白皮、黄芩、黄连、栀子清泻肺热；杏仁、贝母、半夏、苏子降气化痰。若痰多黏稠，加瓜蒌、海蛤粉清化痰热；喘不得卧，痰涌便秘，加葶苈子、大黄涤痰通腑；痰有腥味，配鱼腥草、金荞麦根、蒲公英、冬瓜子等清热解毒，化痰泄浊；身热甚者，加生石膏、知母、银花等以清热。

（3）痰浊阻肺

症状：喘而胸满闷窒，甚则胸盈仰息，咳嗽痰多黏腻色白，咳吐不利，兼有呕恶纳呆，口粘不渴，苔厚腻色白，脉滑。

治法：化痰降逆。

方药：二陈汤合三子养亲汤。方中用半夏、陈皮、茯苓、甘草燥湿化痰；苏子、白芥子、莱菔子化痰下气平喘。可加苍术、厚朴等燥湿理脾行气，以助化痰降逆。痰浊壅盛，气喘难平者，加皂荚、葶苈子涤痰除壅以平喘。若痰浊挟瘀，见喘促气逆，喉间痰鸣，面唇青紫，舌质紫暗，苔腻浊者，可用涤痰汤，加桃仁、红花、赤芍药、水蛭等涤痰祛瘀。

（4）饮凌心肺

症状：喘咳气逆，倚息难以平卧，咯痰稀白，心悸，面目肢体水肿，小便量少，怯寒肢冷，面唇青紫，舌胖黯，苔白滑，脉沉细。

治法：温阳利水，泻肺平喘。

方药：真武汤合葶苈大枣泻肺汤。方中用真武汤温阳利水，葶苈大枣泻肺汤泻肺除壅，喘促甚者，可加桑白皮、五加皮行水去壅平喘。心悸者加枣仁养心安神。怯寒肢冷者，加桂枝温阳散寒。面唇青紫甚者，加泽兰、益母草活血祛瘀。

（5）肝气乘肺

症状：每遇情志刺激而诱发，发病突然，呼吸短促，息粗气憋，胸闷胸痛，咽中如窒，咳嗽痰鸣不著，喘后如常人，或失眠、心悸，平素常多忧思抑郁，苔薄，脉弦。

治法：开郁降气。

方药：五磨饮子。方中以沉香为主药，温而不燥，行而不泄，既可降逆气，又可纳肾气，使气不复上逆；槟榔破气降逆，乌药理气顺降，共助沉香以降逆平喘；木香、枳实疏肝理气，加强开郁之力。本证在于七情伤肝，肝气横逆上犯肺脏，而上气喘息，发病之标在肺与脾胃，发病之本则在肝，属气郁寒证。因而应用本方时，还可在原方基础上加柴胡、郁金、青皮等疏肝理气之品以增强解郁之力。若气滞腹胀，大便秘者又可加用大黄以降气通腑，即六磨汤之意。伴有心悸、失眠者，加百合、酸枣仁、合欢花等宁心安神。精神恍惚，喜悲伤欲哭，宜配合甘麦大枣汤宁心缓急。本证宜劝慰患者心情开朗，配合治疗。

2.虚喘

（1）肺气虚

症状：喘促短气，气怯声低，喉有鼾声，咳声低弱，痰吐稀薄，自汗畏风，极易感冒，舌质淡红,脉软弱。

治法:补肺益气。

方药:补肺汤合玉屏风散。方中人参、黄芪、白术补益肺气;防风助黄芪益气护卫;五味子敛肺平喘;熟地益精以化气;紫菀、桑白皮化痰以利肺气。若寒痰内盛,加钟乳石、苏子、款冬花温肺化痰定喘。若食少便溏,腹中气坠,肺脾同病,可与补中益气汤配合治疗。若伴咳嗽痰少质粘,烦热口干,面色潮红,舌红苔剥,脉细数,为气阴两虚,可用生脉散加沙参、玉竹、百合等益气养阴。痰黏难出,加贝母、瓜蒌润肺化痰。

(2)肾气虚

症状:喘促日久,气息短促,呼多吸少,动则喘甚,气不得续,小便常因咳甚而失禁,或尿后余沥,形瘦神疲,面青肢冷,或有跗肿,舌淡苔薄,脉微细或沉弱。

治法:补肾纳气。

方药:金匮肾气丸合参蛤散。前方温补肾阳,后方纳气归肾。还可酌加仙茅、仙灵脾、紫石英、沉香等温肾纳气平喘。若见喘咳,口咽干燥,颧红唇赤,舌红少津,脉细或细数,此为肾阴虚,可用七味都气丸合生脉散以滋阴纳气。如兼标实,痰浊壅肺,喘咳痰多,气急满闷,苔腻,此为"上实下虚"之候,治宜化痰降逆,温肾纳气,可用苏子降气汤加紫石英、沉香等。肾虚喘促,多兼血瘀,如面、唇、爪甲、舌质黯黑,舌下青筋显露等,可酌加桃仁、红花、川芎等活血化瘀。

(3)喘脱

症状:喘逆甚剧,张口抬肩,鼻翼翕动,端坐不能平卧,稍动则喘剧欲绝,或有痰鸣,咳吐泡沫痰,心慌动悸,烦躁不安,面青唇紫,汗出如珠,肢冷,脉浮大无根,或见歇止,或模糊不清。

治法:扶阳固脱,镇摄肾气。

方药:参附汤合黑锡丹。参附汤益气回阳,黑锡丹镇摄浮阳,纳气定喘。应用时尚可加龙骨、牡蛎、山萸肉以固脱。同时还可加服蛤蚧粉以纳气定喘。若呼吸微弱,间断难续,或叹气样呼吸,汗出如洗,烦躁内热,口干颧红,舌红无苔,或光绛而紫赤,脉细微而数,或散或芤,为气阴两竭之危证,治应益气救阴固脱,可用生脉散加生地、山萸肉、龙骨、牡蛎以益气救阴固脱。若出现阴竭阳脱者,加附子、肉桂急救回阳。

(二)中成药治疗

1.芪参益气滴丸　0.5g,每日3次。

2.芪苈强心胶囊　0.6~1.2g,每日3次。

(三)古今效验方治疗

1.四子克喘汤

组方:麻黄10g,杏仁10g,石膏30g,甘草8g,苏子10g,白芥子6g,莱菔子10g,干姜10g,细辛10g,五味子6g,川贝10g,米壳6g。

分量可根据季节、年龄、体质而定。此方药味一般情况下不随意变动,如麻黄,只有在血压过高或心房颤动或服后不能入睡者,可以酌情减量或易以香薷;另如干姜,非在阳气过盛、热炽伤津症状明显者,不宜轻动。细辛的用量较大,但临床实践中不但无副作用,而且效果良好,少用则疗效差,万勿以"细辛不过钱"以讹传讹,而随意减量。

服法:水煎服。

功效：通治方。

2.保肺汤

组方：党参 20g，杏仁 10g，黄芪 20g，半夏 10g，甘草 10g，白芍药 8g，葶苈子 8g，干姜 10g，知母 20g，桂枝 10g，公英 10g，远志 10g，黄芩 10g，五味子 10g，大生地片 35g，公丁香 10g，大枣 18 枚（劈碎）。

服法：水煎服。

功效：喘症之水凌心肺。

3.小青龙汤

组方：麻黄 9g，芍药 9g，五味子 9g，干姜 9g，甘草 9g（炙），细辛 9g，桂枝 9g，半夏 9g。

服法：水煎服。上 8 味，以水 500mL，先煮麻黄，减 100mL，去上沫，内诸药，煮取 150mL，去滓，温服 50mL。

功效：咳喘逆倚息不得卧。

（四）外治

1.针灸疗法

（1）实证

治则：平喘降逆，宣肺化痰。

选穴：定喘、肺俞、尺泽、列缺、丰隆、天突。风寒犯肺加风池、风门；痰热壅肺加合谷、内庭。

操作：以上诸穴均用泻法留针，因于风寒者，胸背部腧穴可酌加隔姜灸或艾条灸；风门、肺俞两穴针哪个减肥药最有效灸后，再加拔火罐针天突时，患者采用平卧位，头向后仰，在天突穴处先进针 0.2 寸，然后针柄靠喉结，针尖紧沿胸骨柄后面刺入 1 寸因于风热者，强刺激间歇留针，每隔 5 分钟行针 1 次，约 30 分钟，待喘促稍平后再出针。以十天为一周期疗程。

（2）虚证

治则：扶正固本。

选穴：定喘、膏肓、肺俞、太渊、肾俞、太溪。肺气不足加气海、足三里；肺肾两虚加命门、关元。

操作：以上诸穴针用补法，刺激宜轻，取穴宜少，以上取穴选穴较多者可采用分组交替轮用的方法可久留针，还可在背部腧穴上拔火罐可配合灸法。以十天为一周期疗程。

2.穴位埋线

治则：适用于喘症缓解期。

选穴：大椎、肺俞、膻中。

操作：在选定穴上，皮肤作常规消毒，局部麻醉后，用缝皮针将"O"号羊肠线埋于穴位下肌肉层内，一般选用 3～4 穴，大部分用胸背部穴位。

3.推拿按摩

（1）基本手法

1）推揉上背疏风法：双手多指上下左右或斜行分推上背部；掌根揉肩胛间区、膀胱经内侧线，反复重揉风门、肺俞穴区。

2）揉压夹脊平喘法：患者俯卧，医者立于头侧，双拇指自下而上同揉肩胛间区、膀胱经内侧线;双手拇指尖相对挤压华佗脊穴(胸7至胸1);双手迭掌揉肺俞、肝俞、脾俞、肾俞。

3)迭指压拨定喘法:双手拇指重迭,分别压拨定喘穴,压拨交替进行,以坐位操作比较适宜。

4)同亚中府降气法:患者仰卧,医者立于头侧,双手拇指腹同按两侧中府穴;亦可立于其侧,以单掌缓揉擦胸前面;拇指按压中府、膻中穴。

(2)分型施治

1)实喘:寒喘证见喘息气促,胸闷咳嗽,咳痰色白,清稀,鼻流清涕,初起多兼恶寒发热,头痛,无汗,口不渴,舌苔薄白,脉浮紧。以上基本手法均可使用,以祛风散寒,宣肺平喘。

热喘证见喘促气粗,甚至鼻翼翕动,痰黄黏稠,身热烦躁,口渴,小便黄,舌质红,苔黄腻,脉数。重用揉压夹脊平喘法、迭指压拨定喘法、同压中府降气法,配用揉摩胸胁润肺法。加用搓擦大椎清热法(见感冒)、压颤胸骨肃肺法(患者仰卧,医者迭掌压颤胸骨柄),以清热肃肺,降气平喘;如痰多喘甚可采用揉压阳明清热法(见发热),亦可用左手多指置于肩胛间区膀胱经内侧线,右手空拳轻轻捶击左手指背,位置可上下运动以泻肺逐痰;如为便秘者,可正时针轮状推脘腹。

实喘证见喘咳痰多,痰多而黏,甚则喉中有痰鸣声,或兼有恶心,或呕吐痰涎,便秘等症,舌苔白腻,脉滑。重用揉压夹脊平喘法、迭指压拨定喘法、同压中府降气法,加用揪捏喉结豁痰法(见咳嗽)、搓擦肺俞宣肺法(见感冒)、压颤胸骨肃肺法,以祛痰降腻,宣肺平喘。

2)虚喘:肺虚证见喘促气短,咳声低弱,语言声微,自汗畏风,舌质淡红,脉虚弱,重用揉压夹脊平喘法、迭指压拨定喘法、揉摩胸胁润肺法,加用手掌或小鱼际横行搓膻中穴,拇指揉压中脘,掌根揉压肺俞、肾俞,以益气定喘;喘不止,动则更甚,属肺肾俱虚,可按肾虚治法。

肾虚证见喘促日久,气息短促,呼多吸少,气不得续,动则喘息更甚,形体瘦弱,精神疲惫,汗出,肢冷,舌质淡,脉沉细。可重用揉压夹脊平喘法、迭指压拨定喘法,配用揉摩胸胁润肺法,加用双拇指对揉对压肾俞,以补肾纳气。

4.贴敷疗法　炙白芥子、玄胡各21g,甘遂、细辛各12g。上药共研细末,为一人一年用量。每年夏季三伏天使用。每次用1/3药面,加生姜汁调成稠膏状(每次用鲜生姜60g,洗净浸泡后捣碎,挤出姜汁)分别摊在6块直径5cm的细纸或塑料布上,贴在背部肺俞、心俞、膈俞6个穴位上,然后用橡皮膏固定,一般贴4～6小时。如果局部有烧灼感或疼痛,可以提前取下;如贴后局部有发痒、发热舒适感,可多贴几小时,待干燥后再揭下。每隔10天贴1次,即初伏、二伏、三伏各1次,共贴3次。无论缓解期患者或有现症的患者均可应用,一般连续贴治3年。本法对身冷背寒,经常吐白稀痰等阳虚偏寒的效果较好。若肺部感染有发热,合并支气管扩张,经常咯血的患者,不宜贴治。一般晴天中午前后贴治为佳,阴雨天贴治效果较差。贴药未取下前,不宜活动太多,以免药物移动脱落。

(五)西医治疗

心肌病的治疗可以分为非药物治疗、药物治疗及手术治疗(包括内科介入治疗及外科手术治疗)。

1.非药物治疗　包括以下几个方面:

(1)休息:建议在心力衰竭发作期以卧床休息为主。待心功能恢复至纽约分级1～2级后再酌情逐步增加康复运动量。

（2）氧疗：在心力衰竭发作时给予中-高流量吸氧，心力衰竭控制后可逐渐停止吸氧。

（3）饮食：在使用静脉用髓袢利尿剂时可以酌情增加氯化钠摄入量，停止使用静脉用髓袢利尿剂后则注意控制氯化钠摄入量。每日氯化钠摄入量 6g。同时还应减少脂类食物摄入。

（4）戒烟酒，保持大便通畅，减少心肌耗氧量。

2.扩张型心肌病的药物治疗

（1）心力衰竭发作期药物治疗：心力衰竭发作期主要是以利尿、扩管、强心等减负荷治疗为主，如果合并呼吸道感染，则需要兼顾抗炎止咳化痰等治疗。

1）利尿剂：呋塞米注射液、托拉塞米注射液等髓袢利尿剂。目的是通过阻断髓袢升支髓质部对氯离子的重吸收，使得钠离子的重吸收受到抑制，使大量水、盐排出体外，从而减轻心脏的容量负荷。

2）血管扩张剂：血管扩张剂主要包括扩张动静脉的硝普钠、酚妥拉明、硝酸甘油等。目的是通过扩张容量血管和周围徐立血管减轻心脏前后负荷，增加心脏每搏输出量，降低心室充盈压。硝普钠静脉泵入，建议开始用药前测量血压，10～15 分钟重新测血压以调整剂量，血压在 14.7～17.3/8.0～9.3kPa（110～130/60～70mmHg）之间为宜；建议持续单种用药时间不超过 72 小时，以免出现作用减退或者耐药。对于顽固性心力衰竭者，即使血压并不高，也可以尝试给予小剂量的扩血管药物，比如硝普钠 2.5～5μg/min，但需要严格控制测测血压波动。此外，使用硝普钠时要注意避光。当患者心室率过快的时候，酚妥拉明或者硝酸甘油要酌情使用，因为两者可以引起反射性心率增快。

3）强心治疗：西地兰或者毒毛旋花子苷 K 等静脉用的快速洋地黄类是首选。但是要注意洋地黄类药物的毒性蓄积作用，即使使用快代谢的洋地黄类药物，尽量不要超过每日极量，同时注意是否合并电解质紊乱或者酸碱失衡、低蛋白血症等。推荐使用西地兰注射液 0.2～0.4mg 稀释后缓慢静脉注射，6～8 小时可以酌情重复使用，建议每日不超过 1.0g。对于不适合使用洋地黄类或者单纯使用洋地黄累效果欠佳者，可以酌情给予 β 受体兴奋剂（多巴酚丁胺）或者磷酸二酯酶抑制剂（米力农、氨力农等）。两者都可以减低室颤阈，增加室性心律失常的发生率，尤其是磷酸二酯酶抑制剂容易导致室性心动过速或者心室颤动。对于顽固性心力衰竭者，可以给予多巴酚丁胺持续静脉泵入，时间在 72 小时内，然后改为间隔使用。

（2）心力衰竭缓解期治疗：当心功能恢复至纽约分级 2 级，则需要增加慢性心力衰竭的其他二级预防药物。

1）ACEI 血管紧张素转换酶抑制剂或 ARB 血管紧张素受体阻滞剂：适用于经过利尿治疗后体重达到或者接近干体重者，对于使用 ACEI 类导致刺激性干咳者，建议改用 ARB 类。

推荐药物：培哚普利片（雅施达）2～4mg，每日 1 次，建议首剂从 2mg 开始；贝那普利片（洛丁新）5～10mg，每日 1 次，建议首剂从 2.5mg 开始；厄贝沙坦片（安博维）150mg，每日 1 次，建议首剂从 75mg 开始。

2）β 受体阻滞剂：β 受体阻滞剂对于慢性心功能不全的作用主要有下列几方面：上调心肌细胞膜的 β 受体数目，使得受体密度及增加对儿茶酚胺的敏感性；降低肾素、血管紧张素 Ⅱ 和儿茶酚胺的水平，从而减慢心室率，减少心肌耗氧量和左心室作功；增加心肌修复中能量，防止心肌细胞内钙离子超载,增加心肌细胞膜稳定性;改善心肌舒张期弛张、充盈及顺应性;抗心肌缺血和抗心律失常作用。

对于纽约分级 4 级或者合并严重缓慢型心律失常、低血压或者哮喘者禁用。部分患者在开始使用 β 受体阻滞剂时可能会出现短期一过性心功能不全,因此建议从小剂量开始应用。而且长期服用或者终生服用。

推荐药物:富马酸比索洛尔片(康忻片)2.5～5mg,每日 1 次,建议首剂 1.25mg,1～2 周后调整剂量;酒石酸美托洛尔片 12.5～25mg,每日 1 次,建议首剂 6.25mg,1～2 周后调整剂量;卡维地洛片 12.5～25mg,每日 1 次,建议首剂 6.25mg,1～2 周后调整剂量。

3)口服洋地黄类药物:长期使用口服洋地黄类药物要注意有无上消化道症状(恶心、纳差、呕吐),神经-精神症状(乏力、神志淡漠或者烦躁),视觉改变(黄视或者绿视),给予各种心律失常等。

推荐药物:地高辛片 0.125～0.25mg,每日 1 次。

4)醛固酮受体阻滞剂:推荐药物:螺内酯片 20～40mg,每日 2 次。

5)口服髓袢类利尿剂或者氢氯噻嗪类利尿剂:建议患者每日清晨排便后空腹时测量体重,记录每日尿量变化,注意双下肢有无水肿,已经 6 分钟步行实验,根据上诉监测指标来调整利尿剂的用量。并建议 1～3 月复查电解质及血尿酸。

推荐药物:呋噻米片 20mg,每日 1 次至隔日 1 次(病情稳定后可改为隔日 1 片);布美他尼片 1mg,每日 1 次至隔日 1 次;托拉塞米胶囊 10mg,每日 1 次至隔日 1 次;氢氯噻嗪片(双氢克尿噻片)25mg,每日 2 次至每日 1 次。

6)营养心肌治疗:推荐药物:盐酸曲美他嗪片(万爽力)20mg,每日 3 次。

7)合并心房颤动者,可以在心力衰竭控制量好后加用华法林片,但应该根据 INR 调整剂量。

3.肥厚型心肌病的药物治疗　药物治疗适用于非梗阻型肥厚型心肌病。主要以对症支持治疗为主,应当避免使用洋地黄类、硝酸酯类药物。发生心力衰竭时则按照急性心力衰竭的处理原则,主要是应用髓袢利尿剂减轻心脏容量负荷,给予血管紧张素转化酶抑制剂,必要时可以酌情使用强心剂。

建议慢性缓解期,在无明显药物使用禁忌证前提下使用下列药物。

(1)β 受体阻滞剂:通过减慢心室率,降低心肌收缩力,减轻运动时左心室流出道压力阶差,从而达到缓解症状的目的。

富马酸比索洛尔片 1.25mg,每日 1 次(首剂应当从小剂量开始)。

酒石酸美托洛尔片 6.25mg,每日 2 次(首剂应当从小剂量开始)。

说明:应该从小剂量开始使用,观察患者的心率及血压变化以及有无心力衰竭加重趋势,逐步加量,靶剂量富马酸比索洛尔片 5mg/d,酒石酸美托洛尔片 50mg/d。

(2)钙通道拮抗剂:降低运动和静息状态下左心室流出道压力阶差和改善左心室顺应性。

地尔硫草片 15mg,每日 3 次(首剂应当从小剂量开始)。

说明:监测心率及血压波动,尤其是在联合应用 β 受体阻滞剂时,应注意两种药物对降血压及减慢心室率的协同作用。如果合并预激综合征,则不适宜使用钙通道拮抗剂。

（3）抗心律失常治疗：难以预防心律失常发生，尤其是梗阻型肥厚型心肌病患者。一旦出现恶性室性心律失常，如持续性室性心动过速或者心室颤动等，通常是导致患者猝死的原因。对于高危患者，心电监护可以及时发现恶性心律失常。部分患者可以由于快心率性室上性心动过速导致血压下降等血流动力学改变而导致病情恶化，因此需要及时处理室上性心动过速，可以选择盐酸胺碘酮注射液、酒石酸美托洛尔注射液、艾司洛尔注射液等。建议慎用维拉帕米注射液或者普罗帕酮注射液。

4.限制型心肌病的药物治疗　治疗原则以改善心脏舒张功能不全，控制心律失常，预防栓塞并发症等。

（1）缓解心肌松弛异常，降低心室充盈压：可以选用利尿剂、硝酸酯类及血管紧张素转换酶抑制剂 ACEI 类等，以减轻心脏负荷，降低心室充盈压力。必要时可以加用小剂量 β 受体阻滞剂减慢心室率，延长心室充盈时间，减少心肌耗氧量，降低交感张力，从而有利于改善心室舒张功能。

（2）洋地黄类药物：对限制型心肌病伴有快速心房颤动或者有心力衰竭者，可选用洋地黄类。使用时必须慎重。

（3）抗心律失常治疗：发生心房颤动者较为常见，对于阵发性心房颤动者可选用盐酸胺碘酮复律或者控制心室率。对于持续性心房颤动者则以控制心室率为主，并不强求是否能转复为窦性节律。对于有严重缓慢性心律失常者，可以先使用阿托品或者异丙肾上腺素，效果不佳者可考虑行永久性起搏器植入术。

（4）抗凝治疗：对于慢性心房颤动者，建议酌情使用华法林片抗凝治疗，从小剂量开始，每 3～4 日监测 INR 凝血酶原时间国际标准值，将 INR 控制在 2.3～2.7 范围内较为理想。有使用华法林禁忌证的患者，可以考虑使用 300mg/d 的阿司匹林肠溶片，但是抗凝效果远不如华法林片，而且长期服用容易导致上消化道疾病甚至上消化道出血。

（5）特殊治疗：对于嗜酸性粒细胞增多症及其所引起的心内膜心肌病变者，可以使用肾上腺皮质激素和免疫抑制剂，能有效减少嗜酸性细胞，阻止心内膜心肌纤维化进展。

5.心内科介入治疗　随着心内科介入治疗的快速发展，目前已有部分心肌病可以通过内科介入治疗达到缓解临床症状的目的，但是远期疗效尚无明确统计学资料。

（1）心脏再同步化治疗——三腔起搏器植入术：心脏再同步化治疗（CRT），是通过双心室起搏的方式治疗心室收缩不同步的心力衰竭患者。重度心力衰竭患者多存在心室收缩的不同步，CRT 在传统的双腔起搏的基础上增加了左室起搏，左室起搏电极经右房的冠状静脉窦开口，进入冠状静脉左室后壁侧壁支起搏左室，同时起搏右心室，通过多部位起搏恢复心室同步收缩，减少二尖瓣返流。对于心力衰竭伴心室同步的患者，可以改善患者的心功能，提高运动耐量以及生活质量，同时显示出逆转左室重构的作用。对于单纯药物治疗仍反复出现心力衰竭的扩张型心肌病患者可以进行心脏同步化治疗改善其心功能。

（2）研究发现植入房室顺序生理型永久性起搏器（DDD 双腔起搏器）可以减轻左心室流出道梗阻，从而缓解梗阻型肥厚型心肌病患者的临床症状。部分患者还可以通过注射可溶性乙醇消融部分肥厚室间隔心肌。

第二节　扩张型心肌病

扩张型心肌病(DCM)是一综合征,以左或右心室或双侧心室扩大,并伴有心室收缩功能减退,伴或不伴充血性心力衰竭为特征,心律失常多见。病情呈进行性加重,死亡可发生于疾病的任何阶段。

一、病因病理

(一)病因与发病机制

扩张型心肌病及发病机制至今尚未明,目前主要认为包括病毒感染、免疫因素、遗传因素等几个方面。

1.病毒感染　关于病毒在扩张性心肌病发病中的作用,争论已久。早年有作者提出急性病毒性心肌炎可能预示将发生扩张性心肌病,但因得不到病毒感染的直接证据而未被普遍接受。近年来的病毒检测技术如核酸杂交技术、PCR 技术的发展,对扩张性心肌病的病毒感染研究提供有力的工具。

(1)临床观察提示病毒性心肌炎可以发展为扩张性心肌病:Levi 对 63 例临床诊断为心肌炎的患者进行长达 15 年的随访,42 例抗柯萨奇病毒 B2 补体结合抗体阳性者中,有 10 例发展为扩张型心肌病,而阴性者没有出现扩张型心肌病。Quigley 运用临床及组织病理学方法对 23 例经心肌活检证实的急性心肌炎者进行为期 5 年的随访,结果有 12 例发展为扩张型心肌病。在一些有心肌炎病史的扩张型心肌病患者心肌组织活检标本中存在病毒基因。以后又有若干项研究支持该证据。

据此,有作者据此提出病毒性心肌炎是一个疾病的连续过程,扩张型心肌病是病毒性心肌炎的一种晚期结局。

(2)动物实验成功用病毒复制出扩张型心肌病:国外应用核酸分子杂交和聚合酶链反应分析心肌活检标本证实病毒性心肌炎是扩张性心肌病的前导疾病。有作者用脑心肌炎病毒接种到 DBA/2 小鼠,在 3~4 周后形成扩张型心肌病,并且在心肌组织中检测到该病毒的存在。认为与扩张型心肌病关系最为密切的是肠道病毒。Klingel 等人的研究解决了肠道病毒与扩张型心肌病形成过程中的心肌损伤、坏死、心肌细胞肥大、纤维化等病理过程的关系。他们用柯萨奇病毒 B3 感染不同种系小鼠的研究证实了病毒 RNA 不仅存在于急性病毒性心肌炎,而且存在于慢性病毒性心肌炎的心肌中;病毒复制与心肌损伤有密切关系,没有病毒复制就没有心肌损伤,清除 DBA/2 小鼠心肌组织中的病毒,心肌损伤过程就停止。Shioi 的研究也证明病毒复制与心肌病的发展、组织学变化及心肌细胞因子表达的一致性。

(3)病毒感染导致扩张型心肌病的机制:概而言之,病毒致心肌损伤主要通过三个机制:病毒直接细胞毒作用、病毒持续存在并介导体液及细胞免疫反应、病毒诱导心肌细胞发生凋亡过程。

2.遗传因素　扩张型心肌病可呈家族性发病,发生率约20%～30%,常染色性显性遗传有50%的外显率,男女患病几率相等;常染色性隐性遗传者父母都不是患者,但是携带有该病基因;第三类X染色体连锁遗传,女性携带相关致病基因但不发病,而男性后代发病。对于FDCM,已有5个基因被确认,为抗肌营养不良蛋白基因、心肌肌动蛋白基因、结蛋白基因、核纤层蛋白基因及基因G4·5。家族性和散发性扩张型心肌病的临床表现,心电图改变和超声心动图检查均无明显不同。

扩张型心肌病患者中HLA-DR$_4$或B$_{12}$位点阳性者增多,认为是一种基因不均的疾病,并发现有体内抑制T细胞的活性低下,提示在免疫系统有基因决定簇的变异,此变异可能由第6号染色体的组织相容性抗原的基因所决定,如伴同病毒感染可致明显或隐性心肌炎,继而发展为心肌病。扩张型心肌病及病毒性心肌炎未愈患者均可有自然杀伤细胞活力降低,病毒感染及其致自身免疫反应虽是扩张型心肌病的主要病因,但仍有很多问题尚待进一步阐明。

3.免疫功能异常　为什么有些人因病毒感染发生扩张型心肌病,而另一些人则不,目前认为可能与患者的免疫功能异常有关。病毒感染可能是始动因子,改变了宿主心肌细胞的抗原性,从而引发了体液免疫及细胞免疫。

(1)体液免疫异常:主要表现为产生自身抗体,损伤心肌细胞,由病毒性心肌炎演变成扩张型心肌病是一个自体免疫过程,在某些患者体内出现自身抗体如抗肌球蛋白抗体、抗线粒体腺苷载体抗体、抗M7抗原抗体、抗核抗体、抗心肌纤维体抗体等。

(2)细胞免疫异常:也有报道此类患者并无恒定性体液免疫异常,可能有遗传性细胞免疫缺陷,致使其易受到病毒感染的损害。白细胞介素-1、白细胞介素-6、白细胞介素-2、肿瘤坏死因子及白细胞介素-2受体水平在扩张型心肌病中起重要作用。Matsumori在扩张型心肌病患者中肿瘤坏死因子高于肥厚型心肌病、高血压及正常人,Limas等发现有38%的扩张型心肌病患者的血清可溶性白细胞介素-2受体水平增高,与病情严重程度呈正相关。

(二)病理生理

本病的主要病理特征是伴有弥漫性心肌动度减弱的左室腔扩张,而不伴有瓣膜病、冠心病、高血压及全身性疾病。

在病理生理上主要是心肌收缩功能减退使心搏量降低,早期通过增加心率以维持必需的心排血量,后期因心搏量及心排血量减少,可累及肾血灌注,通过肾素-血管紧张素-醛固酮系统,加重心排量的减少,使心室贮血增多,左室舒张末期压增高,心腔扩大,早期以左室为主,以后右室亦增大,使二尖瓣及(或)三尖瓣环扩大,出现瓣膜相对性关闭不全,导致心力衰竭。又左室舒张末期压增高,使左房压也增高,导致肺郁血及肺小动脉病变或栓塞,出现肺动脉高压,加重右心衰竭。又心肌纤维增生,可累及起搏传导组织,产生各种心律失常。

心脏重量增加,心脏扩大,尤以左室为甚。心室壁厚度可正常或稍增厚,但增厚程度与心腔扩大不成比例,心内膜可见局部增厚、瘢痕化,心腔内常见附壁血栓形成,以左心室多见,冠状动脉多正常。光镜下可见心肌纤维化,偶见钙化或坏死灶,心肌细胞肥大、变性,以至细胞溶解,无炎症细胞浸润;电子显微镜下心肌细胞线粒体肿胀或缩小,嵴断裂或消失,糖元增多,间质及血管周围纤维组织增生。

(三)中医对本病因病机的认识

本病之内因为先天禀赋不足,又感外邪,邪气乘虚侵袭,先入腠理,渐及血脉,内舍于心,恋而不去,致脉络瘀阻,心脉阻滞而为病;或因饮食所致,劳倦思虑,致使脾胃受损,气血生化之源匮乏,心失奉养;脾失健运日久,水湿停滞,聚而成积,痰浊上泛而发病。

先天禀赋不足,后天失养,复感"毒邪"而致气滞血淤,心脉痹阻,渐而伤及气阴,日久及阳气,出现心肾阳虚,不能温化水饮,水饮凌心射肺,渐而至阳虚欲脱之象。本病以脾肾阳虚、心阳不振为其本,而毒邪、痰饮、淤血为标,其病位在心,波及肺脾肾诸脏。

二、临床表现

(一)流行病学

其发病率在心肌病中最高,约为 5/10000～10/10000,男性多于女性。占心肌病发病率的70%～80%。据国外资料统计,家族性扩张型心肌病(FDCM)的发病率大约为 20%～30%,现已发现多个与 FDCM 有关的基因变异位点。

(二)症状

各年龄均可发病,但以中年居多。起病缓慢、隐匿,可能只是身体检查发现心脏扩大。心功能不全可见于所有的患者。

1.体循环供血不足的症状　扩张性心肌病患者的疲乏常与体力活动有关,表现为体力差、易疲劳,头晕或晕厥,记忆力下降。

2.肺循环淤血的症状　主要表现为劳力性呼吸困难、夜间阵发性呼吸困难、端坐呼吸,严重者出现发绀。

3.右心功能不全的症状　有食欲减退、腹胀、胁痛,严重者有下肢浮肿、少尿及夜间多尿、腹水等。

4.伴发心律失常的症状　心律失常在扩张型心肌病中多见,可见到各种类型的心律失常,表现有心慌,严重者可发生猝死。

5.其它症状　胸部隐痛或钝痛,约 10% 有典型心绞痛,但用硝酸甘油无效。

(三)体征

心界扩大及心音减弱、奔马律是扩张性心肌病的主要体征,心律失常可能是惟一的表现。心尖部第一心音减弱,常有病理性第三和(或)第四心音。心尖部有收缩期杂音,偶闻舒张期杂音。杂音于心力衰竭加重时增强,反之减弱或消失。约 10% 患者心力衰竭时可有血压升高。心力衰竭控制后血压正常,也有并存高血压病者。

(四)辅助检查

1.心电图多有异常表现,但无特异性。左心室肥大伴劳损多见,亦可出现右心室肥大或心房肥大;各型心律失常尤其室性心律失常多见,并可出现房室、室内、束支传导阻滞等各型传导障碍,非特异性 S-T 改变等心肌损害表现亦不少见;少数可出现类似心肌梗死型病理性 Q 波,多见于间隔部,与间隔纤维化有关。动态心电图监测 90% 患者有各型心律失常。有严重室性心律失常伴心室晚电位阳性者,猝死发生率高。

2.X线多见两侧心室扩大,心影呈普遍增大,全心扩大时心脏呈球形,心搏弱,左室、左房增大为主时可呈现类似二尖瓣关闭不全的X线表现。左心室功能下降时有肺淤血或肺间质水肿,肺静脉和动脉可扩张,亦可见胸腔积液或少见的肺栓塞表现。

3.超声心动图早期可示左心室内径增大、心室壁增厚或变薄、右室壁运动减弱等;后期各心腔均扩大,心室壁整体运动减弱,室间隔出现矛盾运动,二尖瓣前叶与室间隔距离增大,前后叶呈异向活动,收缩功能明显减低,切面超声心动图尤其是食道超声心动图检查可能显示左心室内血栓存在。脉冲多普勒超声心动图有助于观察房室瓣的返流。

4.放射性核素^{99m}锝焦磷酸门电路心血管造影可示心室壁活动普通减弱,心室射血分数降低;铊或锝心肌显像可见心肌灌注缺陷,多见弥漫型花斑状,影响多个节段。

5.血流动力学和选择性心血管造影可示非特异性改变。早期血流动力学近乎正常,或左、右心房平均压可轻度增高,左室舒张压可增高。心力衰竭时心排血指数及心搏出指数均减低,肺动脉压可明显增高,心血管造影示心腔扩大,收缩力普遍减弱。

6.实验室检查血清中可检得ADP/ATP载体抗体、抗核抗体、抗肌膜抗体等,外周血NK细胞活力常低下。

7.心内膜心肌活检,以心内膜心肌活检标本作为病理诊断的特异性不高,难以单独据此作为诊断依据,但以标本进行病毒基因检测可望得到病因学依据。

(五)并发症

各种心律失常都可存在,可为首见或主要的表现,并有多种心律失常合并存在而构成比较复杂的心律,可以反复发生,有时甚至顽固。高度房室传导阻滞、心室颤动、窦房阻滞或暂停可导致阿-斯综合征,成为致死原因之一。此外尚可有肺、脑、肾等处的栓塞。

三、诊断

1995年,中华心血管病学会组织专题研讨会,提出本病的诊断参考标准如下:

1.临床表现为心脏扩大、心室收缩功能减低伴或不伴有充血性心力衰竭,常有心律失常,可发生猝死等并发症。

2.心脏扩大,X线检查心胸比>0.5,超声心动图示全心扩大,尤其以左心室扩大为明显,左室舒张期末内径>2.7cm/m²,心脏可呈球形。

3.心室收缩功能减低,超声心动图检测室壁运动弥漫性减低,射血分数小于正常值。

4.必须排除其它特异性(继发性)心肌病,和地方性心肌病(克山病)包括缺血性心肌病、围生期心肌病、酒精性心肌病、代谢性和内分泌性心肌病、全身系统性疾病所致的心肌病、遗传家族性神经肌肉障碍所致心肌病、中毒性心肌病等才可诊断特发性扩张性心肌病。

四、辨证

(一)证候要素

根据文献记载本病的临床表现,我们认为扩张型心肌病的证候要素主要有以下几种。

1.血淤 主要表现为胸痛舌下脉络淤张,舌质紫暗。

2.气虚 主要表现为心悸,气短,乏力,自汗,舌质淡胖,面㿠白。

3.阳虚 主要表现为水肿,喘促不得卧,尿少,舌胖润,脉弱或数。

4.阴虚 主要表现为心悸,口干咽燥,舌红少津,脉细。

5.水饮 主要表现为纳呆,腹胀便溏,水肿,舌苔腻,脉滑或濡。

(二)应证组合

本病的在临床上以下列应证组合情况较为常见,具体表现如下:

1.心脾两虚 症见心悸怔忡,头晕失眠,腹胀纳呆,疲倦乏力,舌体胖大,舌质淡,苔薄白或白腻,脉细弱。

2.气阴两虚 心悸怔忡,动则加剧,头晕乏力,心烦失眠,脉细软无力或结代,舌质淡红,苔薄白或薄黄。

3.阳虚饮停 心悸气急,腹胀纳呆,身凉肢冷,浮肿尿少,舌淡苔薄或腻,脉细无力。

4.水气凌心 心悸气急,咳喘痰多,动则加剧,喘息不得卧,恶心纳呆,畏寒肢冷,尿少浮肿,舌质淡胖有齿痕,苔薄白,脉沉细而数,重取无力,或虚大结代。

5.气虚血淤 心悸怔忡,头晕,胸痛,面黯唇紫,舌络淤张,脉细涩。

五、鉴别诊断

扩张型心肌病需与下列疾病相鉴别:

(一)风湿性心脏病

扩张型心肌病可出现二尖瓣、三尖瓣关闭不全的收缩期杂音,需与风湿性心脏病二尖瓣病变相区别。前者在心力衰竭时杂音明显;后者在晚期严重心力衰竭时杂音不明显、超声心动图检查在风心病显示瓣膜钙化、增厚、开放受限或关闭不全等表现。

(二)心包积液

由于扩张型心肌病心脏常明显扩大,又有心力衰竭,应与心包积液相鉴别。后者心尖搏动多位于心浊音界内侧,超声波检查显示液平段,心瓣膜处杂音少,心电图表现以 ST 段抬高为主,心血管造影或核素心血管血池扫描显示心影小于心浊音界,作心包穿刺可明确诊断。

(三)冠状动脉粥样硬化性心脏病

有时可出现显著心脏扩大,无特征性心脏杂音或二尖瓣乳头肌功能失调时出现二尖瓣关闭不全的返流性杂音,需与扩张型心肌病相鉴别。前者年龄常＞40 岁,常伴高血压,高脂血症;后者常早期出现室性心律失常,后期可有心房颤动,而冠心病相反。前者超声心动图检查室壁活动常呈节段性运动不良;而后者则主要为弥漫性室壁运动不良,运动时左室射血分数可能增加而冠心病则不变或降低。冠状动脉造影可予以确诊。

(四)先天性心脏病

先天性三尖瓣下移可有球形心脏增大。心脏搏动减弱、心力衰竭等需与扩张型心肌病相鉴别。前者在超声心动图中显示三尖瓣下移、右心房明显增大而右心室不大。选择性右心室或右房造影可显示畸形的三尖瓣及巨大右心房以资鉴别。

（五）继发性心肌病

有原发性病变的临床病史，一般不难鉴别。心内膜心肌活检可资鉴别有否心肌淀粉样变、心内膜弹性纤维组织增生症等。

（六）高血压性心脏病

心肌病可有暂时性高血压，但舒张压多不超过 110mmHg(14.67kPa)，且出现于心力衰竭时，心力衰竭好转后血压下降，与高血压性心脏病不同，眼底、尿常规、肾功能正常。

近年来，在临床上开展心内膜心肌活组织检查，可以发现是否有心肌炎症的证据，但目前对病理组织学的诊断标准和去除伪迹方面还有些问题待解决。

六、中医治疗

（一）治疗原则

本病治疗主要针对临床表现——早期无症状强调休息及避免劳累；终末期心衰发病关键为气虚，元气不足所致血瘀，病机以心脾肾多脏阳虚为主，同时兼痰浊、水饮、淤血，治以标本兼治、扶正祛邪。病之初期气滞血瘀，痰浊痹阻，以祛邪为主；病之中期心气虚乏，血脉淤阻或心脾两虚，瘀血内停，扶正祛邪兼施；晚期以心肾阳虚，水气凌心为主，大剂补气药物，加强活血化淤利水，扶正为主，祛邪为辅。

（二）辨证治疗

1.心脾两虚

治法：补气养心，健脾安神。

方药：归脾汤加减：生黄芪、党参、白术各 15g，茯苓、当归各 10g，远志 5～10g，酸枣仁 15g，木香 6g，陈皮、谷麦芽各 10g，炙甘草 5g。

2.气阴两虚

治法：益气温阳，活血通脉。

方药：炙甘草汤（《伤寒论》）加减：党参 15g，麦冬 10g，五味子 5g，炙甘草 10g，生地 15g，阿胶（烊化）10g，麻仁 10g，大枣 10g。

3.阳虚饮停

治法：温阳益气，健脾利湿。

方药：五苓散合保元汤加减：生黄芪 30g，党参 15g，桂枝 10g，白术 10g，茯苓 30g，泽泻 10g，益母草、大腹皮各 15g，陈皮、鸡内金各 10g，生薏米 15g。

4.水气凌心

治法：温阳利水。

方药：真武汤合葶苈大枣泻肺汤加减：制附子（先煎）10～15g，生姜、白术各 10g，茯苓 15～30g，葶苈子 15～30g，桑白皮、生黄芪、党参、陈皮、半夏、泽泻、泽兰各 10g。

5.气虚血淤

治法:益气活血。

方药:生脉散合丹参饮加减:党参 15g,麦冬 10g,五味子 5g,丹参 15g,砂仁 5g,檀香、当归、赤芍、川芎各 10g。

(三)固定成方加减治疗

1.炙甘草汤　　炙甘草 5～30g,生地 15g,白术 15g,人参 15g,麦冬 15g,五味子 10g,大枣 10g,阿胶(烊化)10g,每日 1 剂,分 2 次服,可用于治疗阴阳两虚,并心律失常者。

2.瓜蒌薤白白酒汤合银翘散　　瓜蒌 30g,薤白 15g,苏梗 15g,银花 15g,连翘 15g,桑白皮 12g,板蓝根 20g,甘草 9g,薄荷 9g,适用于痰火扰心,心脉闭阻之症,还可用于心力衰竭合并肺部感染时。

3.玉屏风散合生脉散　　人参 5g(或以党参 15g、太子参 15g),麦冬 10g,五味子 5g,生黄芪 10g,白术 10g,防风 5g。对气阴两虚所致之心律不齐有良效。

(四)中成药治疗

1.参芍片　　每次 4 片,每日 3 次,益气活血。

2.柏子养心丸　　每次 1 丸,每日 2 次,清热养心安神。

3.生脉饮　　每次 10ml,每日 2～3 次,益气养阴。

4.金匮肾气丸　　每次 1 丸,每日 2 次,补益肾气。

5.复方丹参片　　每日 3 次,每次 3 片,适用于气滞血淤证。

6.丹七片　　每日 3 次,每次 3 片,适用于气滞血淤证。

7.舒心口服液　　每日 3 次,每次 1 支,适用于气虚血淤证。

8.诺迪康胶囊　　每次 4 粒,每日 3 次,补气活血。

9.正心泰胶囊　　每日 3 次,每次 4 粒,补气益肾。

10.参芪注射液　　每次 20～40ml,稀释后静滴,每日 1～2 次。

11.红花注射液　　每次 20ml,稀释后静滴,每日 1 次。

扩张性心肌病病程一般比较长,"久病必淤","久病入络",因此活血化淤法应贯穿始终。

(五)中医外治方

1.地仙膏

方源:《外治医说》

主治:心虚而烦及胖肾肺虚、邪攻而烦。

组成:地骨皮二斤(1000g)。

用法:麻油熬,贴肚脐处。

2.养心膏

方源:《外治医说》

主治:心虚有痰火。

组成:党参,白术,茯苓,甘草,生地,白药,当归,黄连,瓜蒌,川芎,半夏,沉香,朱砂,栀子。

用法:麻油熬,贴膻中。

（六）单方验方

1.葶芝参花汤　陈可冀老师经验方:葶苈子 30g,菌灵芝 30g,人参 60g,黄芪 60g,麦冬 30g,五味子 15g,丹参 30g,水煎服 1 剂,6 个月 1 个疗程。

2.温阳活血汤　为王归圣经验方:黄芪、丹参、车前草、夏枯草各 30g,党参、当归、猪苓、柏子仁、炒枣仁各 15g,桂枝、茯苓、泽泻各 10g,生姜 6g。热象明显增加桑白皮、葶苈子各 15g,寒象明显加麻黄 6~10g,增加桂枝至 15g。

3.补心汤　为福建安溪县医院白新胜治疗经验:人参 10g,黄芪 30g,炙附子 6g,丹参 20g,川芎 10g,麦冬 10g,五味子 10g。气虚重者将人参改为红参,血淤者增加郁金、赤芍各 10g,水肿重者加猪苓、茯苓各 10g。

4.心复康口服液　黄芪 30g,丹参 20g,炙附子 10g,川芎 25g,淫羊藿 15g。

5.健心汤　党参 9g,麦冬 9g,五味子 9g,鸡血藤 15g,黄芪 30g,生地 15g,当归 9g,连翘 9g,红花 9g。益气复脉,清热解毒活血。体壮者加大戟、山慈姑。血淤者加丹参、鳖甲、穿山甲。心衰者加人参、车前子、泽泻。

6.温阳益气汤　制附子 9g,太子参 30g,泽泻 15g.白芍 15g,桂枝 10g,黄芪 20g,车前子 15g。以温阳益气活血为法,治疗 DCM 心力衰竭 100 例取得满意疗效。

（七）针灸治疗

主要用于心肌病并发症的治疗。心力衰竭时取内关、间使、通里、少府、心俞、神门、足三里。每次取 4~5 个穴位,每日 1 次,采用平补平泻手法,7 日为 1 个疗程。合并心绞痛发作时,取曲池、外关、合谷。有栓塞时可取环跳、阳陵泉、足三里、解溪、昆仑、地仓、颊车、内庭、太冲等穴位。视栓塞部位选择用穴,针刺强度随病程、体质而定。

七、中西医结合治疗

（一）中西结合治疗策略

本病病程进展缓慢,病位在心,涉及肺、脾、肾等脏,本虚标实之病理基础贯穿始终。中西结合可采取分期论治的治疗方法——早期以邪毒入侵为主,治疗着重清泄邪毒,佐以扶正。西药重点选用利尿剂和扩血管药物如速尿、ACEI;中期正虚邪恋为主,治疗着重补气化淤、宁心复脉。西药重点应用利尿剂、洋地黄、ACEI;晚期正气衰退,标实加重,且常累及肺、脾、肾,治疗以调整脏腑功能、祛除病理产物为主,药物治疗效果不理想,可采取植入起搏,除颤器治疗,防止猝死发生。

尤其是在并发症的治疗上,中西医结合治疗疗效显著,快速型心律失常发生时,在应用抗心律失常的药物同时,加黄连、苦参、甘松。缓慢型心律失常加麻黄、桂枝、枳实、羌活。以上药物经药理研究均具有不同程度的抗心律失常的作用。CHF 加重,水肿明显且应用洋地黄的患者中,附子,桂枝,北五加皮,葶苈子的用量应该相应减少,避免二药毒性相加,造成中毒。患者久病体虚强心利尿效果不佳时,可结合中医的培补疗法,以强身健体有助于增加药物的疗效。可采取每晚热水烫脚,手搓足心,艾灸足三里、三阴交。西洋参每日 3~6g 口含或泡水,益气养阴,堪称久病培补之佳品。活血化瘀治疗为预防 DCM 发生血栓性疾病提供了有效的治疗方法,既可用于已经发生血栓栓塞者,也可用于预防血栓形成。

(二)西医治疗

扩张型心肌病的治疗包括:控制充血性心力衰竭,防治严重心律失常,防治血栓栓塞。

1.一般治疗　避免感染,防止过劳,以免诱发心力衰竭(CHF)。已有心力衰竭者应限量活动及限制钠盐摄入。

2.心衰的治疗　扩张型心肌病一旦发生 CHF,说明病情已发展到严重阶段。正确治疗对缓解症状、提高生活质量和改善预后十分重要。治疗方法不外强心、利尿和血管扩张等。

(1)洋地黄类:仍为目前最常用的强心剂,尤对心脏扩大较明显且并发快速性房颤者更为必要。由于严重 CHF 时对洋地黄类较敏感,用后易发生毒性反应,故使用时剂量应偏小,并严密观察有无中毒表现,对老年、肾功能不全或低钾、低镁患者更应注意。在心力衰竭严重且洋地黄类、利尿剂和血管扩张剂疗效不好,或发生洋地黄中毒时,可考虑短期使用多巴酚丁胺静脉点滴,但应防过量,以免诱发室性心律失常和加重心肌缺血。

(2)利尿剂:扩张性心肌病心力衰竭的主要治疗药物,特别是有容量负荷过重者。用量不宜过大,使用中应注意血钾,血镁,并防止心排血量过低导致低血压,或低钾、低镁诱发严重室性心律失常。合并用洋地黄类时,低钾、低镁更易促进室性心律失常发生。

(3)血管活性药物:目前常用的硝酸酯类有较好的疗效,可作为第一线药物使用外,血管紧张素转换酶抑制剂(ACEI)是近年来广泛应用的药物。它可同时降低心脏的前、后负荷,增加心排血量,使 CHF 获得明显改善,并提高患者的存活率,且很少产生耐药性。目前国内常用的有卡托普利和依那普利,因该类药物特别容易引起低血压,故应从小剂量开始。

对收缩压低于 14.7kPa 者,卡托普利和依那普利的开始用量分别为 6.25~12.5mg,q8h 和 2.5~5.0mg,q12h。用后若未发生低血压,可分别将每次用量逐渐增至 25~50mg 和 5~10mg。鉴于 ACEI 可提高血钾浓度,故不宜同时并用保钾利尿剂。某些患者在 ACEI 用后 2~4 天内可发生体液潴留,此时可酌情加用排钾利尿剂。

哌唑嗪属 α 受体阻滞剂,短期间断使用有扩张动静脉、降低肺毛细血管压和提高心排血量的作用;但不少患者长期持续使用时,疗效并不显著,可能与产生耐药性有关。此外,某些患者首次应用时,即使剂量小至 1mg,亦可能在服后 30~90min 后发生严重低血压或晕厥。因此有人主张只在 ACEI 无效时再考虑选用。钙拮抗剂虽有扩血管作用,因同时有明显的负性肌力作用,故不适用于有严重 CHF 者。

(4)β 受体阻滞剂:近年来有报道指出,长期使用 β 受体阻滞剂于扩张型心肌病合并 CHF 者,可改善其心功能。提高其运动耐量和存活率。其治疗机制可能为:

1)防止 CHF 时的交感神经过度兴奋,恢复心肌 β 受体数目并增加其对交感胺的亲和力(β 受体上调),对交感神经的反应性增强;

2)减轻儿茶酚胺对心肌的直接毒性作用;

3)防止 CHF 并发的严重室性心律失常而降低猝死率。

然而,β 受体阻滞剂有较明显的负性肌力作用,用后使某些患者的病情恶化,对其使用价值目前仍有争议。一般认为,只在常规治疗效果不满意时再考虑选用。β 受体阻滞剂应在合理应用其它抗心衰治疗如利尿、强心、血管活性药物的基础上使用,常用选择性 β_1 受体阻滞剂如美托洛尔,并从小剂量(12.5mg,每日 2 次)用起,视病情变化可于数周内逐渐增至一般用量。使用时须同时用强心剂和利尿剂,并注意观察心功能改变,一旦 CHF 加重,需及时减量或停药。其疗效常在治疗 3 个月后方可出现。卡维地洛亦用于心力衰竭的治疗,在使用前洋地黄类药物,利尿剂和血管紧张素转换酶抑制剂的剂量稳定。推荐以 3.125 mg/次,每日 2 次开始。

3.**严重心律失常的治疗** 扩张型心肌病常并发房颤和室性心律失常。前者主要采用洋地黄类来减慢心室率,一般不宜复律;后者常较严重,是导致患者死亡的重要原因。鉴于扩张型心肌病的室性心律失常往往与 CHF 并存,故其发生原因除心肌病变之外,可能还有心脏扩大、交感神经过度兴奋、缺氧、电解质紊乱或强心剂毒性反应等因素参与。因此,治疗室性心律失常时,首先纠正这些因素,将有助于防止室性心律失常的发生或加重,或增加抗心律失常药物的疗效。当室性心律失常较严重且临床上出现相应症状时,可适当选用慢心律、妥卡律或奎尼丁等负性肌力作用不太显著的药物,对只在动态心电图上出现室性心律失常但无相应症状者,其室性心律失常与猝死发生的相关性不大,故是否需用抗心律失常药物迄今无定论,不过对其中表现为持续性室速或室速时心室率快者,则应考虑使用。需注意有否合并窦房结功能不全,必要时需置入人工心脏起搏器。

在抗快速心律失常的药物中,胺碘酮有预防猝死的作用,对于扩张性心肌病合并有快速心律失常者,可使用胺碘酮。用量为 200mg,每日 2～3 次,5～7 天后改为 200mg,每日 1 次,维持剂量为 100mg,每日 1 次或隔日 1 次。

4.**抗凝治疗** 扩张型心肌病患者常并发肺循环或体循环栓塞,尤其在长期卧床或并发房颤时更易发生。因此,只要没有抗凝疗法的禁忌证,一般主张使用华法林长期抗凝,保持凝血酶原时间在正常的 1.5 倍左右。由于用药过程中有并发出血的危险,且需反复抽血检测凝血酶原时间,故通常只用于长期卧床、并发房颤、有血栓栓塞史、有深部静脉血栓形成表现或超声心动图上显示心腔内有血栓的患者。另外抗血小极聚集药物也可应用。

5.**辅助治疗** 改善心肌代谢药物葡萄糖-胰岛素-氯化钾(GIK)注射液、1,6 二磷酸果糖(FDP),以及辅酶 A、辅酶 Q10、维生素 C 等亦可使用。

6.**免疫抑制治疗** 近年来,有研究指出免疫抑制治疗对扩张性心肌病有益。类固醇和硫唑嘌呤短期免疫抑制治疗对慢性心力衰竭和经免疫组织学证实的心肌炎患者有益。在治疗 DCM 时,国际上有报道采用环磷酰胺,抗 CD4 单抗阻断自身免疫反应进行治疗,取得了良好疗效。

7.**重组人生长激素治疗** 基因重组分泌型人生长激素对扩张性心肌病心衰患者具有一定的改善心功能作用,生长激素(GH)直接或间接通过血浆中的胰岛素样生长因子发挥作用。Fazio 等研究指出,生长激素增加了心肌质量,缩小了心室内径,导致血流动力学参数及心肌能量代谢和临床状态的改善。

8.**基因治疗** 肝细胞生长因子(HGF)是一种有效的血管生成剂,在抗细胞凋亡和纤维化方面有独特效果。HGF 基因转染可削弱心脏重塑,改善心肌功能,可能成为新的基因治疗方法。

9.免疫吸附治疗　　DCM 患者血液中可检测出多种免疫球蛋白。近年来研究发现,可通过免疫吸附疗法清除这些免疫球蛋白来治疗 DCM。

10.起搏及自动转复除颤器植入术　　对从心脏停搏恢复的所有患者,及伴有反复性室性心动过速引起休克或心衰恶化,而且不能被抗心律失常药物治疗控制的患者,皆应植入起搏,除颤器治疗。

11.干细胞移植及心脏移植　　骨髓干细胞移植作为一种新的治疗缺血性心脏病的手段,在CDM 领域的临床应用尚处于起步阶段。心脏移植对于心功能Ⅲ～Ⅳ级患者可长时间缓解病情,但缺少供体心脏,只能少数应用。

12.其它治疗　　近年来,通过动物和人体试验已经证实长期应用生长激素(GH)和类胰岛素生长因子-1(IGF-1)治疗 DCM,取得较满意疗效。研究认为 GH 的治疗能为 DCM 的患者提供另外一种途径去减低室壁张力,保存或甚至改善心功能,但对使用剂量、疗程、GH 抵抗等问题仍需要做进一步的研究。

(1)己酮可可碱:研究表明本品能抑制具有负性肌力作用的细胞因子即肿瘤坏死因子-α(TNF-α)的产生;同时己酮可可碱能阻断多种人体细胞的凋亡过程,研究证实细胞凋亡在DCM 的心力衰竭中占有重要地位,在 DCM 患者应用基础药物治疗同时加用己酮可可碱,能显著改善症状及其左室功能,提高患者的运动耐量。

(2)脑钠素(BNP)和心钠素(ANP):是利钠利尿肽系统的肽类激素,具有利钠、利尿、降压及舒张平滑肌的作用。短期的研究表明,外源性的 BNP 或 ANP 可以改善心力衰竭的各项指标,包括增加心脏指数、降低肺毛细血管楔压、平均肺动脉压和后负荷。FUSON 试验和ADHERE 试验的第一阶段研究发现,基因重组人 BNP 可降低住院率和病死率,由于该药在临床上使用时间很短,还需要更深入的研究。

第三节　肥厚型心肌病

肥厚型心肌病(HCM)是由于编码心肌纤维蛋白的基因变异所致的一种疾病。病理上表现为心肌非对称性肥厚、心室内腔变小、心肌纤维排列紊乱为特征。临床上以左心室血液充盈受阻、左心室顺应性下降、心肌缺血为基本病理生理特征的心肌疾病。临床根据左室流出道有无梗阻分为梗阻型肥厚型心肌病与非梗阻型肥厚型心肌病。本病是青少年患者发生心原性猝死是常见原因。

一、病因病理

(一)病因与发病机制

本病病因不明,有以下几种假说:

1.遗传因素　　研究认为本病是家族性常染色体显性遗传。目前已经确定 10 个编码肌节蛋白基本的 100 多种突变被确定可引起家族性肥厚性心肌病。基因突变导致合成的肌节蛋白功能结构改变,肌小节发育不全和肌纤维紊乱;β-肌球蛋白重链及其它肌节蛋白的突变减弱了肌动蛋白 ATP 酶的活性,改变其钙敏感性,影响肌动蛋白-肌球蛋白的相互作用。同一家族中肥厚性心肌病患者左室肥厚程度、分布、左室流出道是否梗阻以及猝死危险性存在很大差别,即表型异质性,它与基因的异质性有关。

2.儿茶酚胺与内分泌紊乱学说　部分肥厚型心肌病患者伴有神经嵴组织疾病如嗜铬细胞瘤、多着色斑病、高血压、高胰岛素血症,动物实验长期用去甲肾上腺素输注可产生与肥厚型心肌病相同的表现。肥厚型心肌病患者流出道心肌组织交感神经分布增多等提示儿茶酚胺分泌增多。

3.原癌基因表达异常　已经研究提示,心肌肥厚常伴有原癌基因表达过盛,原癌基因的激活与表达增强可能是心肌肥厚发生的重要信号与介导途径。

4.钙调节异常学说　在部分肥厚型心肌病患者的室间隔及心房肌的钙拮抗剂受体增加,动物实验表明对妊娠鼠增加其血钙浓度,可使其后代的心脏发生心肌肥厚和肌原纤维排列紊乱。由此,细胞内钙调节机制异常可能参与肥厚型心肌病的发病过程。

(二)病理与病理生理

1.病理　肥厚型心肌病患者的心脏外观增大,室间隔呈非对称性肥厚占 90% 病例、左室游离壁也有增厚约占 3% 的病例。室间隔肥厚与左室游离壁相比≥1.3∶1,心室腔缩小,二尖瓣前叶常增厚,纤维化或钙化。有时肥厚可限于心尖部、后间隔部和外侧壁等,但均属少见。镜下检查见心肌纤维增厚、心肌细胞增大、肌原纤维排列异常、核畸变、线粒体增多、细胞内糖原增多。

2.病理生理

(1)心肌缺血:有研究证明肥厚型心肌病患者冠脉血流储备下降,在起搏或药物负荷试验时有心肌缺血的代谢变化,但尚无充足证据表明心肌缺血是心肌肥厚及胸痛的原因。

(2)舒张功能下降:心肌细胞肥大、肌细胞或纤维排列紊乱、心室几何结构改变、心肌缺血均可造成心室舒张功能损伤。

(3)心力衰竭:早期表现为舒张功能下降,左室充盈受阻,二尖瓣开放延迟,舒张期容量减少,左房压增高,肺淤血而发生呼吸困难。晚期则收缩功能同时受损而出现充血性心力衰竭。

(4)左室流出道的梗阻:以主动脉瓣下梗阻为多见,增加心肌收缩力、降低前负荷与后负荷均可使梗阻程度增加,反之则降低。

(三)中医对本病病因病机的认识

中医既往无肥厚型心肌病的记载,从本病的自然病程及临床表现来看,肥厚型心肌病的发生与先天禀赋、情志失调、外邪侵袭等因素有关。先天禀赋异常多与血淤质、气虚质、痰浊质有关,情志失调主要与郁怒伤肝、肝郁气滞、气滞血淤、痰浊壅阻有关,外邪侵袭,以温邪热毒最为常见。病位在心,亦可累及肺、脾、肾等诸脏,其病机以气滞血淤,心脉瘀阻,气虚及阳,阳气虚衰,属虚实夹杂之证,早期以气滞、血淤、痰阻为主,后期则多有气虚及阳,甚至阴阳两虚。

二、临床表现

（一）流行病学

肥厚型心肌病见于所有种族，多数发表的文献来自北美、欧洲及日本的人群，多数文献报道本病发病率为 0.2%～0.5%。

（二）疾病自然史

心室肥厚多在成长的早期出现，有时甚至是出生后的第一年，但多数发生在青少年时期。肥厚型心肌病的症状发展缓慢，与年龄及左室功能恶化速度有关，这种缓慢的发展过程常因猝死而中止。成人年死亡率约为 2%，儿童及青少年死亡率为 2%～4%，10 岁以下儿童猝死相对少见。有不到 10% 的患者有快速的症状恶化伴有进行性心室壁变薄、收缩功能下降、左心室舒张末压增高。60 岁以上的老年人有时亦可发病，多伴有轻度高血压，晚年发病的患者比早年发病患者的预后更好。

（三）症状

患者可以在任何年龄出现呼吸困难、胸痛及不明原因的晕厥、心律失常，部分因猝死复苏后得到诊断。本病临床症状少或无。儿童与少年的患者多在进行家族筛查时发现。

1.心悸　本病心悸常见，持续性心悸多为室上性心动过速所引起。

2.呼吸困难　在成年患者中常见，表现为劳力性呼吸困难，端坐呼吸，系因左室肥厚心肌顺应性降低，左心室舒张末压增高引起肺淤血所致。

3.胸痛　30% 的成年患者可见到劳力性胸痛，更多的表现为不典型性胸痛，疼痛持续时间长且可在休息或餐后发生，用硝酸甘油无效。可能由于肥厚的心肌内细冠状动脉受压，心肌供血不足及心肌肥厚需氧增多所致。

4.晕厥与头晕　15%～25% 的患者可出现晕厥，约 20% 的患者有晕厥前兆。多在劳累时发作，可能由于左心室顺应性降低，劳累后交感神经的正性肌力作用加强，左心室顺应性更差，舒张期血液充盈更少，左心室流出道阻塞更重，搏出量更少，脑供血不足所致。也可能由过度刺激左心室压力感受器，引起反射性血管扩张，血压降低所致。

（四）体征

绝大多数肥厚型心肌病患者没有特征性的体征。心尖搏动呈抬举性，胸骨左下缘可闻收缩期杂音，乏氏动作（用力呼气至声门关闭，以增加肺内压的动作）可使杂音增强，系左心室流出道梗阻加重所致。半数患者伴有二尖瓣关闭不全，心尖部有收缩中晚期或全收缩期杂音，心尖部可闻病理性第三心音和（或）第四心音。

（五）辅助检查

1.心电图　常见心肌损害，左心室肥厚或伴劳损，时伴左心房肥大，Ⅱ、Ⅲ、aVF 导联可有 Q 波，左侧胸导联深 Q 波，反映心室间隔纤维化与肥厚。可出现各型心律失常，时有预激综合征表现。胸导联 QRS 电压增高伴巨大倒置 T 波，有人认为是心尖部肥厚的心电图特征表现。

2.X 线　X 线平片可显示左心室增大，左心房增大，但心影常为正常。左心室衰竭时可有肺淤血表现。选择性左室造影可显示左心室腔狭小,呈靴型或舌型,心壁增厚。冠状动脉造影基本正常。

3.超声检查

(1)M型超声

1)室间隔厚度>15mm;

2)室间隔运动幅度≤5mm;

3)室间隔厚度/左室后壁厚度>1.3;

4)左心室收缩末期内径<25mm;

5)左心室流出道<20mm;

6)二尖瓣前叶收缩期前向运动;

7)主动脉瓣收缩中期关闭。7项中前2项为本病主要诊断依据。

(2)二维超声显示

1)局部心肌非对称性增厚,厚度>1.5cm,向心室腔突出;

2)心肌收缩明显减弱,即运动幅度及收缩期增厚率明显减低;

3)病变部位心肌回声增强,光点粗并强弱不等,纹理不规则;

4)心腔明显变小,收缩期腱索及二尖瓣叶向前运动,突入左心室流出道。

(3)二维超声分型

1)主动脉瓣下肌肥厚型,为室间隔基部增厚并突入左心室流出道,位于主动脉瓣下;

2)心尖肥厚型,为室间隔近心尖部肥厚;

3)左心室后壁肥厚型,为左心室后壁明显增厚,伴有室间隔下部肥厚;

4)前侧壁肥厚型,显示左心室前外侧壁肥厚;

5)普遍肥厚型,为左心室壁均匀性肥厚;

6)左心室流出道狭窄型,室间隔基底部肥厚突入左心室流出道。

4.心导管检查　左心室流出道梗阻型左心室与流出道间有收缩期压力阶差,在主动脉瓣处无跨瓣压差。左心室舒张末期压增高,左房压力也增高。

5.核素检查　核素心血管造影可显示流出道狭窄、心腔收缩期缩小、二尖瓣异常活动等。核素心肌显影可显示心肌增厚及形态改变。

6.左心室造影　显示倒锥形改变。

(六)并发症

室性快速性心律失常可致猝死,心房颤动可促发心力衰竭,少数患者有感染性心内膜炎或栓塞等并发症。

三、诊断

根据临床上有心悸、胸痛、呼吸困难甚至晕厥史,超声心动图检查发现相应部位的心肌肥厚,不能用其它疾病解释者可考虑为肥厚性心肌病。

四、辨证

(一)证候要素

根据文献记载,本病的临床表现,我们认为肥厚型心肌病的证候要素主要有以下几种。

1. 血淤 主要表现为胸痛,舌质紫暗。
2. 气滞 主要表现为胸闷,胁胀,脉弦。
3. 气虚 主要表现为气短,乏力,自汗,舌质淡胖,面㿠白。
4. 阳虚 主要表现为水肿,喘促不得卧,尿少,舌胖润,脉弱或数。
5. 阴虚 主要表现为口干咽燥,舌红少津,脉细。
6. 水饮 主要表现为纳呆,腹胀便溏,水肿,舌苔腻,脉滑或濡。
7. 痰浊 主要表现为咳嗽咳痰,胸满闷,舌苔腻。

(二)应证组合

本病在临床以下应证组合情况较为常见,具体表现如下:

1. 气滞血淤 胸闷,胸痛,痛有定处,心悸气急,舌质紫暗或有淤斑淤点,苔薄白,脉弦。
2. 痰淤交阻 胸闷胸痛,心悸气短,头晕恶心,纳呆腹胀,舌质紫暗或有淤斑淤点,脉弦滑。
3. 气阴两虚 心悸气急,头晕乏力,动则加剧,心烦失眠,脉细软无力或结代,舌质淡红,苔薄白或薄黄。
4. 阳虚饮停 心悸气急,身凉肢冷,纳呆便溏,舌淡苔薄或腻,脉细无力。
5. 阳虚水泛 心悸气急,咳喘痰多,动则加剧,喘息不得卧,恶心纳呆,畏寒肢冷,尿少浮肿,舌质淡胖有齿痕,苔薄白,脉沉细而数,重取无力,或虚大结代。

五、鉴别诊断

本病的某些症状和体征常与以下疾病相类似,应注意鉴别。

(一)高血压性心脏病

本病系由于血压长期增高、左室收缩期负荷增重,导致左室壁及室间隔发生代偿性肥厚,后者厚度可达 15mm 以上,心脏 B 超检查时类似梗阻型心肌病。但高血压所致室间隔肥厚多与左室壁弥漫、均匀性增厚同时存在,并伴有左室腔扩大。X 线心脏影呈靴形及主动脉迂曲延伸。血浆中肾素、血管紧张素 Ⅱ、儿茶酚胺及其代谢产物 VMA 浓度增高。高血压患者可出现器官功能减退或衰竭的临床表现,高血压病史以及高血压阳性家族史等均有助于高血压病的诊断。而梗阻性心肌病多为单纯室间隔增厚,不具有上述多方面的临床特征,因而两者鉴别多无困难。

(二)室间隔缺损

梗阻型心肌病胸骨左缘 3~4 肋间之收缩期杂音应与先天性心脏病室缺者相鉴别。室缺杂音自幼存在,其强度和粗糙程度明显,多年无动态变化,80% 以上患者杂音伴有显著震颤;心脏彩色多普勒检查可见室间隔缺损口及左室血经缺口进入右室;右心导管测右室水平血氧含量增高;左室造影见左室显影后右室相继迅速显影。上述特殊的阳性发现均支持室缺的诊断,可除外梗阻型心肌病。

（三）主动脉瓣狭窄

需与梗阻型心肌病杂音相鉴别的是轻度主动脉瓣狭窄,因两者杂音性质、强度极为相似。重度主动脉瓣狭窄患者杂音既响又粗糙,并伴有明显震颤,特征十分明显,故无需鉴别。超声检查可见主动脉瓣膜开放受限或有钙化,左室壁增厚并心腔扩大;胸片心影呈靴形。

（四）二尖瓣后瓣脱垂或关闭不全

二尖瓣后瓣关闭不全或脱垂所致的收缩期杂音,多呈中等强度由心尖或其内侧向右上方传导,可达胸骨中部,与梗阻型心肌病之收缩期杂音相似,需予以鉴别。彩色多普勒检测显示二尖瓣后瓣关闭不全并于左房内探及收缩期湍流,而室间隔厚度正常,借此可除外梗阻型心肌病。

（五）冠心病

梗阻型心肌病常有心绞痛发生,与冠心病心绞痛相似。但冠心病心绞痛发作规律、疼痛程度、持续时间、缓解方式以及对硝酸甘油的敏感性均与梗阻型心肌病心绞患者不同,仔细询问病史可资鉴别。如肥厚型心肌病同时合并冠心病,则心绞痛发作较难判定属哪一病因引起。

六、中医治疗

（一）治疗原则

本病治疗早期应重视化痰消瘀,理气活血,采取扭转截断法,尽可能阻止心肌肥厚的发展。一旦出现心力衰竭则应在活血化痰的基础上扶正,使攻邪不伤正,扶正不恋邪。后期多有气虚及阳,则宜温阳化湿,利水消肿。晚期可出现阴阳两虚或阳脱阴竭则随证施救。

（二）辨证治疗

1.气滞血瘀

治法:活血化瘀,理气通脉。

方药:血府逐瘀汤加减:当归10g,生地15g,白芍10g,桃仁10g,红花10g,丹参15g,郁金10g,元胡10g,柴胡5g,枳壳5g,桔梗5g,甘草5g。

2.痰瘀交阻

治法:理气化瘀,消痰软坚。

方药:四逆散,丹参饮合鳖甲煎丸加减:柴胡、赤白芍各10g,茯苓15g,制半夏10g,贝母10g,牡蛎15g,三棱10g,莪术10g,生黄芪15g,生地15g,茵陈蒿10g,丹参15g,生甘草5g。

3.气阴两虚

治法:益气养阴,通脉宁心。

方药:生脉饮合炙甘草汤加减:党参15～30g,麦冬15g,五味9g,生地30g,桂枝5g,阿胶

(烊化)10g,枣仁15g,陈皮10g,茯苓15g,甘草12g。

4.阳虚饮停

治法:温阳益气,健脾利湿。

方药:实脾饮加减:生黄芪15～30g,党参15～30g,桂枝5g,茯苓30g,白术10g,泽泻15g,槟榔10g,益母草30g,大腹皮12g,陈皮10g,香附10g,炒内金10g,苡米15g,甘草6g。

5.阳虚水泛

治法:温阳利水,化痰平喘。

方药:真武汤合葶苈大枣泻肺汤加减:制附子(先煎)6～9g,生姜9g,白术9g,白芍15g,茯苓30g,葶苈子15g,丹参12g,泽兰15g,生黄芪15g,党参15g,大枣5枚。

(三)固定成方加减治疗

本病治疗以扶正固本、恢复脏腑功能为原则,总以益心气、通心脉,温肾阳为治。

1.血府逐瘀汤　黄芪30g,当归、生地各15g,桃仁12g,红花、赤芍、枳壳各10g,柴胡、川芎各15g,桔梗10g,牛膝20g,甘草10g。气短、乏力重用黄芪;气滞较重加青皮、香附;肢体浮肿加茯苓、葶苈子、木通;腹胀者,加山楂、陈皮以理气消胀;夜寐欠佳者,加炒枣仁、柏子仁、夜交藤以养血安神。对HCM的治疗起到活血化瘀、舒经理气之功效,使增厚的心肌在不同程度上得到改善和恢复,疗效明显。

2.四君子汤合生脉饮　生黄芪30～120g,太子参15～60g,麦冬15～30g,五味子10g,白术15g,炙甘草10～15g,生地15～30g,益母草30g,丹参30g,当归12g,仙灵脾12g,补骨脂10g。若病之伤阴,津液耗伤,出现烦躁不安,心悸脉促之症,可重用生地,加阿胶10g,白芍10g;兼手足抽搐去加牡蛎30g,龟版20g,鳖甲20g;阴虚水浮,伴见肢肿、胸水或腹水时,加附子10g,川桂枝5g,猪茯苓30g;阳虚欲脱,大汗淋漓,四肢厥逆者当急投人参10g,附子15g,牡蛎30g,龙骨30g,回阳固脱。

3.肥厚性心肌病方　柴胡2g,枳实10g,当归12g,郁金15g,丹参15～20g,桃仁9g,前胡12g,赤芍15g,桔梗9g,甘草6g,每日1剂水煎服。

4.温阳和血汤　制附子15g(先煎),炙黄芪30g,党参30g,丹参30g,泽泻20g,茯苓12g,白术10g,麦冬10g,五味子10g,淫羊藿10g,炙甘草10g,每日1剂连服1周。再按原方去丹参,每日1剂,连服2周。腹胀者,加山楂、陈皮以理气消胀;夜寐欠佳者,加炒枣仁、柏子仁、夜交藤以养血安神。

5.四逆散加减　组成与用法:柴胡12g,枳壳10g,当归12g,郁金15g,丹参15～20g,桃仁9g,前胡12g,赤芍15g,薄荷12g,桔梗9g,甘草6g,每日1剂,水煎,分2次服用。神倦乏力者加党参、黄芪以健脾益气;心阳不足加桂枝、炙甘草以补益心阳;肾阳不足者加补骨脂以温肾补阳。

(四)中成药治疗

1.心肌康泰冲剂

主要成分:黄芪、甘草等。

功用与药理:补气解毒,实验表明本药不仅能有效地维护心肌纤维及膜系统的完整性,而且对CD_3病毒具有杀灭和清除作用。可促进心肌细胞再生、修复及保护心肌细胞和膜系统完整性的功能。

用量与用法：每次 1 袋，每日 3 次，冲服。

2.振源胶囊

主要成分：人参的成熟果实精制。

功用与药理：滋补强壮，养心安神。本品能明显提高人体耐受急性缺氧能力；对心肌细胞缺血、缺氧有保护作用；提高心脏功能，对心血管作用持续时间长。对本病有辅助治疗作用。

用量与用法：每次 1 粒，每日 2 次，口服。

3.心达康

主要成分：醋柳黄酮。

功用与药理：活血化淤，益气养心。现代药理研究表明：本品能显著增加心肌血流量，降低心肌耗氧量，延长实验动物在常压缺氧下的生存时间，对垂体后叶素致心肌缺血具有保护作用。此外，还可降低血清胆固醇，抑制血小板聚集。对本病有辅助治疗作用。

（五）单方验方

1.菖蒲 3g，远志 6g，茯神 10g，水煎服，治疗心慌、心悸、失眠。

2.定喘汤（民间验方）：酸枣仁 9g，远志 6g，茯神 10g，菖蒲 6g，水煎服日 1 剂，早、晚分服，治疗心悸、气喘。

3.痛安汤（民间验方）：乳香 10g，没药 10g，血竭 15g，冰片 6g，共研细末，每次 1g，每日 3 次，用于治疗肥厚梗阻型心肌病。

4.参七粉（民间验方）：人参、三七、沉香等量研末，每次 1g，每日 3 次，用于治疗心功能不全的早期或心绞痛。

（六）针灸治疗

1.穴位可选　心俞、督俞、乳根、列缺、风门。

2.定位与操作

（1）心俞穴位于第 5 胸椎棘突下，旁开 1.5 寸；斜刺 0.3～0.6 寸；快重捻针或强电针至有麻胀感，每次针刺 5～15min。

（2）督俞穴位于第 6 胸椎棘突下，旁开 1.5 寸；斜刺 0.4～0.7 寸；快重捻针或强电针至有麻胀感，每次针刺 5～15min。

（3）乳根穴位于第 5 肋间隙，乳头直下，斜刺和平刺 0.5～0.7 寸；快重捻针或强电针至有麻胀感，每次针刺 5～15min。

（4）列缺穴位于桡骨茎突上方，腕横纹上 1.5 寸，向上斜刺 0.3～0.5 寸，快重捻针或强电针至有麻胀感，每次针刺 5～15min。

（5）风门穴位于第 2 胸椎棘突下，旁开 1.5 寸；斜刺 0.4～0.7 寸；快重捻针或强电针至有麻胀感，每次针刺 5～15min。

七、中西医结合治疗

（一）中西医结合治疗策略

中西医结合治疗肥厚型心肌病时，活血化瘀，化痰散结可以在治疗与预防心肌肥厚的发展方面起一定作用,理气活血对于改善心室舒张功能有益。对于已经发生轻度收缩功能异常合并舒张功能异常的心力衰竭采用中医药辨证治疗,如益气养阴,活血利水治疗可以发挥一定的作用。此外,中医药治疗对改善整体生活质量有所裨益。中医药治疗对于解决在肥厚型心肌病中使用正性肌力药物和β受体阻滞剂的两难问题有用武之地。

(二)西医治疗

在肥厚型心肌病的治疗策略中必须解决二个问题:一是对症治疗,改善患者的生活质量。二是检测出那些有高度猝死危险的患者,并给予积极治疗。

本病多与遗传基因有关,难以预防。患者要注意避免劳累、剧烈活动、感冒、激动。避免使用正性肌力药物和血管扩张药,以免增加血流动力学改变,使症状加剧。治疗的日的在于减轻症状、降低左室流出道压差,控制心律失常。

1.药物治疗

(1)β受体阻滞剂:仍是 HCM 的第一线药物,常需较大剂量,约 70%患者应用后症状可得缓解,由于其减慢心率、延长舒张期与被动心室充盈及通过负性肌力作用减少心肌耗氧量而使心绞痛、呼吸困难等症状及运动耐量得以改善,并可防止运动时伴随的流出道梗阻的加重。常用普萘洛尔口服 10mg,每日 3～4 次,以后增加剂量至每日 60～120mg,一般不高于 200mg。近年来,发现该药的应用不能预防猝死,也不影响预后。有人认为加用胺碘酮可控制室性心动过速而降低猝死率。

(2)钙通道阻滞剂:是处理症状性肥厚型心肌病(HCM)的重要药物,最广泛应用的是异搏定,由于它抑制心肌收缩性、改善心室舒张期充盈及可能减轻心肌缺血而有利于降低左心室流出道压力阶差(LVOTG)、改善症状与运动耐量,在β受体阻滞剂控制无效时,改用异搏定却可起效。但应避免联合用药,因尚未证明两药联用时优于任何一药。异搏定可抑制窦房结自律性及房室传导,以及其血管扩张与负性肌力作用,在应用时应注意掌握剂量。对伴有明显 LVOTG 和(或)明显动脉压升高或严重舒张功能异常者应谨慎使用,以避免严重血流动力学并发症。

其它钙离子拮抗如地尔硫卓也可用于 HCM,硝苯地平则因其强烈扩血管作用而导致血压下降,LVOTG 增加,因此对 HCM 者不利。达舒平通过其负性肌力作用,可有效降低 LVOTG 及缓解症状,但其疗效随用药时间延长而减低。对运动耐量的改善作用优于β受体阻滞剂。达舒平可缩短房室结传导时间,因此在阵发性房颤伴心室率加速时需联合应用小剂量β受体阻滞剂。

在 HCM 伴有严重心力衰竭症状的患者,可在应用β受体阻滞剂或异搏定的基础上适当加用利尿剂以改善肺充血症状,但由于舒张功能异常,应注意避免过度利尿影响心室充盈。房颤是 HCM 的重要并发症,发生在 20%的成人患者中,常伴有血栓栓塞、心力衰竭与死亡危险的增加。阵发性房颤可由于快速心室率造成舒张期充盈与心排量减少而导致本病临床的恶化。因此,房颤一旦发生应予复律,或至少控制心室率以改善大部分患者的症状,胺碘酮对复律或维持窦律是有效的,β受体阻滞剂或异搏停可有效控制慢性房颤的心室律,对慢性房颤或反复阵发性房颤患者还应予以抗凝治疗。

2.非药物治疗

(1)外科治疗:对一些在基础状态下有明显 LVOTG($\geqslant$50mmHg)并伴严重心力衰竭症状,药物治疗无效的患者应予以手术治疗。目的是增宽左心室流出道,消除二尖瓣收缩期前移和间隔与二尖瓣的接触。在过去的 40 年,北美与欧洲多家中心的 2000 例手术结果已显示,约 90％以上的患者可消除或减少主瓣下压力阶差和(或)二尖瓣收缩期的前移活动而不影响左心室功能,且效果持久,70％患者在术后 5 年以上还伴有明显的症状与运动耐量的改善。手术可引起左束支传导阻滞,5％由于完全性房室传导阻滞需安置永久起搏器,其它手术重要并发症包括心室间隔缺损、主动脉瓣返流、心律失常与进行性左心室功能异常等。随着外科手术方法的改良以及术中应用心动超声指导间隔切除的部位与程度,已使并发症减少,近年来在有经验的中心其手术死亡率已降至 2％以下,在老年人或联合其它心脏手术时,则危险性较高。

(2)经皮经腔间隔心肌消融术(PTSMA):PTSMA 术是近年来正在发展中的新技术,主要是通过在冠状动脉左前降支的第一间隔支内缓慢匀速地注入 96％～99％的无水酒精 0.5～3.0ml,使其产生化学性闭塞,导致前间隔基底段心肌梗死,遂使该处心肌变薄,以达到减少或消除 LVOTG、左心室肥厚及减轻症状的目的。自 Sigwart 于 1995 年首次应用该技术于临床以来,国际上经近 1000 例观察表明,PTSMA 治疗 HOCM 的近、中期疗效较可靠,临床改善与间隔切除术相当,对 LVOTG 的改善比起搏器治疗有更实质性影响。PTSMA 最主要的并发症为非靶区心肌梗死、Ⅲ°房室传导阻滞或室性心律失常,甚至有造成死亡的危险,随着术中心肌声学造影的应用使效果更优,并可避免误消融非靶区域以及减少并发症,特别是因Ⅲ°房室传导阻滞而需永久起搏器植入者已由 25％降至 13％。但是酒精消融可引起间隔瘢痕,对其诱发威胁生命的室速倾向与猝死危险以及该术对左心室功能的长期影响尚需要作前瞻性的随机研究。

本技术要求较高,应限于有经验的中心开展,并严格选择病例。PTSMA 的主要适应症为伴有室间隔厚度$\geqslant$18mm,主动脉瓣下梗阻,静息时左心室 LVOTG$\geqslant$50mmHg,静息时仅 30～50mmHg、应激时$\geqslant$70mmHg 的严重症状性 HOCM 患者且药物治疗无效或不能耐受者或外科手术有高度危险的患者。仅轻度症状、三支病变或左束支传导阻滞者均为非适应症,年幼、高龄者亦须慎重考虑。

(3)永久性双腔起搏器治疗:近 10 年来,不少学者应用放置永久性双腔起搏器(DDD)治疗伴严重症状、药物治疗无效的 HOCM 患者。目的是通过房室同步、改变心室激动顺序,使最早心室激动从右心室心尖部开始,使肥厚的室间隔向右心腔靠移,从而减轻 LVOTG 狭窄,并避免了收缩期二尖瓣前移。同时有大量研究提示 DDD 起搏器治疗对症状与压力阶差改善的不恒定性。对长期 DDD 起搏器治疗的确切效果尚需进一步探讨,故该治疗尚不能作为 HOCM 的主要治疗方式。目前考虑双腔起搏治疗的指征是那些症状性 HOCM 患者伴药物治疗无效或不能耐受药物治疗者、或无手术或消融指征者、或具有高危因素又不愿意做手术者以及有其它需作起搏治疗指征的患者。

此外,严重主动脉瓣狭窄时,由于心排血量明显降低,可使主动脉瓣区杂音显著减弱,在临床上主要表现为心脏扩大和 CHF,易误诊为扩张型心肌病。借助二维和多普勒超声心动图及时确诊并予以换瓣治疗,将改善患者预后。重症患者也可考虑心脏移植。

（4）对无症状或轻症患者的处理：由于肥厚型心肌病病变的多样性，且易引起猝死，新的调查结果使人们对无症状及轻症患者日益重视。但目前尚未建立明确的标准及全面、合适的治疗策略。已有研究结果表明，大多数猝死患者都死于快速心律失常。其机制是：心肌缺血及舒张期、收缩期功能不全导致心搏量不足及冠状动脉灌注失调，反过来又加重心肌缺血及心功能不全，二者恶性循环最后引发快速心律失常。由窦房结功能不全或房室阻滞所导致的慢性心律失常也可能是某些患者猝死的原因。

第十章　心包疾病

第一节　急性心包炎

急性心包炎是细菌、病毒、自身免疫、物理、化学等多种因素引起的心包脏层和壁层的急性炎症。临床除原发疾病的表现外，以心前区疼痛、心包摩擦音、呼吸困难和一系列心电图改变为特点。结核是国内心包炎的首位病因，男性多于女性。

渗出性心包炎中医病名"支饮"。《金匮要略》记载："咳逆倚息，短气不得卧，其形如肿，谓之支饮。"支饮是指水液在体内运化输布失常，停聚某些部位的一类病证。随着病情进展，出现厥脱证候时，则属"心厥"范畴。

一、病因病理

【医病因病理】

1.病因　急性心包炎多为继发性的，部分病因不明。国内以结核性居多，其次为特发性、化脓性和风湿性。近年来，病毒感染、肿瘤及心肌梗死性心包炎发病率上升。西方国家以急性非特异性心包炎居多。病因分类如下：

(1)感染：细菌、病毒、真菌、立克次体、螺旋体等。

(2)原因不明：急惶非特异性心包炎。

(3)自身免疫：风湿热、SLE、结节性多动脉炎、类风湿性关节炎、心脏梗死后综合征及药物性如肼屈嗪、普鲁卡因胺等。

(4)肿瘤：间皮瘤、肺癌、多发性骨髓瘤等。

(5)内分泌、代谢疾病：尿毒症、痛风、黏液性水肿、糖尿病等。

(6)邻近器官疾病：急性心肌梗死、胸膜炎、主动脉夹层、肺梗死等。

(7)物理因素：创伤如穿透伤、人工心脏起搏、放射线等。

2.病理　急性心包炎可分为纤维蛋白性和渗出性两种。急性炎性反应时，心包的脏层和壁层上有纤维蛋白、白细胞和少许内皮细胞渗出。此时液体积聚较少，称为纤维蛋白性心包炎；以后如积液增加，则渗液多为浆液纤维蛋白性，积液多呈黄色而清，偶可混浊或呈血性，称为渗出性心包炎。渗液量可由100mL至2～3L不等。如渗液在短期内大量积聚，心包内压急剧上升,可引起心脏压塞。急性炎症反应可累及心外膜下心肌,如范围较广可称为心肌心包炎。炎症也可累及纵隔、横膈和胸膜。心包积液一般在数周至数月内吸收;但也可产生脏层与壁层的粘连、增厚及狭窄,而逐渐发展成为慢性心包病变。

正常时心包腔平均压力接近于零或低于大气压。心包少量积液不致引起心包内压力升高,不影响血流动力学。但心包大量积液时,心包无法伸展以适应其容量的变化,使心包内压力明显上升,即可引起心脏受压,导致心室舒张期充盈受阻,并使周围静脉压升高,最终使心排血量降低,血压下降,构成心脏压塞的临床表现,如急性循环衰竭、休克,或体循环淤血、奇脉等。

【中医病因病机】

中医认为,支饮多因感染痨虫,或温热、湿热邪毒侵袭,郁而不解,入侵心包之络,或因肾衰水毒上泛,损伤心包所致。

1.**正气虚弱** 先天不足或后天失养,正气亏虚,御外无力,易感染痨虫或热毒。

2.**感染痨虫** 感染痨虫,郁而不解,痨虫侵袭心包而发病。心包受损,心气亦伤,难以统血运行,患者除胸痹、心痛外还可有胁下癥积、胀满疼痛等气滞血瘀之象。心气亏虚不能下交于肾,肾虚难以化气行水,加上肺失宣降,脾失运化,水溢肌肤发为水肿。

3.**邪毒侵袭** 温热或湿热之邪入侵,正邪相搏而见发热;邪客于心,心脉瘀阻而胸部刺痛,痛有定处,心悸;毒邪犯肺,使肺气失宣而气促咳喘;毒邪伤及脾胃,脾失运化,水湿内停而肢体水肿、腹大如鼓,胃气上逆而呃逆。

4.**肾衰水毒上犯** 肾气衰竭,气化失司,湿浊水毒不得下泄,逆犯心包而发病。

总之,本病病位主要在心,涉及肺、脾、肝、肾等脏。病性本虚标实,正虚邪盛。心、肺、脾、肾亏虚为本,风、热、湿、毒、瘀血、水饮、痰浊、气滞为标。急性心包炎病程短,多以邪实为主,且痰饮、瘀血、热毒、气滞交互为患。

二、临床表现

(一)纤维蛋白性心包炎

1.**主要症状** 心前区疼痛为主要症状,疼痛的性质和程度因病因不同而异。急性非特异性和感染性心包炎疼痛较明显,而结核性、尿毒性和肿瘤性心包炎则不明显或无心前区疼痛。疼痛性质可尖锐或呈压榨性,咳嗽、深呼吸、吞咽或变换体位时加重。疼痛可放射至颈部、左肩、左臂、左肩胛骨、上腹部等。

2.**体征** 心包摩擦音为纤维蛋白性心包炎的典型体征,具有诊断意义。该音性质粗糙,呈抓刮样,多位于心前区,以胸骨左缘第3、4肋间最为明显,坐位时身体前倾、深吸气或将听诊器胸件加压更容易听到。心包摩擦音可持续数小时至数周;当积液增多时将心包的脏层与壁层分开,摩擦音多消失,但如有部分心包粘连则仍可闻及。

(二)渗出性心包炎

1.**主要症状** 呼吸困难是心包积液最突出的症状,与支气管、肺组织受压及肺淤血有关。严重者端坐呼吸,呼吸浅快,面色苍白或发绀。如心包积液压迫气管、食道可有干咳、声音嘶哑或吞咽困难。其他尚可有心前区或上腹部胀闷、乏力、烦躁不安等。

2.体征　心尖搏动减弱或消失；脉搏快而弱小，可有奇脉；心浊音界向两侧扩大，并可随体位改变而变化，相对浊音界与绝对浊音界几乎一致；心音低而遥远，心率增快。大量心包积液时，在左肩胛骨下，可出现浊音及支气管呼吸音，称心包积液征。

3.心脏压塞　大量或急骤心包积液可发生心脏压塞。急性心脏压塞时，表现为急性循环衰竭：心动过速，收缩压降低，脉压减小，可出现奇脉，甚至发生休克。如积液积聚较慢，可出现亚急性或慢性心脏压塞，表现为体循环淤血：颈静脉怒张，肝颈静脉回流征阳性，肝脏肿大，水肿及奇脉等。当外伤致心包大量积血或急性心肌梗死心室壁破裂时，可有 Beck 三联征：血压突然下降或休克、颈静脉显著怒张、心音遥远等。

（三）其他

1.结核性心包炎　常伴有原发性结核病灶，有结核的全身反应如长期发热、咳嗽、疲乏、体重减轻等。有心包积液体征，但心前区疼痛及心包摩擦音少见。心包积液多为中等至大量的浆液纤维蛋白性或血性渗液。

2.急性非特异性心包炎　男性、青壮年多见，病因不明。发病前数周常有上呼吸道感染史，起病多急骤；心前区疼痛较剧烈，呈刀割样；持续发热，为稽留热或弛张热；心包摩擦音明显且出现早。心包积液为少量至中量，草黄色或血性，很少发生严重心脏压塞。本病能自行痊愈，但可以多次反复发作。

3.化脓性心包炎　常有原发病的感染病灶，致病菌多为葡萄球菌、革兰阴性杆菌和肺炎球菌等。临床表现有高热、明显的毒血症状，同时可有呼吸困难、颈静脉怒张或心脏压塞。心包炎的症状常被原发病掩盖而易被漏诊。心包积液为中等至大量，为脓性。

4.风湿性心包炎　发病前半月多有上呼吸道感染史，常伴有风湿热的其他临床表现，不规则的低热或中度发热，明显的心脏杂音，心脏扩大，心包摩擦音。心包渗液较少，多为草黄色液体。

5.肿瘤性心包炎　转移性肿瘤较多见，如肺癌、乳腺癌、淋巴瘤、白血病等；原发性肿瘤主要为间皮瘤，较少见。临床表现除原发病外可有心包摩擦音，但常无明显胸痛。心包渗液多呈血性，抽出后又迅速产生，找到肿瘤细胞可明确诊断。

6.心肌损伤后综合征　指心脏手术、心肌梗死和心脏刨伤等后出现的心包炎，可能由自身免疫反应引起。临床表现有发热、心前区疼痛、干咳、肌肉关节痛及白细胞增多、血沉加快等，可引起心脏压塞。症状一般在心脏损伤后 2 周或数月出现，可反复发作，有自限性。

三、实验室及其他检查

1.血液检查　感染性者有白细胞计数及中性粒细胞增多，血沉增快等。心肌酶学检查正常或稍增高。

2.心电图　心电图改变为心包炎症波及心包下的心肌所致。表现如下：

（1）ST 段抬高，除 aVR 外所有导联 ST 段呈弓背向下型，aVR 导联中 ST 段压低。

（2）一至数日后 ST 段回到基线，T 波低平或倒置，持续数周至数月后 T 波逐步恢复正常。

（3）心包积液时 QRS 波群低电压，积液量大时可有电交替。

（4）窦性心动过速及心律失常。

（5）无病理性 Q 波。

3.超声心动图　简单易行，迅速确定诊断。可见心包内液性暗区，可观察心包积液量及其变化。

4.X 线　心包渗液大于 250mL 时，可见心影向两侧增大，心影随体位改变而移动。心脏搏动减弱或消失。

5.磁共振显像　能清晰地显示心包积液的多少和分布情况，并有助于分辨积液的性质。

6.心包穿刺　用于心脏压塞或未明原因的渗出性心包炎。心包穿刺抽取一定量的积液可解除心脏压塞症状，还可对抽取液进行生物学、生化、细胞检查，寻找病因，必要时可心包内注入治疗药物。

7.心包活检　心包积液持续时间较长，病因仍不明者可行心包活检。

四、诊断与鉴别诊断

【诊断】

在心前区闻及心包摩擦音，则心包炎诊断成立。如伴发胸痛、呼吸困难、心动过速和原因不明的体循环静脉淤血或心影扩大，应考虑渗出性心包炎可能。临床表现有心前区疼痛、呼吸困难、心尖搏动减弱、心音低而遥远、颈静脉怒张、奇脉等；X 线检查显示心脏正常轮廓消失，心影向两侧增大，心脏搏动减弱；心电图示低电压、电交替、ST-T 的改变等均有利于本病的诊断。对少量（＞50mL）的心包积液，超声心动图即可发现，更有诊断价值。病因诊断需结合各种心包炎的临床类型特征、心包穿刺或活体组织检查综合判断。

【鉴别诊断】

1.急性心肌梗死　胸痛，心电图 ST 段抬高，有时血清酶升高，与急性心包炎相似。但急性心肌梗死常有冠心病心绞痛等病史；心包摩擦音出现于起病后 3～4 天；心电图有异常 Q 波、ST 段弓背向上抬高及其演变；血清酶显著升高及酶谱变化等有助于鉴别。

2.夹层主动脉瘤　疼痛为撕裂样，程度较剧烈，多位于胸骨后或背部，可向下肢放射，破口入心包腔可出现急性心包炎的心电图改变，超声心动图有助于诊断，增强 CT 有助于揭示破口所在。

3.肺栓塞　胸痛、胸闷甚至晕厥等表现，心电图典型表现为 $SIQ_{III}rr_{III}$ 型，也可见 ST-T 改变，D-二聚体通常升高，确诊需增强肺动脉 CTA。

4.急性心肌梗塞　发病年龄较大，常有心绞痛与心梗病史，心包摩擦音常出现在起病后 3 天，心电图有异常 Q 波、有心肌酶学的系列改变等。

5.扩张型心肌病　心界虽也有扩大，但心音清晰，无奇脉，超声波无液平。

五、治疗

【治疗思路】

急性心包炎的治疗以西医为主,中医为辅,非急性期可加强中医治疗。急性心包炎病因复杂,预后及治疗效果与原发疾病有很大的关系,故首先要针对病因治疗,如结核性心包炎的抗结核治疗,化脓性心包炎的抗感染治疗等。对症处理也是心包炎治疗的重要方面,如镇痛、抗感染、促进积液的吸收、心脏压塞的解除等。对于积液量不多的某些病因类型的心包炎,可考虑以中医为主治疗,采用清热解毒、涤痰逐饮、行气活血等法。对于大量心包积液或出现心脏压塞,以西医治疗为主,酌情心包穿刺放液或手术治疗,待病情缓解后再用中药调理以巩固疗效。

本病病位在心及心包,与肺、肾、肝、脾等脏相关。病性方面有本虚、标实之分,其本在于气阴亏损或心肾阳虚,其标多为气滞、痰饮、瘀血、热毒等交互为患,而临床上本虚标实夹杂为病亦不少见。病程急性期、早期以标实为主,后期则多以本虚或本虚标实为主,应根据病程的不同阶段拟方用药。

急性心包炎的初起阶段,由于胸痛、发热等症状明显,临床常按结胸证等方法治疗。临床辨证属邪热与痰饮互结上焦,气阴两虚者可用清热化痰、逐饮散结法治之,具体选方可用大、小陷胸汤方加清热涤痰之品,临床辨证属热毒蕴结肺胃,瘀血阻络,阳明热炽,可用银翘散、白虎汤清泻肺胃,待日后壮热大减,胸痛好转,人益气养阴之品,有邪热逆传心包之化脓性心包炎,可选清开灵注射液清热解毒、醒神开窍。若热邪久羁不解,则进而伤津耗液,成为虚实夹杂之证。辨证属温邪伤津,肾阴不足,痰浊瘀血阻遏心包,可以滋阴清心、凉血化瘀、除痰宁心为法。对于临床无发热症状,以心包积液为主的,多从痰饮入手治疗;根据邪正的标本关系,有以攻邪为主,或采用攻补兼施之法,临床可选用葶苈大枣泻肺汤或瓜蒌薤白汤等。对于大量心包积液出现心包填塞,严重影响心功能及血液循环者,则应中西医结合治疗,待病情缓解之后再用中药进行调理以巩固疗效。

【西医治疗】

1.一般和对症治疗　卧床休息,高营养饮食,呼吸困难时吸氧。发热胸痛,必要时使用非甾体抗炎药治疗,如阿司匹林、消炎痛等。明显胸痛时给予镇静剂,必要时可给予哌替啶或吗啡镇痛。

2.病因治疗　根据不同的原发疾病采用相应的病因治疗。如结核性心包炎患者应尽早抗结核治疗,并给予足够的剂量和较长的疗程,直至结核活动停止后1年;同时给予糖皮质激素治疗,促进积液的吸收,防止转变为缩窄性心包炎。急性非特异性心包炎使用糖皮质激素能有效控制症状,秋水仙碱预防复发性心包炎有一定疗效。化脓性心包炎使用有效的抗生素。风湿性心包炎应积极进行抗风湿治疗。尿毒症性心包炎应行强力的透析治疗等。

3.心包穿刺放液　如出现心脏压塞症状,应进行心包穿刺放液解除大量心包积液对心脏的压塞。

4.心包切开引流或心包切除术　结核性心包炎时,大量心包积液出现心脏压塞症状,如心包穿刺放液效果不佳,应行心包切开引流;如渗液继续产生或有心包缩窄的表现,应及时进行心包切除,以防止发展成为缩窄性心包炎。化脓性心包炎时,如反复心包穿刺抽脓和心包内注射抗生素仍无效时,应尽早考虑心包切开引流。如引流发现心包增厚,应行广泛心包切除。急性非特异性心包炎如反复发作,以致长期病残者,应考虑心包切除。

【中医治疗】

(一)辨证论治

1.风热袭表,内舍心包证

症状:发热恶寒,口渴咽干,烦躁汗出,咳嗽,心悸气短,胸闷胸痛,舌质红,苔薄黄,脉浮数或结代。

治法:疏风清热,宣肺开胸。

方药:银翘散加减。热毒盛者,加黄芩、大青叶、板蓝根清热解毒;风热偏盛者,加桑叶、菊花疏风清热;湿邪重者,加泽泻、薏苡仁利湿;痰热壅盛者,加浙贝母、瓜蒌仁清热化痰。

2.痨虫疰心,阴虚内热证

症状:午后发热,两颧潮红,五心烦热,自汗或盗汗,心悸气短,咳嗽,痰中带血,舌红少津,脉细数或促、结、代。

治法:养阴清热,补虚杀虫。

方药:月华丸加减。阴虚甚者,酌加知母、黄柏、银柴胡、地骨皮清虚热;肺热壅盛,灼伤脉络,加仙鹤草、侧柏叶、白及宁血止血。

3.热毒侵袭,壅结心包证

症状:发热面赤,咳嗽气急,烦躁不安,胸闷胸痛,心悸,舌红苔黄,脉数有力。

治法:清热解毒,活血止痛。

方药:仙方活命饮加减。热毒盛者,加黄芩、黄连、黄柏清热泻火解毒;热伤阴津者,加生地黄、玄参、麦冬养阴生津。

4.湿热浸淫,痹阻心脉证

症状:发热气急,口干口苦,烦闷不安,关节红肿热痛,心悸胸痛,小便黄赤,舌红,苔黄浊或腻,脉滑数。

治法:清热利湿,宣痹复脉。

方药:宣痹汤加味。湿热之邪凝滞经络,加桑枝、秦艽、香附通痹止痛;气滞血瘀者,加桃仁、红花、丹参活血化瘀。

5.肾阳虚衰,水毒上犯证

症状:气喘胸痛,精神萎靡,面色无华,腰酸腿软,畏寒肢冷,下肢水肿,口有尿味,少尿或无尿,舌质淡胖,有齿痕,苔薄白,脉沉弱。

治法:温补肾阳,利水排毒。

方药:真武汤加味。肾阳虚衰,水气凌心,而致心之阳气不足,寒凝经脉,心脉痹阻,加枳实、薤白、桂枝、香附通阳散结,活血止痛。

6.湿浊内聚,饮停心包证

症状:饮停心包,胸闷胸痛,痰多喘息,不能平卧,头昏心悸,肢体浮肿,小便短少,苔白腻,脉滑数或濡数。

治法:利湿蠲饮,开胸通阳。

方药:苓桂术甘汤合葶苈大枣泻肺汤加减。气虚者,加黄芪、党参补气;瘀血阻滞者,加三七、桃仁、延胡索活血祛瘀;脾虚湿困者,加陈皮、砂仁、莱菔子行气健脾除湿。

7.气滞血瘀,痹阻心络证

症状:饮停心包,胸部刺痛,痛有定处,心悸气喘,舌质紫暗或有瘀点、瘀斑,苔薄,脉沉涩或结代。

治法:活血化瘀,行气止痛。

方药:血府逐瘀汤加减。中阳不足,痰饮内停,可合苓桂术甘汤健脾温阳利水。

(二)常用中药制剂

1.生脉饮　功效:益气养阴。适用于气阴两虚证。用法:每次 10mL,每日 3 次,7 天为一疗程。

2.清开灵注射液　功效:清热解毒宁心。适用于本病急性期。用法:20~40mL,稀释后静脉滴注,每日 1 次,3~5 天为一疗程。

3.复方丹参注射液

功效:活血化瘀。适用于瘀血阻滞者。用法:10~20mL,稀释后静脉滴注,每日 1 次,5~7 天为一疗程。

六、预后

急性心包炎的预后取决于病因、是否早期诊断、及时正确治疗。病毒性心包炎通常是短暂的、严重的、自限性的疾病,预后大多良好,但有反复发作的倾向。结核性心包炎如未接受抗结核治疗,几乎都发展成缩窄性心包炎,反之则较少发展成慢性缩窄性心包炎。化脓性心包炎未及时诊断并行正确的抗生素治疗,预后极差,早期诊断、及时内科治疗和外科心包切开引流能大大降低死亡率,但即使如此,外科死亡率仍达 8%。风湿性心包炎的预后良好,很少形成缩窄性心包炎。尿毒症性心包炎对强力的透析治疗虽然有效,但预后仍极差。恶性肿瘤性心包炎预后不良。

七、预防与调护

积极参加体育活动,增强体质,生活有规律,预防感冒,对风湿性疾病、结核等进行积极的病因治疗,避免创伤、放射线损伤,合理使用肼屈嗪、苯妥英钠等药物。

发生心包炎后,早期发现,早期治疗。急性期一般应卧床休息,减轻心脏负荷;饮食宜清淡、低盐,忌油腻,戒烟酒;保持心情愉快,避免精神刺激。

第二节　缩窄性心包炎

　　缩窄性心包炎是指心色增厚、僵硬、纤维化后包围心脏,使心脏舒张充盈受限而产生一系列循环障碍的疾病。临床以呼吸困难、颈静脉充盈、肝大、水肿等为特点。发病率占心脏病的1.25%～1.60%,占各种心包炎的20.7%,以青壮年居多,男多于女(1.5:1)。

　　目前中医病名尚未统一。根据喘促气短、腹胀、乏力、胁痛、水肿等主要临床表现,属中医"心悸""胸痹""喘证""水肿"等病证范畴。

一、病因病理

【西医病因病理】

　　1.病因　缩窄性心包炎继发于急性心包炎。目前在国内结核病仍是其主要病因,其次为化脓性或创伤性心包炎,其他尚有肿瘤性心包炎、急性非特异性心包炎、放射性心包炎等,部分患者病因不明。

　　2.病理　急性心包炎后,随着积液逐渐吸收,纤维性瘢痕组织增生,心包增厚粘连,脏层和壁层融合钙化,并使心脏和大血管根部受累。心包腔闭塞成为一个僵硬的纤维组织外壳,紧紧包围和压迫整个心脏或部分心脏。有时缩窄由脏层心包造成,心包腔内可有积液,称为渗液缩窄性心包炎。心包长期缩窄,心肌可萎缩。心包病理检查示非特异性透明样变性组织,如有结核结节或干酪样病变,则提示为结核性心包炎。

　　心包缩窄使心脏舒张充盈受阻,心室舒张期容积固定,心搏量固定在较低水平,当体力活动时,因心排血量不能适应身体的需要而出现呼吸困难和血压下降。心包缩窄的后期,心肌萎缩影响心脏的收缩功能,心排血量减少更为显著。同时上、下腔静脉回流也因心包缩窄而受阻,出现静脉压升高、颈静脉怒张、肝大、腹水、下肢水肿等。

【中医病因病机】

　　中医认为,缩窄性心包炎系支饮日久,水饮阻滞填塞,久病内伤虚损,耗气伤阳,致气虚或阳虚或气滞血瘀而成。

　　1.正气虚弱　先天不足或后天失养,正气亏虚,御外无力,易感染痨虫或热毒。

　　2.感染痨虫　感染痨虫,郁而不解,痨虫侵袭心包而发病。

　　3.邪毒侵袭　温热或湿热之邪入侵,郁而不解,入侵心包。

　　4.肾衰水毒上犯　肾气衰竭,气化失司,湿浊水毒不得下泄,逆犯心包。

　　总之,本病病位在心及心包,与肺、脾、肝、肾等脏相关。病性多属本虚标实,本虚主要是心脾气虚、心肾阳虚,标实主要是血瘀、水饮、气滞,本虚是发病的关键。

二、临床表现

（一）主要症状

起病隐匿，多于急性心包炎后数月至数年发生心包缩窄。常见症状有劳力性呼吸困难、乏力、腹部胀满或痛、纳差、肝区疼痛等。

（二）体征

体征有颈静脉怒张、肝肿大、腹水、下肢水肿、Kussmaul 征（吸气时颈静脉扩张更明显）等。心脏体征有心尖搏动减弱或消失；心浊音界不增大；心率增快，心音遥远，部分患者可闻及心包叩击音（在第二心音后约 0.1 秒，呈拍击性质，为舒张期充盈突然受阻引起心室壁的振动所致）。晚期可有心房颤动、动脉收缩压降低、脉压变小、脉搏细弱无力。

三、实验室及其他检查

1.X 线检查　心影大小正常，亦可呈三角形或球形，左右心缘变直，上腔静脉扩张，有时可见心包钙化。

2.心电图　QRS 波群低电压，T 波低平或倒置。

3.超声心动图　可见心包增厚、室壁活动减弱、室间隔矛盾运动等。

4.右心导管检查　特征性表现是肺毛细血管压力、肺动脉舒张压力、右心室舒张末期压力、右心房压力均升高且都在同一高水平。

四、诊断与鉴别诊断

【诊断】

如患者有腹水、肝肿大、颈静脉怒张、Kussmaul 征阳性和静脉压显著升高等体循环淤血的体征，而无显著心脏扩大或心瓣膜杂音时，应考虑缩窄性心包炎的可能。结合急性心包炎的病史、奇脉、心包叩击音、X 线发现心包钙化、心电图 QRS 波呈低电压及 T 波低平等，常可明确诊断。必要时可做右心导管、CT 或 MRI 检查。

【鉴别诊断】

缩窄性心包炎需与肝硬化、充血性心力衰竭、限制型心肌病等鉴别。

肝硬化及其他有门静脉高压的患者无颈静脉怒张、体循环静脉压升高、心包钙化及心搏动减弱；心瓣膜病引起的充血性心力衰竭，特别是有二尖瓣病变的病例，其静脉淤血表现与缩窄性心包炎者很相似，但前者有瓣膜病的特征性杂音、心脏明显增大及下肢水肿较腹水明显等特征可作为诊断的依据，两者病史不同，也可帮助鉴别，超声心动图检查可确诊。

限制型心肌病包括心内膜弹性纤维增生症、心内膜纤维变性、心肌淀粉样变等。其血流动力学与缩窄性心包炎相似，故其症状、体征与无钙化的缩窄性心包炎极为相似，鉴别十分困难。限制型心肌病的患者在症状出现后病情发展较迅速，常可听到室性或房性奔马律或四音节律，又可听到二尖瓣或三尖瓣关闭不全的杂音。心电图较少见到低电压(但在心肌淀粉样变较多见),可有 T 波变化,有时可见病理性 Q 波,少有心房扑动,但可见其他心律失常如房室传导阻滞、室内传导阻滞(包括左、右束支阻滞)等。CT 和 MRI 见心包正常,限制型心肌病时,心导管检查示右心房压力曲线呈不典型的 M 或 W 型,右心室压力曲线有舒张早期下陷,但曲线一直降到基线,舒张末期压力小于收缩期压力的 1/3,右心室与肺动脉的收缩压较缩窄性心包炎者为高,毛细血管压高于右心房平均压。心血管造影示在限制型心肌病中无心包增厚,心脏边缘外面的阴影不超过 3~5mm。心内膜心肌活检有助于鉴别,难鉴别的患者可考虑开胸探查。

五、治疗

【治疗思路】

手术是治疗的主要方法,治疗目的是通过切除增厚、僵硬的心包,使心脏恢复原有的伸缩性。治疗以西医为主,在施行心包剥离术前后辅以中医治疗。中医辨证治疗本病,重点在于消除心包增厚、僵硬的内因。慢性缩窄性心包炎病性多属本虚标实,以虚为主。在治疗上以补益为主,可选用多种补益药物,而以补益心脾更为常用。久病入络,病程中常有瘀血,或痰瘀互结,在辨证论治的基础上常加具有活血祛瘀化痰的药物治疗。

【西医治疗】

应尽早施行心包切除术,避免发生心肌萎缩和纤维变性而导致心源性恶病质以及因心脏舒张受阻、心排血量减少导致严重的肝静脉淤血、肝功能不全。手术应在感染已控制或结核活动已静止后进行,并在术后继续用药 1 年,多数患者可有持久的血流动力学和临床症状的改善。

【中医治疗】

1.痰瘀互结证

症状:心悸怔忡,喘促气短,胸闷胸痛,胁下癥积胀满疼痛,口唇青紫,纳呆肢肿,身体困重,舌质紫暗或有瘀斑,苔白腻,脉涩或结代。

治法:活血涤痰,通络止痛。

方药:膈下逐瘀汤或血府逐瘀汤合瓜蒌薤白半夏汤。气滞血瘀甚者,加郁金、延胡索行气活血止痛;痰饮扰心者,加茯苓、白术、酸枣仁、龙齿健脾宁心定悸。

2.脾虚水泛证

症状:喘促气急,神疲乏力,脘腹胀满,纳少便溏,下肢水肿,舌质淡,苔白腻,脉沉缓或沉弱。

治法:健脾温阳,行气利水。

方药:实脾饮加减。气虚甚者,加人参、黄芪补脾益气;夹痰者,加瓜蒌皮、薤白、半夏化痰宽胸;兼瘀者,酌加丹参、川芎、降香等活血化瘀。

3.心肾阳虚证

症状:喘促气急,心悸怔忡,面色灰白,腰膝冷痛,畏寒肢冷,下肢水肿,舌质淡,苔白,脉沉细无力。

治法：补益心肾，温阳利水。

方药：真武汤加味。血瘀水停者，可酌加丹参、益母草、车前子、泽泻活血利水；瘀血阻滞者，加香附、延胡索、三七行气活血止痛。

六、预后

慢性缩窄性心包炎早期进行心包切除术，大部分患者可获得满意效果；少数病人因病程长，发生心肌萎缩和心源性肝硬化，则预后较差。

七、预防与调护

积极治疗急性心包炎及其原发疾病，防止慢性缩窄性心包炎的发生。

缩窄性心包炎发生后，可适度散步，练气功、太极拳，注意劳逸结合。重症卧床休息。饮食宜低盐、清淡，忌肥甘，戒烟酒。保持心情愉快，避免精神刺激。

参考文献

1.王阶.实用心血管病症中西医治疗学.北京:人民卫生出版社,2019.

2.杨关林,陈志强.中西医结合内科学(第10版).北京:中国中医药出版社,2018.

2.魏执真.名老中医魏执真心血管病经验发挥.北京:中国协和医科大学出版社,2017.

4.刘德桓,叶靖.刘德桓治疗心脑血管疾病临证经验集萃.北京:科学出版社,2017.

5.羊镇宇,卢长林.心血管医师会诊手册.北京:北京大学医学出版社,2017.

6.刘红旭.心血管疾病中医药研究进展.北京:军事医学科学出版社,2016.

7.陈志强,杨关林.中西医结合内科学.北京:中国中医药出版社,2016.

8.陈伯钧.心力衰竭中西医结合诊治学.北京:科学出版社,2016.

9.李俊.实用心血管病临床.北京:中国中医药出版社,2016.

10.张雅慧.心血管系统疾病.北京:人民卫生出版社,2015.

11.张培影.心力衰竭中西医结合治疗.北京:人民卫生出版社,2015.

12.许彦来,樊红雨.高血压病.北京:人民军医出版社,2014.

13.徐新献,王志坦.中西医结合内科手册.成都:四川科学技术出版社,2014.

14.陈可冀.中西医结合心血管病基础与临床.北京:北京大学医学出版社,2014.

15.贝政平,沈卫峰,汤如勇.心血管病诊疗标准.上海:上海科学普及出版社,2013.

16.沈卫峰,张凤如.心血管疾病并发症防治进展.上海:上海科学技术出版社,2013.

17.黄春林,邹旭.心血管科专病中医临床诊治(第3版).北京:人民卫生出版社,2013.

18.陈可冀.中西医结合思考与实践.北京:人民卫生出版社,2013.

19.蒋文平.临床心律失常诊疗手册.北京:人民卫生出版社,2013.

20.沈卫峰.心血管病诊疗标准.上海:上海科学普及出版社,2013.

21.王阶.中医心血管疾病医案荟萃.北京:人民卫生出版社,2012.

22.江杨清.中西医结合临床内科学.北京:人民卫生出版社,2012.

23.王斌,郭继鸿.心血管病诊疗手册.北京:金盾出版社,2012.